●登録販売者試験出題の傾向！●

第1章　医薬品に共通する特性と基本的な知識

　他の章と比べて手引きの範囲は狭く　　　　　　　　　　　　　　一般的
な知識で答えられる問題が多く、毎年　　　　　　　　　　　　　ます。薬害
の歴史については3〜5問程度出題され　　　　　　　　　ルでおきましょう。

第2章　人体の働きと医薬品

　人体の構造と働きから約10問、その他から約10問の出題パターンが多いです。
「人体の構造」では、各臓器をイメージしながら問題を解いてみましょう。「症状
から見た主な副作用」については、代表的な副作用だけでなく、全身的に現れる
副作用、局所的に現れる副作用両方に目を通しておくとよいでしょう。

第3章　主な医薬品とその作用

　出題数が40問と一番多く、重要な章であるといえます。有効成分については、
頻出のものをしっかり押さえましょう。また、漢方処方製剤と生薬の出題数は増
える傾向にあります。1問の中に一つだけ漢方処方製剤・生薬の記述が含まれる問
題などもあるので要注意です。

第4章　薬事関係法規・制度

　医薬品に関する法律について問われます。似ている言葉を入れ替えた正誤問題
が出題されますので、問題を解いてひっかけポイントを確認しましょう。

第5章　医薬品の適正使用・安全対策

　医薬品の添付文書の理解や、副作用報告制度、被害救済制度などが中心に出題
されます。

　　　本試験問題を分析し、傾向の変化をこの書籍に反映させています。

● CONTENTS ●

第4章　薬事関係法規・制度

第5章　医薬品の適正使用・安全対策

●本書の特色と使い方●

◆ 本試験問題を使用しています！

　本書は、実際に各都道府県で出題された過去問題から再出題の可能性の高いものを厳選し、試験項目ごとに構成した問題集です。本試験問題ですので受験対策に最適です！

◆「試験問題の作成に関する手引き」最新版に対応！

　厚生労働省は登録販売者に必要な知識として、試験の出題範囲を示しています。本書はその最新版「試験問題の作成に関する手引き（令和5年4月一部改訂）」に対応していますので安心して学習できます。

◆「解答・解説」は、取り外せる「別冊」の赤シート対応！

　別冊「解答・解説」用にポイントを隠せる赤シートを付けました。重要ポイントを確認しながら効率よく学習できます。また、「解答・解説」は取り外せるので、問題と照らし合わせながらじっくり学習を進めることができます。

◆ 便利な解答用紙がついています！

　マークシート方式の解答用紙がついています。コピーして繰り返しご利用ください。

◆ 該当ページがすぐに開けます！

　問題文のページ下には解答・解説の掲載ページを、解答・解説のページ下には問題文の掲載ページを表示しています。問題を解きながら解答・解説を見たいとき、また、解答・解説を読んでいて問題を見直したいときに便利です。

＊本書記載の内容は、原則として2023（令和5）年12月現在の情報に基づいて編集しています。

＊都道府県によっては、試験項目の出題順が違う場合があります。

＊問題文は原則として、出題時の表記で掲載していますが、「試験問題の作成に関する手引き」の改正に沿って、問題の一部を変更している場合があります。

＊解説編は原則として、「試験問題の作成に関する手引き（令和5年4月一部改訂）」の表記で掲載しています。

● 登録販売者試験ガイダンス ●

登録販売者とは

　登録販売者は「医薬品、医療機器等の品質、有効性及び安全性の確保等に関する法律（医薬品医療機器等法）」に定められている一般用医薬品販売の専門家です。特にリスクの高い第一類医薬品を除く、第二類医薬品（リスクが比較的高いもの。主な風邪薬、解熱鎮痛薬、胃腸鎮痛鎮痙薬など）や第三類医薬品（リスクが比較的低いもの。ビタミンB・C含有保健薬、主な整腸剤、消化薬など）を販売することができます。

　登録販売者として医薬品の販売にあたるためには、登録販売者試験に合格し、都道府県知事の登録を受ける必要があります。

試験について

1　受験資格

　2015（平成27）年度より、学歴、年齢、実務経験などが不問となりました。誰でも受験できます。

2　試験方法

　マークシート方式の筆記試験です。一部、番号記述式の都道府県もあります。

3　出題範囲

　厚生労働省より発表されている「試験問題の作成に関する手引き」の内容から出題されます。

4　試験回数

　都道府県ごとに少なくとも年に1回以上行われます。

5　試験項目・出題数・時間

午前は 60 問を 120 分、午後は 60 問を 120 分以内で解答します。

試験項目	出題数	時　　間
医薬品に共通する特性と基本的な知識	20 問	40 分
人体の働きと医薬品	20 問	40 分
主な医薬品とその作用	40 問	80 分
薬事関係法規・制度	20 問	40 分
医薬品の適正使用・安全対策	20 問	40 分
合　　　計	120 問	240 分

6　合格基準

次の 2 点を満たすことが必要です。

① 総出題数（120 問）に対して 7 割以上の得点

② 各試験項目で 3 割 5 分または 4 割以上の得点

※②の割合は都道府県により異なります。

　総得点が 7 割以上の正答率であっても、3 割 5 分または 4 割に満たない正答率の試験項目が 1 つでもあれば、不合格となります。

＊試験の概要は、都道府県により、また実施年度により異なる場合があります。受験される方は、**必ずご自身で、受験される都道府県が発表する最新情報をご確認ください。**

第1章
医薬品に共通する特性と
基本的な知識

◎実際の試験では、この章からの出題は20問です。

解答用紙は250ページ
解説は別冊 2〜14ページ

I 医薬品概論

【問1】
医薬品の本質に関する記述の正誤について、正しい組み合わせはどれか。

a 医薬品は、人の疾病の診断、治療若しくは予防に使用されるなど、有用性が認められたものであり、保健衛生上のリスクは伴わない。

b 一般用医薬品については、医療用医薬品と比較すれば保健衛生上のリスクは相対的に低いため、リスク区分の見直しが行われることはない。

c 一般用医薬品の販売には、専門家の関与は必要ない。

d 医薬品、医療機器等の品質、有効性及び安全性の確保等に関する法律（昭和35年法律第145号）では、異物等の混入、変質等がある医薬品を販売等してはならないと定めている。

	a	b	c	d			a	b	c	d
1	正	正	誤	誤		4	誤	正	正	正
2	正	誤	誤	正		5	正	誤	正	誤
3	誤	誤	誤	正						

【問2】
医薬品の本質に関する記述の正誤について、**正しい組み合わせ**を1つ選びなさい。

a 人体に対して使用されない医薬品は、人の健康に影響を与えることはない。

b 医薬品が人体に及ぼす作用は、複雑、かつ、多岐に渡り、そのすべては解明されていないため、必ずしも期待される有益な効果（薬効）のみをもたらすとは限らず、好ましくない反応（副作用）を生じる場合がある。

c 一般の生活者は、一般用医薬品に添付されている添付文書を見れば、効能効果や副作用について誤解や認識不足が生じることはない。

d 医薬品は、人の疾病の治療に使用されるものであり、予防のために使用されるものではない。

	a	b	c	d
1	誤	正	誤	誤
2	正	誤	正	正
3	誤	正	正	誤
4	正	誤	誤	正
5	誤	正	誤	正

【 問3 】 医薬品に関する次の記述の正誤について、正しい組合せはどれか。

a 医薬品は生命関連製品であり、その有用性が認められたものである。

b 添付文書や製品表示は、医薬品の効能効果、用法用量、副作用等の必要な情報が適切に伝達されることを通じて、購入者等が医薬品を適正に使用するために作成されている。

c 製造販売業者により、製品の回収等の措置が行われることはない。

d 一般用医薬品の販売に従事する専門家は、常に新しい情報の把握に努める必要がある。

	a	b	c	d
1	正	正	誤	誤
2	正	誤	正	誤
3	正	正	誤	正
4	誤	正	誤	正
5	誤	正	正	正

【 問4 】 医薬品のリスク評価に関する次の記述の正誤について、正しい組合せはどれか。

a 少量の医薬品の投与では、長期投与された場合であっても、慢性的な毒性が発現することはない。

b 治療量上限を超えると、効果よりも有害反応が強く発現する「中毒量」となるが、「致死量」に至ることはない。

c ヒトを対象とした臨床試験の実施の基準として、国際的に Good Laboratory Practice（GLP）が制定されている。

	a	b	c
1	正	誤	正
2	正	誤	誤
3	誤	正	正
4	誤	誤	誤

 解説▶別冊 p.2 ▶▶

【 問5 】 医薬品のリスク評価に関する記述について、（　　）の中に入れるべき字句の正しい組み合わせはどれか。

　医薬品の効果とリスクは、用量と作用強度の関係である（　a　）関係に基づいて評価される。投与量と効果または毒性の関係は、薬物用量の増加に伴い、効果の発現が検出されない「無作用量」から、最小有効量を経て「治療量」に至る。治療量上限を超えると、やがて効果よりも有害反応が強く発現する「中毒量」となり、「最小致死量」を経て、「致死量」に至る。（　b　）により求められる（　c　）％致死量は、薬物の毒性の指標として用いられる。

	a	b	c
1	用法－用量	臨床試験	20
2	用法－用量	動物実験	100
3	用法－用量	臨床試験	50
4	用量－反応	臨床試験	100
5	用量－反応	動物実験	50

【 問6 】 医薬品の基準に関する以下の組み合わせについて、正しいものを一つ選びなさい。

	略語	基準
1	GLP	医薬品の安全性に関する臨床試験の基準
2	GCP	医薬品の安全性に関する非臨床試験の基準
3	GMP	医薬品の製造販売後の調査及び試験の実施の基準
4	GPSP	医薬品の製造管理及び品質管理の基準
5	GVP	医薬品の製造販売後安全管理の基準

【問7】 医薬品のリスク評価に関する以下の記述について、（　）の中に入れるべき字句の正しい組み合わせはどれか。なお、２箇所の（ c ）内はいずれも同じ字句が入る。

　新規に開発される医薬品のリスク評価は、医薬品開発の国際的な標準化（ハーモナイゼーション）制定の流れのなかで、個々の医薬品の用量－反応関係に基づいて、医薬品の安全性に関する非臨床試験の基準である（ a ）の他に、（ b ）ガイドラインに沿って、毒性試験が厳格に実施されている。

　動物実験で医薬品の安全性が確認されると、ヒトを対象とした（ c ）試験が行われる。ヒトを対象とした（ c ）試験における効果と安全性の評価基準には、国際的に（ d ）が制定されている。

	a	b	c	d
1	Good Clinical Practice	医薬品作用基準	感作	Good Laboratory Practice
2	Good Laboratory Practice	医薬品作用基準	臨床	Good Clinical Practice
3	Good Clinical Practice	医薬品毒性試験法	臨床	Good Laboratory Practice
4	Good Laboratory Practice	医薬品毒性試験法	臨床	Good Clinical Practice
5	Good Clinical Practice	医薬品毒性試験法	感作	Good Laboratory Practice

【問8】 健康食品に関する記述のうち、正しいものの組み合わせはどれか。

a　機能性表示食品は、事業者の責任で科学的根拠をもとに、疾患に罹患した者の健康の回復に役立つ効能・効果を商品のパッケージに表示するものとして国に届出された商品である。

b　栄養機能食品は、国が定めた規格基準に適合したものであれば、身体の健全な成長や発達、健康維持に必要な栄養成分（ビタミン、ミネラルなど）の健康機能を表示することができる。

c　特定保健用食品は、身体の生理機能などに影響を与える保健機能成分を含むものであり、特定の保健機能を示す有効性や安全性などに関して、国への届出が必要である。

d　いわゆる健康食品は、その多くが摂取しやすいように錠剤やカプセル等の医薬品に類似した形状で販売されており、こうした健康食品においても、誤った使用方法や個々の体質により健康被害を生じた例が報告されている。

1（a、c）　**2**（b、c）　**3**（b、d）　**4**（a、d）

【 問9 】 健康食品に関する記述の正誤について、正しい組合せを一つ選べ。

a 一般用医薬品の販売時に健康食品の摂取の有無について確認することは、重要である。

b いわゆる「健康食品」では、誤った使用方法や個々の体質により健康被害を生じた例が報告されている。

c 「特定保健用食品」は、事業者の責任で科学的根拠をもとに疾病に罹患していない者の健康維持及び増進に役立つ機能を商品のパッケージに表示するものとして国に届出された商品である。

d いわゆる「健康食品」は、安全性や効果を担保する科学的データの面で医薬品と同等のものである。

	a	b	c	d
1	正	正	正	誤
2	正	正	誤	正
3	正	正	誤	誤
4	誤	誤	正	誤
5	誤	正	誤	正

【 問10 】 一般用医薬品に関する次の記述について、（　）に入れるべき字句の正しい組合せを下欄から選びなさい。

一般用医薬品は、法において「医薬品のうち、その効能及び効果において人体に対する作用が（ a ）であって、（ b ）その他の医薬関係者から提供された情報に基づく需要者の選択により使用されることが目的とされているもの（（ c ）を除く。）」と定義されている。

下欄

	a	b	c
1	著しくないもの	薬剤師	要指導医薬品
2	緩和でないもの	薬剤師	医療用医薬品
3	著しくないもの	登録販売者	要指導医薬品
4	緩和でないもの	登録販売者	医療用医薬品
5	著しくないもの	登録販売者	医療用医薬品

Ⅱ　医薬品の効き目や安全性に影響を与える要因

【　問11　】　医薬品の副作用に関する次の記述について、（　　）の中に入れるべき字句の正しい組合せはどれか。

世界保健機関（ＷＨＯ）の定義によれば、医薬品の副作用とは、「疾病の（　a　）、診断、治療のため、又は身体の機能を正常化するために、人に（　b　）量で発現する医薬品の有害かつ（　c　）反応」とされている。

	a	b	c
1	予防	通常用いられる	意図しない
2	検査	通常用いられる	予測できる
3	検査	用いられる最小	意図しない
4	予防	用いられる最小	予測できる
5	予防	用いられる最小	意図しない

【　問12　】　医薬品の副作用に関する記述について、（　　）の中に入れるべき字句の正しい組み合わせはどれか。

一般用医薬品は、（　a　）な疾病に伴う症状の改善等を図るためのものであり、（　b　）の判断で使用するものである。通常は、その使用を中断することによる不利益よりも、重大な副作用を回避することが優先され、その兆候が現れたときには基本的に（　c　）することとされており、必要に応じて医師、薬剤師などに相談がなされるべきである。

	a	b	c
1	重度	医師	使用を中止
2	重度	一般の生活者が自ら	使用を中止
3	軽度	一般の生活者が自ら	使用を中止
4	軽度	医師	用量を減らして継続
5	重度	一般の生活者が自ら	用量を減らして継続

【 問13 】 一般用医薬品の副作用に関する記述について、正しいものの組み合わせはどれか。

a 一般用医薬品の副作用により、日常生活に支障を来すような健康被害を生じることはない。

b 副作用は、容易に異変を自覚できるものばかりでなく、血液や内臓機能への影響等のように、明確な自覚症状として現れないこともある。

c 一般用医薬品の使用中に副作用が現れたときは、必ず用量を減らして対応する。

d 副作用が起きる仕組みや起こしやすい要因、それらに影響を及ぼす体質や体調等を把握しても、全ての副作用を防ぐことはできない。

  1（a、b）　 2（a、c）　 3（b、d）　 4（c、d）

【 問14 】 医薬品の副作用に関する記述の正誤について、**正しい組み合わせ**を１つ選びなさい。

a 一般用医薬品は、通常、その使用を中断することによる不利益よりも、重大な副作用を回避することが優先される。

b 副作用の重篤化を回避するためには、医薬品を使用する人が副作用をその初期段階で認識することが重要となる。

c 一般用医薬品の販売等に従事する専門家は、購入者等に対して、一般用医薬品の情報提供を適切に行っていれば、副作用の状況に関わらず、医療機関を受診するように勧奨する必要はない。

d 副作用は容易に異変を自覚できるものばかりでなく、明確な自覚症状として現れないこともある。

	a	b	c	d
1	正	正	誤	正
2	正	誤	正	正
3	誤	正	正	誤
4	誤	正	誤	正
5	正	誤	誤	誤

【 問15 】 医薬品の副作用に関する以下の記述の正誤について、正しい組み合わせはどれか。

a 副作用は、発生原因の観点から、薬理作用によるものとアレルギー（過敏反応）に大別される。

b 副作用は、容易に異変を自覚できるものばかりである。

c 複数の疾病を有する人の場合、ある疾病のために使用された医薬品の作用が、その疾病に対して薬効をもたらす一方、別の疾病に対して症状を悪化させたり、治療が妨げられたりすることもある。

d 副作用は、日常生活に支障を来す程度の健康被害を生じるものであり、眠気や口渇等の比較的よく見られるものは、副作用に含まれない。

	a	b	c	d
1	誤	誤	正	正
2	誤	正	誤	誤
3	正	誤	誤	誤
4	正	誤	正	誤
5	正	正	誤	正

【 問16 】 アレルギーに関する記述の正誤について、正しい組み合わせはどれか。

a アレルギーは、一般的にあらゆる物質によって起こり得るものである。

b 内服薬だけでなく、外用薬等でも引き起こされることがある。

c 医薬品の有効成分だけでなく、基本的に薬理作用がない添加物も、アレルギーを引き起こす原因物質（アレルゲン）となり得る。

d 医薬品の中には、鶏卵や牛乳等を原材料として作られているものがあるが、すべて製造過程でアレルギー対策がなされている。

	a	b	c	d
1	正	誤	誤	正
2	正	正	正	誤
3	正	正	正	正
4	誤	正	正	正
5	誤	正	正	誤

 解説▶別冊 p.4〜5 ▶▶

【 問17 】 免疫及びアレルギー（過敏反応）に関する記述の正誤について、正しい組み合わせはどれか。

a 通常の免疫反応において、炎症やそれに伴って発生する痛み、発熱等は、人体にとって有害なものを体内から排除するための必要な過程である。

b アレルギーは、医薬品の薬理作用とは関係なく起こり得るものである。

c アレルギーには体質的な要素はあるが、遺伝的な要素はない。

d アレルゲンとなり得る添加物として、黄色4号（タートラジン）、カゼイン、亜硫酸塩（亜硫酸ナトリウム、ピロ硫酸カリウム等）が知られている。

	a	b	c	d
1	正	正	正	誤
2	正	正	誤	正
3	正	誤	正	正
4	誤	正	正	正
5	正	正	正	正

【 問18 】 アレルギー（過敏反応）に関する記述の正誤について、正しい組み合わせはどれか。

a 普段は医薬品にアレルギーを起こしたことがない人でも、病気等に対する抵抗力が低下している状態では、医薬品がアレルゲンになることがある。

b 医薬品を使用してアレルギーを起こしたことがある人は、その原因となった医薬品の使用を避ける必要がある。

c 鶏卵に対するアレルギーがある人は、鶏卵を原材料として作られている医薬品の使用を避けなければならない場合がある。

d アレルギーには体質的・遺伝的な要素があるため、近い親族にアレルギー体質の人がいる場合には、医薬品の使用の際に注意が必要である。

	a	b	c	d
1	正	正	正	誤
2	正	正	誤	正
3	正	誤	正	正
4	誤	正	正	正
5	正	正	正	正

【　問19　】　一般用医薬品の使用等に関する記述の正誤について、正しい組み合わせはどれか。

a　一般用医薬品は、購入者等の誤解や認識不足のために適正に使用されないことがある。

b　青少年は、薬物乱用の危険性に関する認識や理解が必ずしも十分でなく、好奇心から身近に入手できる薬物を興味本位で乱用することがあるので、注意が必要である。

c　一般用医薬品には、習慣性や依存性がある成分は含まれていない。

d　一般用医薬品を、みだりに他の医薬品や酒類等と一緒に摂取すると、急性中毒等を生じる危険性が高くなる。

	a	b	c	d
1	正	正	誤	正
2	誤	誤	正	誤
3	正	正	正	誤
4	正	誤	正	誤
5	誤	正	誤	正

【　問20　】　医薬品の不適正な使用と副作用に関する記述の正誤について、正しい組み合わせはどれか。

a　医薬品は、その目的とする効果に対して副作用が生じる危険性が最小限となるよう、使用する量や使い方が定められている。

b　医薬品の乱用が繰り返されると、慢性的な臓器障害等を生じるおそれがある。

c　適正な使用がなされる限りは安全かつ有効な医薬品であっても、乱用された場合には薬物依存を生じることがある。

d　小児への用量が定められていない医薬品を小児に使用する場合であっても、大人用の医薬品を半分にして飲ませれば、副作用につながる危険性はない。

	a	b	c	d
1	正	正	誤	正
2	誤	誤	正	誤
3	正	正	正	誤
4	正	誤	正	誤
5	誤	正	誤	正

解説▶別冊 p.5〜6 ▶▶

【 問21 】 一般用医薬品の不適正な使用と副作用に関する記述について、正しいものの組合せを一つ選べ。

a 一般用医薬品の不適正な使用には、使用する人の誤解や認識不足に起因するものがある。

b 一般用医薬品には、習慣性・依存性のある成分は含まれていない。

c 一般用医薬品を、みだりに他の医薬品や酒類と一緒に摂取すると、急性中毒等を起こす危険性が高くなる。

d 一般用医薬品は作用が著しくないため、乱用の繰り返しによっても、慢性的な臓器障害までは生じない。

   1（a、b） **2**（a、c） **3**（b、d） **4**（c、d）

【 問22 】 医薬品の不適正な使用と副作用に関する記述の正誤について、正しい組み合わせはどれか。

a 医薬品は、その目的とする効果に対して使用する量や使い方が定められているが、副作用が生じる危険性は考慮されていない。

b 薬物依存とは、ある薬物の精神的な作用を体験するために、その薬物を連続的、あるいは周期的に摂取することへの強迫（欲求）を常に伴っている行動等によって特徴づけられる精神的・身体的な状態のことである。

c 一般用医薬品であっても、習慣性・依存性がある成分を含んでいるものが乱用された場合には薬物依存を生じることがあり、一度、薬物依存が形成されると、そこから離脱することは容易ではない。

	a	b	c
1	正	正	誤
2	誤	誤	正
3	正	正	正
4	正	誤	誤
5	誤	正	正

【 **問23** 】 医薬品の相互作用に関する記述の正誤について、**正しい組み合わせ**を１つ選びなさい。

a 相互作用の結果、医薬品の作用が増強することはあるが、作用が減弱することはない。

b 相互作用を回避するには、ある医薬品を使用している期間やその前後を通じて、その医薬品との相互作用を生じるおそれのある医薬品や食品の摂取を控えなければならない。

c 相互作用は、医薬品が薬理作用をもたらす部位において起こることがある。

	a	b	c
1	誤	正	誤
2	正	誤	正
3	誤	誤	正
4	誤	正	正
5	正	誤	誤

【 **問24** 】 医薬品と他の医薬品や食品との飲み合わせに関する以下の記述のうち、正しいものの組み合わせはどれか。

a かぜ薬、解熱鎮痛薬、鎮静薬では、成分や作用が重複することが少なく、通常、これらの薬効群に属する医薬品の併用は避ける必要はない。

b いわゆる健康食品を含む特定の食品と一緒に医薬品を摂取した場合に、医薬品の作用が増強したり、減弱したりすることを相互作用という。

c 複数の疾病を有する人では、疾病ごとにそれぞれ医薬品が使用される場合が多く、医薬品同士の相互作用に関して特に注意が必要となる。

d 外用薬や注射薬であれば、食品によって医薬品の作用や代謝に影響を受ける可能性はない。

1（a、b）　**2**（a、d）　**3**（b、c）　**4**（c、d）

【 問25 】 医薬品の相互作用に関する以下の記述のうち、誤っているものを一つ選びなさい。

1　一般用医薬品の購入者が医療機関で治療を受けている場合には、通常、医療機関での治療が優先されることが望ましく、一般用医薬品を併用しても問題ないかどうかについて、治療を行っている医師等に確認する必要がある。

2　複数の疾病を有する人では、疾病ごとにそれぞれ医薬品が使用される場合が多く、医薬品同士の相互作用に関して特に注意が必要である。

3　副作用や相互作用のリスクを減らす観点から、緩和を図りたい症状が明確である場合は、なるべくその症状に合った成分のみが配合された医薬品を選択することが望ましい。

4　医薬品の相互作用とは、複数の医薬品を併用したときに医薬品の作用が増強する場合であって、作用が減弱する場合には、相互作用とはいわない。

【 問26 】 次の記述は、医薬品と食品との飲み合わせに関するものである。（　）にあてはまる字句として、正しいものの組み合わせを１つ選びなさい。

アルコールは、主として肝臓で代謝されるため、酒類（アルコール）をよく摂取する者では、肝臓の代謝機能が（　a　）ことが多い。そのため、肝臓で代謝されるアセトアミノフェンは、通常よりも代謝（　b　）なり、（　c　）ことがある。

	a	b	c
1	高まっている	されにくく	十分な薬効が得られなくなる
2	低下している	されにくく	作用が強く出過ぎる
3	高まっている	されやすく	十分な薬効が得られなくなる
4	低下している	されやすく	作用が強く出過ぎる
5	低下している	されにくく	十分な薬効が得られなくなる

【 問27 】 医薬品と食品の相互作用に関する記述の正誤について、**正しい組み合わせ**を1つ選びなさい。

a 生薬成分が含まれた食品（ハーブ等）を合わせて摂取すると、生薬成分が配合された医薬品の効き目や副作用を増強させることがある。

b カフェインを含む医薬品とコーヒーを一緒に服用すると、カフェインの過剰摂取となることがある。

c 外用薬は、食品によって、その作用や代謝に影響を受けることはない。

	a	b	c
1	正	誤	正
2	誤	正	誤
3	正	正	誤
4	誤	誤	正

【 問28 】 「医療用医薬品の添付文書等の記載要領の留意事項」（平成29年6月8日付け薬生安発0608第1号厚生労働省医薬・生活衛生局安全対策課長通知別添）に示されている年齢区分のおおよその目安について、（ ）の中に入れるべき字句の正しい組み合わせはどれか。なお、2か所の（ a ）内及び（ b ）内はそれぞれ同じ字句が入る。

乳児：生後4週以上（ a ）未満
幼児：（ a ）以上（ b ）未満
小児：（ b ）以上（ c ）未満

	a	b	c
1	6か月	5歳	12歳
2	6か月	7歳	15歳
3	1歳	5歳	12歳
4	1歳	7歳	15歳
5	1歳	5歳	15歳

解説▶別冊 p.7 ▶▶

【 問29 】 乳児及び小児の医薬品の使用に関する次の記述の正誤について、正しい組み合わせはどれか。

a 小児は腎臓の機能が未発達であるため、医薬品の成分の排泄に時間がかからず、副作用が強く出ることはない。

b 小児には、成人用の医薬品の量を減らして与えるよう小児の保護者に対して説明することが重要である。

c 乳児向けの用法用量が設定されている医薬品であっても、乳児は医薬品の影響を受けやすく、また、状態が急変しやすく、一般用医薬品の使用の適否が見極めにくいため、基本的に医師の診療を受けることが優先される。

d 小児の誤飲・誤用事故を未然に防止するには、家庭内において、小児が容易に手に取れる場所や、小児の目につく場所に医薬品を置かないようにすることが重要である。

	a	b	c	d
1	正	誤	誤	誤
2	正	正	正	誤
3	誤	誤	正	正
4	正	誤	誤	正
5	誤	正	誤	誤

【 問30 】 小児の医薬品使用に関する次の記述について、正しいものを1つ選びなさい。

1 小児は、大人と比べて身体の大きさに対して腸が短く、服用した医薬品の吸収率が相対的に低い。

2 小児は、血液脳関門が未発達であるため、吸収された医薬品の成分が脳に達しやすく、中枢神経系に影響を与える医薬品で副作用を起こしやすい。

3 小児の用法用量が設定されていない医薬品を小児に服用させる場合は、成人の量の3分の1を目安とする。

4 小児は、大人と比べて医薬品成分の代謝・排泄が速やかになされるため、医薬品の作用が弱くなることがある。

【 問31 】 小児等の医薬品使用に関する記述について、正しいものの組み合わせはどれか。

a 小児が医薬品を使用する場合において、保健衛生上のリスク等に関して、基本的に成人と同じである。

b 「医療用医薬品の添付文書等の記載要領の留意事項」において、小児とは、おおよその目安として、10歳未満をいう。

c 5歳未満の幼児に使用される錠剤、カプセル剤などの医薬品では、服用時に喉につかえやすいので注意するよう添付文書に記載されている。

d 一般に、小児は、吸収されて循環血液中に移行した医薬品の成分が脳に達しやすいため、中枢神経系に影響を及ぼす医薬品で副作用を起こしやすい。

1（a、b） **2**（a、c） **3**（b、d） **4**（c、d）

【 問32 】 医療機関で治療を受けている人等に関する記述の正誤について、正しい組み合わせはどれか。

a 購入しようとする医薬品を使用する人が医療機関で治療を受けている場合には、疾患の程度やその医薬品の種類等に応じて、問題を生じるおそれがあれば使用を避けることができるよう情報提供がなされることが重要である。

b 生活習慣病等の慢性疾患では、一般用医薬品を使用することでその症状が悪化したり、治療が妨げられることはない。

c 医療機関・薬局で交付された薬剤を使用している人については、登録販売者において一般用医薬品との併用の可否を判断することは容易であり、その薬剤を処方した医師若しくは歯科医師又は調剤を行った薬剤師に相談するよう説明する必要はない。

d 医療機関での治療は特に受けていない場合であっても、医薬品の種類や配合成分等によっては、特定の症状がある人が使用するとその症状を悪化させるおそれがある等、注意が必要なものがある。

	a	b	c	d
1	誤	正	正	誤
2	誤	誤	正	正
3	正	誤	誤	正
4	正	正	誤	正
5	正	誤	正	正

解説▶別冊 p.8 ▶▶

【 問33 】 高齢者における一般用医薬品の使用に関する以下の記述について、正しいものの組み合わせはどれか。

a　医薬品の副作用で口渇を生じることがあり、誤嚥（食べ物等が誤って気管に入り込むこと）を誘発しやすくなるので注意が必要である。

b　高齢者は、持病（基礎疾患）を抱えていることが多く、一般用医薬品の使用によって基礎疾患の症状が悪化したり、治療の妨げとなる場合がある。

c　「医療用医薬品の添付文書等の記載要領の留意事項」等において「高齢者」という場合には、おおよその目安として60歳以上を指す。

d　一般に高齢者は生理機能が衰えつつあるが、副作用を生じるリスクは若年時と同等である。

　　1（a、b）　　2（a、d）　　3（b、c）　　4（c、d）

【 問34 】 高齢者への医薬品の使用に関する記述の正誤について、正しい組合せを一つ選べ。

a　高齢者の基礎体力や生理機能の衰えの度合いは個人差が大きく、年齢のみから若年時と比べて一概にどの程度副作用を生じるリスクが増大しているかを判断することは難しい。

b　高齢者は、細かい文字が見えづらく、添付文書や製品表示の記載を読み取るのが難しい場合等があり、情報提供や相談対応において特段の配慮が必要となる。

c　高齢者は、特に、肝臓や腎臓の機能が低下していると医薬品の作用が強く現れやすく、若年時と比べて副作用を生じるリスクが高くなる。

d　一般用医薬品は作用が比較的穏やかであり、高齢者が複数の医薬品を長期間使用しても副作用を生じるリスクは低い。

	a	b	c	d
1	正	正	誤	正
2	誤	誤	正	誤
3	正	正	正	誤
4	正	誤	正	誤
5	誤	正	誤	正

【 問35 】 妊婦又は妊娠していると思われる女性における医薬品の使用等に関する記述のうち、誤っているものはどれか。

1 解熱鎮痛薬は、妊婦又は妊娠していると思われる女性に関して、使用上の注意「相談すること」の項で注意喚起がなされている。

2 便秘薬には、配合成分やその用量によっては流産や早産を誘発するおそれがあるものがある。

3 胎盤には、胎児の血液と母体の血液とが混ざらない仕組みがある。

4 ホルモンのバランスや体型の変化等により睡眠障害が生じている妊婦に対しては、睡眠改善薬を適用することが一般的である。

【 問36 】 妊婦若しくは妊娠していると思われる女性又は母乳を与える女性（授乳婦）に関する記述の正誤について、正しい組み合わせはどれか。

a 母体が医薬品を使用した場合に、血液 - 胎盤関門によって、どの程度医薬品の成分の胎児への移行が防御されるかは、未解明のことも多い。

b 妊婦は、体の変調や不調を起こしやすいため、一般用医薬品を使用することによって、症状の緩和等を図ろうとする場合もあるが、その際には妊婦の状態を通じて胎児に影響を及ぼすことがないよう配慮する必要がある。

c 一般用医薬品には、胎児に先天異常を起こす危険性が高まるものや、流産や早産を誘発するおそれがあるものはない。

d 医薬品の種類によっては、授乳婦が使用した医薬品の成分の一部が乳汁中に移行することが知られており、母乳を介して乳児が医薬品の成分を摂取することになる場合がある。

	a	b	c	d
1	正	正	正	誤
2	誤	誤	正	正
3	正	誤	正	誤
4	正	正	誤	正
5	誤	正	正	正

【 問37 】 妊婦若しくは妊娠していると思われる女性又は母乳を与える女性（授乳婦）の医薬品の使用に関する記述のうち、**正しいものの組み合わせ**を１つ選びなさい。

a　ビタミン B₆ 含有製剤は、妊娠前後の一定期間に通常の用量を超えて摂取すると胎児に先天異常を起こす危険性が高まるとされている。

b　妊娠の有無やその可能性については、購入者等にとって他人に知られたくない場合もあることから、一般用医薬品の販売等において専門家が情報提供や相談対応を行う際には、十分に配慮することが必要である。

c　妊婦は、体の変調や不調を起こしやすいため、積極的に一般用医薬品の使用を促すべきである。

d　構成生薬としてダイオウを含む漢方処方製剤においては、授乳婦では使用を避けるか、又は使用期間中の授乳を避けることとされている。

1（a、b）　　**2**（a、c）　　**3**（b、d）　　**4**（c、d）

【 問38 】 母乳を与える女性の医薬品の使用に関する記述の正誤について、**正しい組み合わせ**を１つ選びなさい。

a　医薬品の販売等に従事する専門家は、購入者等から相談があったときは、乳汁に移行する成分やその作用等について、適切な説明をする必要がある。

b　母乳を介して乳児が医薬品の成分を摂取することになる場合がある。

c　授乳期間中は、医薬品の使用を必ず避けなければならない。

d　吸収された医薬品の一部が乳汁中に移行することが知られていても、通常の使用の範囲では具体的な悪影響が判明していないものもある。

	a	b	c	d
1	正	正	正	誤
2	誤	正	正	正
3	正	誤	正	正
4	正	正	誤	正
5	誤	誤	正	誤

【 問39 】 プラセボ効果に関する次の記述について、（　　）の中に入れるべき字句の正しい組合せはどれか。

医薬品を使用したとき、結果的又は偶発的に（　a　）によらない作用を生じることをプラセボ効果（（　b　）効果）という。プラセボ効果は、医薬品を使用したこと自体による楽観的な結果への期待（暗示効果）や、条件付けによる生体反応、時間経過による（　c　）な変化等が関与して生じると考えられている。

	a	b	c
1	薬理作用	偽薬	自然発生的
2	薬理作用	相乗	人為的
3	薬理作用	偽薬	人為的
4	生理作用	相乗	自然発生的
5	生理作用	偽薬	自然発生的

【 問40 】 プラセボ効果に関する記述の正誤について、正しい組合せを一つ選べ。

a　医薬品を使用したときにもたらされる反応や変化には、薬理作用によるもののほか、プラセボ効果によるものも含まれている。

b　プラセボ効果の発現には、医薬品を使用したこと自体による楽観的な結果への期待（暗示効果）は関与していないと考えられている。

c　プラセボ効果は、不確実ではあるが、望ましい反応や効果をもたらすことがあるため、それを目的とした医薬品の使用が推奨される。

d　プラセボ効果は、主観的な変化のみで、客観的に測定可能な変化として現れることはない。

	a	b	c	d
1	正	正	誤	誤
2	誤	正	正	誤
3	誤	誤	正	正
4	誤	誤	誤	正
5	正	誤	誤	誤

解説▶別冊 p.9〜10 ▶▶

【 問41 】 医薬品の品質に関する記述について、正しいものの組み合わせはどれか。

a 医薬品は、高い水準で均一な品質が保証されていなければならない。

b 医薬品の外箱等に表示されている「使用期限」は、未開封状態で保管された場合に品質が保持される期限である。

c 医薬品に配合される成分は、高温や多湿、光等によって品質の劣化を起こさない。

d 医薬品は、適切な保管・陳列がなされない場合、医薬品の効き目が低下するおそれはあるが、人体に好ましくない作用をもたらす物質を生じることはない。

1（a、b） **2**（a、c） **3**（b、d） **4**（c、d）

【 問42 】 医薬品の品質に関する次の記述の正誤について、正しい組み合わせを下欄から選びなさい。

a 湿度は、医薬品の品質劣化を引き起こす因子とはならない。

b 医薬品が保管・陳列される場所については、清潔性を保つとともに、品質が十分保持される環境となるよう留意する必要がある。

c 医薬品は、適切な保管・陳列がなされなければ、人体に好ましくない作用をもたらす物質を生じることはあるが、医薬品の効き目が低下することはない。

d 医薬品の外箱などに記載されている「使用期限」とは、未開封の状態で保管された場合に品質が保持される期限のことをいう。

下欄

	a	b	c	d
1	正	正	誤	正
2	誤	正	誤	正
3	誤	正	正	誤
4	誤	誤	正	誤
5	正	誤	誤	誤

Ⅲ　適切な医薬品選択と受診勧奨

【 問43 】　一般用医薬品の定義に関する次の記述について、（　　）の中に入れるべき字句の正しい組合せはどれか。

　一般用医薬品は、医薬品医療機器等法第4条第5項第4号において「医薬品のうち、その効能及び効果において人体に対する作用が（ a ）ものであって、（ b ）その他の医薬関係者から提供された情報に基づく需要者の選択により使用されることが目的とされているもの（（ c ）を除く。）」と定義されている。

	a	b	c
1	著しくない	薬剤師	処方箋医薬品
2	緩和な	医師	要指導医薬品
3	著しくない	薬剤師	要指導医薬品
4	著しくない	医師	処方箋医薬品
5	緩和な	薬剤師	要指導医薬品

【 問44 】　一般用医薬品の役割に関する次の記述の正誤について、正しい組み合わせはどれか。

a　重度な疾病に伴う症状の改善
b　生活習慣病等の疾病の治療
c　生活の質（QOL）の改善・向上
d　健康の維持・増進

	a	b	c	d
1	正	正	正	誤
2	正	正	誤	正
3	正	誤	正	正
4	誤	誤	正	正

解説▶別冊 p.10〜11 ▶▶

【 問45 】 セルフメディケーションに関する次の記述について、（　　）の中に入れるべき字句の正しい組合せはどれか。

世界保健機関（WHO）によれば、セルフメディケーションとは、「自分自身の（　a　）に責任を持ち、（　b　）な身体の不調は自分で（　c　）する」こととされている。

	a	b	c
1	健康	軽度	手当て
2	健康	重度	予防
3	健康	軽度	予防
4	生活	重度	手当て
5	生活	軽度	予防

【 問46 】 セルフメディケーションに関する以下の記述のうち、誤っているものはどれか。

1　地域住民の健康相談を受け、一般用医薬品の販売や必要な時に医療機関の受診を勧める業務は、セルフメディケーションの推進に欠かせない業務である。

2　適切な健康管理の下で医療用医薬品からの代替を進める観点から、セルフメディケーション税制が導入された。

3　セルフメディケーション税制は、条件を満たした場合に、税制の対象となるOTC医薬品の購入の対価について、一定の金額をその年分の総所得金額等から控除する制度である。

4　セルフメディケーション税制の対象となる一般用医薬品は、スイッチOTC医薬品のみである。

【　問47　】　適切な医薬品選択等に関する記述について、正しいものの組み合わせはどれか。

a　乳幼児、妊婦、通常の成人で比較した場合、一般用医薬品で対処可能な症状の範囲は変わらない。

b　購入者等が、あらかじめ購入する一般用医薬品の品名を指定してきた場合であっても、使用する人や症状の相談を受けた上で、使用する人に適した一般用医薬品を勧めるべきである。

c　高熱や激しい腹痛など、重い症状を呈している場合でも、まずは一般用医薬品を使用することが適切な対応である。

d　情報提供は、医療機関の受診を勧めたり（受診勧奨）、医薬品の使用によらない対処を勧めることが適切な場合がある。

1（a、b）　　**2**（a、c）　　**3**（b、d）　　**4**（c、d）

【　問48　】　登録販売者が一般用医薬品を販売する時のコミュニケーションに関する記述について、正しいものはどれか。

1　医薬品の販売に従事する専門家が一般用医薬品の選択や使用を判断する主体であり、購入者のセルフメディケーションに対して、医薬関係者として指示する姿勢で臨むことが基本である。

2　一般用医薬品を使用する人が必要な注意を払って適正に使用していくためには、購入者等の個々の状況把握に努めることよりも、一律の情報提供を行うことが重要である。

3　一般用医薬品の場合、必ずしも情報提供を受けた当人が医薬品を使用するとは限らないことを踏まえ、販売時のコミュニケーションを考える必要がある。

4　一般用医薬品は、家庭における常備薬として購入されることもあるため、その医薬品がすぐに使用される状況にあるかの把握は不要である。

　　解説▶別冊 p.11〜12 ▶▶

【 **問49** 】 医薬品の販売等に従事する専門家が購入者から確認しておきたい事項に関する記述の正誤について、正しい組み合わせはどれか。

a　その医薬品を使用する人が医療機関で治療を受けていないか。

b　その医薬品を使用する人が過去にアレルギーや医薬品による副作用等の経験があるか。

c　その医薬品を使用する人として、小児や高齢者、妊婦等が想定されるか。

d　何のためにその医薬品を購入しようとしているか。

	a	b	c	d
1	正	正	正	誤
2	正	正	誤	正
3	正	誤	正	正
4	誤	正	正	正
5	正	正	正	正

【 **問50** 】 一般用医薬品の販売に従事する専門家が行うコミュニケーションに関する次の記述の正誤について、正しい組合せはどれか。

a　購入者が、自分自身や家族の健康に対する責任感を持ち、適切な医薬品を選択して、適正に使用するよう、働きかけていくことが重要である。

b　必ずしも情報提供を受けた当人が医薬品を使用するとは限らないことを踏まえ、販売時のコミュニケーションを考える必要がある。

c　購入者側に情報提供を受けようとする意識が乏しい場合は、情報提供を行うためのコミュニケーションを図る必要はない。

	a	b	c
1	正	誤	誤
2	正	正	誤
3	誤	誤	正
4	正	正	正
5	誤	正	誤

Ⅳ　薬害の歴史

【 問51 】 薬害及び薬害の訴訟に関する記述について、正しいものの組合せを一つ選べ。

a　薬害は、医薬品を十分注意して使用していれば、起こることはない。

b　C型肝炎訴訟を契機として、医師、薬剤師、法律家、薬害被害者などの委員により構成される医薬品等行政評価・監視委員会が設置された。

c　今まで国内で薬害の原因となったものは医療用医薬品のみである。

d　一般用医薬品の販売等に従事する者は、薬害事件の歴史を十分に理解し、医薬品の副作用等による健康被害の拡大防止に関し、その責務の一端を担っていることに留意しておく必要がある。

1（a、b）　　**2**（a、c）　　**3**（b、d）　　**4**（c、d）

【 問52 】 サリドマイドに関する次の記述について、（　　）に入れるべき字句の正しい組合せを下欄から選びなさい。

　サリドマイドは、妊娠している女性が摂取した場合、（　a　）を通過して胎児に移行する。

　サリドマイド訴訟は、（　b　）等として販売されたサリドマイド製剤を妊娠している女性が使用したことにより、出生児に四肢欠損、耳の障害等の先天異常（サリドマイド胎芽症）が発生したことに対する損害賠償訴訟である。

　サリドマイドによる薬害事件は、日本のみならず世界的にも問題となったため、WHO加盟国を中心に（　c　）の副作用情報の収集の重要性が改めて認識され、各国における副作用情報の収集体制の整備が図られることとなった。

下欄

	a	b	c
1	血液―脳関門	抗血小板薬	市販前
2	血液―胎盤関門	抗血小板薬	市販後
3	血液―胎盤関門	催眠鎮静剤	市販後
4	血液―胎盤関門	催眠鎮静剤	市販前
5	血液―脳関門	催眠鎮静剤	市販後

　　　　　　解説▶別冊 p.12 〜 13 ▶▶

【 問53 】 サリドマイド製剤及びサリドマイド訴訟に関する以下の記述のうち、正しいものの組み合わせを下から一つ選びなさい。

ア 催眠鎮静剤等として販売されたサリドマイド製剤を妊娠している女性が使用したことにより、出生児に四肢欠損、耳の障害等の先天異常が発生したことに対する損害賠償訴訟である。

イ サリドマイドの副作用として血管新生を妨げる作用がある。

ウ サリドマイドの光学異性体のうち、鎮静作用を有する異性体のサリドマイドを分離して製剤化すれば催奇形性は避けられる。

エ 日本では、1961 年 12 月に西ドイツ企業から勧告が届き、速やかに出荷停止、販売停止及び回収措置が行われた。

1（ア、イ）　　**2**（ア、ウ）　　**3**（イ、エ）　　**4**（ウ、エ）

【 問54 】 スモン及びスモン訴訟に関する次の記述の正誤について、正しい組み合わせを下欄から選びなさい。

a スモン訴訟とは、キノホルム製剤を使用した人が、慢性脊髄視神経症に罹患したことに対する損害賠償訴訟のことである。

b スモンの症状は、初期には腹部の膨満感から激しい腹痛を伴う下痢を生じ、次第に下半身の痺れや脱力、歩行困難等が現れる。

c スモン患者に対しては、施術費及び医療費の自己負担分の公費負担や、重症患者に対する介護事業等が講じられている。

d スモン訴訟は、医薬品副作用被害救済制度創設にあたっての契機のひとつとなった。

下欄

	a	b	c	d
1	正	正	正	誤
2	正	誤	誤	正
3	誤	正	正	正
4	誤	誤	正	誤
5	正	誤	誤	誤

【 問55 】 HIV訴訟に関する記述の正誤について、正しい組み合わせはどれか。

a HIV訴訟は、製薬企業のみを被告として提訴された。

b HIV訴訟を踏まえ、血液製剤の安全確保対策として検査や献血時の問診の充実が図られた。

c HIV訴訟は、血友病患者が、ヒト免疫不全ウイルスが混入した原料血漿から製造された血液凝固因子製剤の投与を受けたことにより、HIVに感染したことに対する損害賠償訴訟である。

d HIV訴訟の和解を踏まえ、国は、HIV感染者に対する恒久対策として、エイズ治療研究開発センターおよび拠点病院の整備等の様々な取り組みを推進している。

	a	b	c	d
1	正	誤	正	誤
2	正	誤	正	正
3	正	正	誤	誤
4	誤	正	正	正
5	誤	正	誤	正

【 問56 】 次の記述は、クロイツフェルト・ヤコブ病（CJD）に関するものである。正しいものの組み合わせはどれか。

a CJD訴訟を一因として、2002年に行われた薬事法改正に伴い、生物由来製品の安全対策強化が行われた。

b ヒト乾燥硬膜の原料が採取された段階でプリオンに汚染されている場合があり、プリオン不活化のための十分な化学的処理が行われないまま製品として流通し、脳外科手術で移植された患者にCJDが発生した。

c CJDの症状としては、初期には腹部の膨満感から激しい腹痛を伴う下痢を生じ、次第に下半身の痺れや脱力、歩行困難が現れる。

d CJDの原因となるプリオンは、細菌の一種である。

1（a、b） 2（a、d） 3（b、c） 4（c、d）

【 問57 】 HIV訴訟における和解確認書に関する記述について、（　　）の中に入れるべき字句の正しい組み合わせはどれか。

　和解確認書において、国（厚生大臣（当時））は、「再び本件のような医薬品による悲惨な被害を発生させるに至ったことを深く反省し、その原因についての真相の究明に一層努めるとともに、安全かつ有効な医薬品を国民に供給し、（　a　）や不良医薬品から国民の生命、（　b　）を守るべき重大な責務があることを改めて深く認識し、薬事法上医薬品の（　c　）のため厚生大臣に付与された各種権限を十分活用して、本件のような医薬品による悲惨な被害を再び発生させることがないよう、最善、最大の努力を重ねることを改めて確約する」としている。

	a	b	c
1	医療過誤	尊厳	安全性確保
2	医療過誤	健康	安全性確保
3	医薬品の副作用	尊厳	有効性確保
4	医薬品の副作用	健康	有効性確保
5	医薬品の副作用	健康	安全性確保

【 問58 】 C型肝炎訴訟に関する次の記述の正誤について、正しい組合せはどれか。

a 「薬害再発防止のための医薬品行政等の見直しについて（最終提言）」を受け、医師、薬剤師、法律家、薬害被害者などの委員により構成される医薬品等行政評価・監視委員会が設置された。

b 特定のフィブリノゲン製剤や血液凝固第IX因子製剤の投与を受けたことにより、C型肝炎ウイルスに感染したことに対する損害賠償訴訟である。

c C型肝炎ウイルス感染者の早期・一律救済の要請にこたえるべく、2008年1月に「特定フィブリノゲン製剤及び特定血液凝固第IX因子製剤によるC型肝炎感染被害者を救済するための給付金の支給に関する特別措置法」が制定、施行された。

	a	b	c
1	正	正	正
2	正	正	誤
3	正	誤	正
4	誤	正	誤

第2章
人体の働きと医薬品

◎実際の試験では、この章からの出題は20問です。

解答用紙は251ページ
解説は別冊15〜36ページ

I 人体の構造と働き

1 胃・腸、肝臓、肺、心臓、腎臓などの内臓器官

【問1】 消化器系に関する以下の記述のうち、正しいものの組み合わせを下から一つ選び、その番号を解答欄に記入しなさい。

ア 唾液は、殺菌・抗菌物質を含んでおり、口腔粘膜の保護・洗浄作用がある。

イ 胃の消化液は、胃内を強アルカリ性に保って、内容物が腐敗や発酵を起こさないようにしている。

ウ 胃液分泌と粘液分泌のバランスが崩れると、胃液により胃の内壁が損傷を受けて、胃痛を生じることがある。

エ 膵液は、デンプンを分解するリパーゼなど、多くの消化酵素を含んでいる。

    1（ア、イ）　　2（ア、ウ）　　3（イ、エ）　　4（ウ、エ）

【問2】 消化器系に関する次の記述のうち、正しいものの組み合わせはどれか。

a 消化管には、口腔、咽頭、食道、胆嚢が含まれる。

b 消化管には、胃、小腸、大腸、肛門が含まれる。

c 消化腺には、唾液腺、腎臓が含まれる。

d 消化腺には、肝臓、膵臓が含まれる。

    1（a、c）　　2（a、d）　　3（b、c）　　4（b、d）

【 問3 】　消化器系に関する次の記述について、（　　　）の中に入れるべき字句の正しい組み合わせとして最も適切なものはどれか。

消化管は、（　a　）から（　b　）まで続く管で、平均的な成人で全長約9mある。飲食物はそのままの形で栄養分として利用できず、消化管で吸収される形に分解する必要があるが、これを（　c　）という。

	a	b	c
1	口腔（くう）	肛門（こう）	消化
2	口腔（くう）	肛門（こう）	代謝
3	胃	肛門（こう）	代謝
4	胃	小腸	消化
5	口腔（くう）	小腸	代謝

【 問4 】　口腔（くう）又は咽頭に関する以下の記述について、正しいものの組み合わせはどれか。

a　舌の表面には、舌乳頭という無数の小さな突起があり、味覚を感知する部位である味蕾（らい）が分布している。

b　歯冠の表面はエナメル質で覆われ、エナメル質の下には象牙質と呼ばれる硬い骨状の組織がある。

c　唾液には、デンプンをデキストリンや麦芽糖に分解する消化酵素のペプシンが含まれる。

d　唾液によって口腔（くう）内はpHがアルカリ性に保たれ、酸による歯の齲蝕（うしょく）を防いでいる。

1（a、b）　　2（a、c）　　3（b、d）　　4（c、d）

【 問5 】 歯に関する次の記述の正誤について、正しい組み合わせはどれか。

a 歯は、歯周組織によって、上下の顎の骨に固定されている。

b 歯槽骨の中に埋没している歯の部分を歯根、歯頚を境に口腔に露出する部分を歯冠という。

c 歯冠の表面は象牙質で覆われ、体で最も硬い部分となっている。

d 歯冠の象牙質の下には石灰質と呼ばれる硬い骨状の組織があり、神経や血管が通る歯髄を取り囲んでいる。

	a	b	c	d
1	正	誤	正	誤
2	正	正	誤	誤
3	誤	誤	正	誤
4	誤	正	正	正
5	正	誤	誤	正

【 問6 】 咽頭及び食道に関する次の記述の正誤について、正しい組合せはどれか。

a 咽頭は、口腔から食道に通じる食物路と、呼吸器の気道とが交わるところである。

b 飲食物を飲み込む運動（嚥下）が起きるときには、喉頭の入り口にある弁（喉頭蓋）が反射的に開くことにより、飲食物が喉頭や気管に流入せずに食道へと送られる。

c 食道は喉もとから上腹部のみぞおち近くまで続く管状の器官で、消化液を分泌している。

d 食道の上端と下端には括約筋があり、胃の内容物が食道や咽頭に逆流しないように防いでいる。

	a	b	c	d
1	誤	正	誤	誤
2	正	誤	誤	正
3	誤	誤	正	正
4	正	正	誤	正
5	誤	正	正	誤

【 問7 】　胃に関する以下の記述の正誤について、正しい組み合わせはどれか。

a　胃は上腹部にある中空の臓器で、中身が空の状態では扁平に縮んでいるが、食道から内容物が送られてくると、その刺激に反応して胃壁の横紋筋が弛緩し、容積が拡がる。

b　胃液による消化作用から胃自体を保護するため、胃の粘膜表皮を覆う細胞から粘液が分泌されている。

c　胃内容物の滞留時間は、炭水化物主体の食品の場合には比較的短く、脂質分の多い食品の場合には比較的長い。

d　胃酸は、胃内を強酸性に保って内容物に腐敗や発酵を起こさせる役目も果たしている。

	a	b	c	d
1	正	正	正	正
2	正	正	誤	正
3	誤	誤	正	誤
4	誤	正	正	誤
5	誤	誤	誤	正

【 問8 】　胃から分泌される消化酵素に関する次の記述について、（　）の中に入れるべき字句の正しい組合せはどれか。なお、2箇所の（ a ）、（ b ）内にはどちらも同じ字句が入る。

胃の内壁の粘膜の表面には無数の微細な孔があり、胃酸のほか（ a ）などを分泌している。（ a ）は胃酸によって、タンパク質を消化する酵素である（ b ）となり、胃酸とともに胃液として働く。タンパク質が（ b ）によって半消化された状態を（ c ）という。

	a	b	c
1	ペプシノーゲン	ペプシン	ペプトン
2	ペプシン	ペプシノーゲン	ペプトン
3	ペプトン	ペプシノーゲン	ペプシン
4	ペプシノーゲン	ペプトン	ペプシン
5	ペプトン	ペプシン	ペプシノーゲン

解説▶別冊 p.16 ▶▶

【 問9 】 栄養分の代謝及び貯蔵に関する記述について、（　　）の中に入れるべき字句の正しい組み合わせはどれか。なお、同じ記号の（　　）内には同じ字句が入る。

　小腸で吸収された（　a　）は、血液によって肝臓に運ばれて（　b　）として蓄えられる。（　b　）は、（　a　）が重合してできた高分子多糖で、血糖値が下がったときなど、必要に応じて（　a　）に分解されて血液中に放出される。皮下組織等に蓄えられた（　c　）も、一度肝臓に運ばれてからエネルギー源として利用可能な形に代謝される。

	a	b	c
1	ブドウ糖	脂質	グリコーゲン
2	グリコーゲン	ブドウ糖	脂質
3	グリコーゲン	ブドウ糖	ビタミンA
4	ブドウ糖	グリコーゲン	脂質
5	ブドウ糖	グリコーゲン	ビタミンA

【 問10 】 肝臓に関する以下の記述について、正しいものの組み合わせはどれか。

a　ヘモグロビンが分解して生じたアンモニアは、肝臓で代謝されるが、肝機能障害や胆管閉塞などを起こすとアンモニアが循環血液中に滞留して、黄疸を生じる。

b　皮下組織等に蓄えられた脂質は、一度肝臓に運ばれてからエネルギー源として利用可能な形に代謝される。

c　肝臓は、脂溶性ビタミンであるビタミンA、D等のほか、ビタミンB_6やB_{12}等の水溶性ビタミンの貯蔵臓器でもある。

d　胆汁酸やホルモンなどの生合成の出発物質となるコレステロール等、生命維持に必須な役割を果たす種々の生体物質は、肝臓において産生される。

	a	b	c	d
1	誤	誤	正	誤
2	正	誤	誤	誤
3	誤	正	正	正
4	誤	正	誤	正
5	正	正	正	誤

【 問11 】 胆嚢及び肝臓に関する記述のうち、**正しいものの組み合わせ**を1つ選びなさい。

a 腸内に放出された胆汁酸塩の大部分は、小腸で再吸収されて肝臓に戻される。

b 腸管内に排出されたビリルビン（胆汁色素）は、腸管内に生息する常在細菌（腸内細菌）によって代謝されて、糞便を茶褐色にする色素となる。

c 小腸で吸収されたブドウ糖は、血液によって肝臓に運ばれてタンパク質として蓄えられる。

d アルコールは、胃や小腸で吸収され、肝臓へと運ばれて一度アセトアルデヒドに代謝されたのち、さらに代謝されて酢酸となるが、二日酔いの症状は、この酢酸の毒性によるものと考えられている。

　1（a、b）　　**2**（a、c）　　**3**（b、d）　　**4**（c、d）

【 問12 】 膵液に関する以下の記述について、（　）の中に入れるべき字句の正しい組み合わせはどれか。なお、2箇所の（　c　）内はいずれも同じ字句が入る。

膵液は、消化酵素の前駆体タンパクであり消化管内で活性体である（　a　）に変換される（　b　）のほか、デンプンを分解する（　c　）（膵液（　c　））、脂質を分解する（　d　）など、多くの消化酵素を含んでいる。

	a	b	c	d
1	トリプシン	トリプシノーゲン	アミラーゼ	リパーゼ
2	トリプシノーゲン	トリプシン	リパーゼ	アミラーゼ
3	トリプシン	トリプシノーゲン	リパーゼ	アミラーゼ
4	トリプシノーゲン	トリプシン	アミラーゼ	リパーゼ

【 問13 】 膵臓に関する以下の記述の正誤について、正しい組み合わせはどれか。

a　胃の後下部に位置する細長い臓器で、膵液を大腸へ分泌する。

b　膵液は弱アルカリ性で、胃で酸性となった内容物を中和するのに重要である。

c　膵液は、デンプンを分解するアミラーゼ、脂質を分解するリパーゼなど、多くの消化酵素を含んでいる。

d　膵臓は消化管であるとともに、血糖値を調整するホルモン（インスリン及びグルカゴン）等を血液中に分泌する内分泌腺でもある。

	a	b	c	d
1	正	正	正	正
2	正	正	誤	正
3	誤	誤	正	誤
4	誤	正	正	誤
5	誤	誤	誤	正

【 問14 】 小腸に関する記述の正誤について、**正しい組み合わせ**を１つ選びなさい。

a　小腸のうち、十二指腸に続く部分の概ね上部20％が空腸、残り約80％が回腸である。

b　十二指腸には、膵臓からの膵管と胆嚢からの胆管の開口部があって、それぞれ膵液と胆汁を腸管内へ送り込んでいる。

c　十二指腸の上部を除く小腸の内壁には輪状のひだがあり、その粘膜表面は絨毛に覆われている。

d　空腸で分泌される腸液（粘液）に、腸管粘膜上の消化酵素が加わり、消化液として働く。

	a	b	c	d
1	正	正	正	誤
2	正	正	誤	誤
3	正	誤	正	正
4	誤	正	正	正
5	誤	誤	誤	正

【 問15 】　小腸及び大腸に関する以下の記述のうち、正しいものの組み合わせを下から一つ選びなさい。

ア　十二指腸で分泌される腸液に含まれる成分の働きによって、膵液中のペプシノーゲンがペプシンになる。

イ　炭水化物とタンパク質は、消化酵素の作用によってそれぞれ単糖類、アミノ酸に分解されて、小腸から吸収される。

ウ　大腸は盲腸、虫垂、上行結腸、横行結腸、下行結腸、S状結腸、直腸からなる管状の臓器で、内壁粘膜に絨毛がある。

エ　大腸内には腸内細菌が多く存在し、それらの腸内細菌は、血液凝固や骨へのカルシウム定着に必要なビタミンKを産生している。

1（ア、イ）　　**2**（ア、ウ）　　**3**（イ、エ）　　**4**（ウ、エ）

【 問16 】　大腸、肛門に関する記述の正誤について、正しい組み合わせはどれか。

a　大腸の腸内細菌は、血液凝固や骨へのカルシウム定着に必要なカルシフェロールを産生している。

b　通常、糞便の成分の大半は食物の残滓で、そのほか、はがれ落ちた腸壁上皮細胞の残骸や腸内細菌の死骸、水分が含まれる。

c　通常、糞便は直腸に滞留している。

d　直腸粘膜と皮膚の境目になる部分には歯状線と呼ばれるギザギザの線がある。

	a	b	c	d
1	誤	正	正	正
2	正	正	誤	誤
3	誤	誤	正	誤
4	正	正	誤	正
5	誤	誤	誤	正

【 問17 】 呼吸器系に関する以下の記述のうち、誤っているものを1つ選び、その番号を解答欄に記入しなさい。

1 呼吸器系は、呼吸を行うための器官系で、鼻腔、咽頭、喉頭、気管、気管支、肺からなる。

2 咽頭は、鼻腔と口腔につながっており、消化管と気道の両方に属する。

3 喉頭は、咽頭と気管の間にある軟骨に囲まれた円筒状の器官で、発声器としての役割がある。

4 肺胞は、間質と毛細血管を取り囲んで支持している組織である。

【 問18 】 呼吸器系に関する次の記述のうち、正しいものの組合せはどれか。

a 喉頭の後壁にある扁桃は、リンパ組織が集まってできていて、気道に侵入してくる細菌、ウイルス等に対する免疫反応が行われる。

b 吸い込まれた粉塵等の異物は、気道粘膜から分泌される粘液にからめ取られ、線毛運動による粘液層の連続した流れによって気道内部から咽頭へ向けて排出される。

c 肺胞と毛細血管を取り囲んで支持している組織を間質という。

d 鼻腔の内壁から分泌される鼻汁にはリパーゼが多く含まれ、気道の防御機構の一つとなっている。

1（a、b） 2（a、c） 3（b、c） 4（b、d） 5（c、d）

【 問19 】 呼吸器系に関する次の記述のうち、正しいものの組合せはどれか。

a 呼吸器は常時外気と接触する器官であり、様々な異物、病原物質の侵入経路となるため、幾つもの防御機構が備わっている。

b 咽頭は、発声器としての役割もあり、呼気で咽頭上部にある声帯を振動させて声が発せられる。

c 喉頭から肺へ向かう気道が左右の肺へ分岐するまでの部分を気管支という。

d 肺胞の壁は非常に薄くできていて、周囲を毛細血管が網のように取り囲んでいる。

1（a、b） 2（a、c） 3（a、d） 4（b、c） 5（c、d）

【　問20　】　呼吸器系に関する記述のうち、正しいものの組み合わせはどれか。

a　鼻腔の内壁に多く分布している粘液分泌腺から分泌される鼻汁には、リゾチームが含まれ、気道の防御機構の一つになっている。

b　咽頭は、鼻腔と口腔につながっているが、気道に属し、消化管には属さない。

c　肺には筋組織があり、筋組織が弛緩・収縮して呼吸運動が行われている。

d　肺では、肺胞の壁を介して、心臓から送られてくる血液から二酸化炭素が肺胞気中に拡散し、代わりに酸素が血液中の赤血球に取り込まれるガス交換が行われる。

1（a、b）　　2（b、c）　　3（c、d）　　4（a、d）

【　問21　】　循環器系に関する記述について、正しいものの組み合わせはどれか。

a　血管系は心臓を中心とする閉鎖循環系であるのに対し、リンパ系は開放循環系である。

b　心臓の右側部分（右心房、右心室）は、全身から集まってきた血液を肺へ送り出し、肺でガス交換が行われた血液は、心臓の左側部分（左心房、左心室）に入り、全身に送り出される。

c　血管壁にかかる圧力を血圧といい、主に血管が収縮したときの血圧を最大血圧という。

d　動脈やリンパ管には、逆流防止のための弁がある。

1（a、b）　　2（a、c）　　3（b、d）　　4（c、d）

【 問22 】 心臓及び血管系に関する記述の正誤について、**正しい組み合わせ**を1つ選びなさい。

a 心臓の左側部分（左心房、左心室）は、全身から集まってきた血液を肺へ送り出す。

b 心臓から拍出された血液を送る血管を動脈、心臓へ戻る血液を送る血管を静脈という。

c 消化管壁を通っている毛細血管の大部分は、門脈と呼ばれる血管に集まって肝臓に入る。

d 血漿中の過剰なコレステロールが血管の内壁に蓄積すると、動脈ではその弾力性が損なわれてもろくなる。

	a	b	c	d
1	誤	正	誤	誤
2	正	誤	正	正
3	誤	正	正	正
4	正	誤	正	誤
5	正	正	誤	正

【 問23 】 赤血球に関する次の記述の正誤について、正しい組み合わせはどれか。

a 赤血球は、中央部が突出した円盤状の細胞で、血液全体の約60％を占める。

b 赤血球は、赤い血色素であるヘモグロビンを含む。

c ヘモグロビンは鉄分と結合したタンパク質で、酸素量の多いところで酸素分子と結合し、酸素が少なく二酸化炭素の多いところで酸素分子を放出する性質がある。

d 赤血球はリンパ節で産生されるが、赤血球の数が少なすぎたり、赤血球中のヘモグロビン量が欠乏すると、血液は酸素を十分に供給できず、貧血症状が現れる。

	a	b	c	d
1	正	誤	正	誤
2	誤	正	正	誤
3	誤	正	誤	正
4	正	誤	誤	正
5	正	正	誤	誤

【 問24 】 血液に関する記述の正誤について、正しい組み合わせはどれか。

a 血液の粘稠性は、主として血中脂質量で決まり、血漿の水分量や赤血球の量はほとんど影響を与えない。

b リンパ球は血管壁を通り抜けて組織の中に入り込むことができ、組織の中ではマクロファージ（貪食細胞）と呼ばれる。

c 種々の白血球が協働して、生体の免疫機能が発揮されることから、感染や炎症が起きても、種類ごとの割合は一定に保たれる。

d 損傷した血管は、血管壁が収縮することで血流を減少させ、大量の血液が流出するのを防ぐ。

	a	b	c	d
1	正	正	正	誤
2	正	正	誤	正
3	誤	正	誤	誤
4	誤	誤	正	正
5	誤	誤	誤	正

【 問25 】 白血球に関する記述の正誤について、正しい組み合わせはどれか。

a 好中球は、血管壁を通り抜けて組織の中に入り込むことができる。

b リンパ球は、白血球の約1／3を占め、血液のみに分布して循環している。

c リンパ球は、細菌、ウイルス等の異物を認識したり、それらに対する抗体を産生する。

d 単球は、白血球の中で最も小さく、強い食作用を持つ。

	a	b	c	d
1	正	誤	正	正
2	正	誤	正	誤
3	正	正	誤	正
4	誤	誤	正	誤
5	誤	正	誤	正

【 問26 】 リンパ系に関する以下の記述の正誤について、正しい組み合わせはどれか。

a リンパ液の流れは、主に骨格筋の収縮によるものである。

b リンパ液は、血漿とほとんど同じ成分からなるが、タンパク質が多く、リンパ球を含む。

c リンパ管は、互いに合流して次第に太くなり、最終的にもものつけ根の静脈につながる。

d リンパ節の内部にはリンパ球やマクロファージ（貪食細胞）が密集していて、リンパ液で運ばれてきた細菌やウイルスは、ここで免疫反応によって排除される。

	a	b	c	d
1	誤	誤	正	誤
2	誤	正	誤	正
3	正	誤	誤	正
4	正	正	誤	誤
5	正	正	正	正

【 問27 】 脾臓に関する記述の正誤について、正しい組み合わせはどれか。

a 握りこぶし大のスポンジ状臓器で、胃の後方の左上腹部に位置する。

b 主な働きは、脾臓内を流れる血液から古くなった赤血球を濾し取って処理することである。

c 古くなって柔軟性が失われた赤血球は、脾臓内の網目構造をすり抜け、マクロファージ（貪食細胞）によって壊される。

d リンパ球が増殖、密集する組織（リンパ組織）があるが、血流中の細菌やウイルス等の異物に対する免疫応答には関与しない。

	a	b	c	d
1	正	正	正	誤
2	正	誤	誤	正
3	正	正	誤	誤
4	誤	誤	正	正
5	誤	正	誤	正

【 問28 】 腎臓に関する記述のうち、誤っているものはどれか。

1 横隔膜の下、背骨の左右両側に位置する一対の空豆状の臓器で、内側中央部のくびれた部分に尿管、動脈、静脈、リンパ管等がつながっている。

2 心臓から拍出される血液の 1 ／ 5 〜 1 ／ 4 が流れており、血液中の老廃物の除去のほか、水分及び電解質（特にナトリウム）の排出調節も行われている。

3 内分泌腺としての機能があり、骨髄における赤血球の産生を促進するホルモンを分泌する。

4 糸球体から 1 本の尿細管が伸びて、ボウマン嚢と尿細管とで腎臓の基本的な機能単位（ネフロン）を構成している。

【 問29 】 泌尿器系に関する次の記述のうち、正しいものの組合せはどれか。

a 副腎皮質では、自律神経系に作用するアドレナリン（エピネフリン）とノルアドレナリン（ノルエピネフリン）が産生・分泌される。

b 膀胱の出口にある排尿筋が緩むと、同時に膀胱壁の膀胱括約筋が収縮し、尿が尿道へと押し出される。

c 食品から摂取あるいは体内で生合成されたビタミンDは、腎臓で活性型ビタミンDに転換されて、骨の形成や維持の作用を発揮する。

d 糸球体の外側を袋状のボウマン嚢が包み込んでおり、これを腎小体という。

　　1（a、c）　　2（a、d）　　3（b、c）　　4（b、d）　　5（c、d）

【 問30 】 泌尿器系に関する記述のうち、正しいものはどれか。

1 腎臓には、心臓から拍出される血液の約 5 ％が流れている。

2 食品から摂取あるいは体内で生合成されたビタミンDは、腎臓で活性型ビタミンDに転換されて、骨の形成や維持の作用を発揮する。

3 自律神経系に作用するアドレナリン（エピネフリン）とノルアドレナリン（ノルエピネフリン）は、副腎皮質で産生・分泌される。

4 膀胱の排尿筋は、交感神経系が活発になると収縮する。

【 問31 】 腎臓及び尿路に関する次の記述のうち、正しいものの組合せはどれか。

a 尿管が小さな球状になったものを糸球体といい、糸球体の外側を袋状のボウマン嚢（のう）が包み込んでいる。

b 男性は女性と比べて尿道が短いため、細菌などが侵入したとき膀胱（ぼうこう）まで感染を生じやすい。

c 腎小体では、血液中の老廃物が濾過（ろ）され、原尿として尿細管へ入る。

d 食品から摂取あるいは体内で生合成されたビタミンDは、腎臓で活性型ビタミンDに転換される。

1（a、b） **2**（a、d） **3**（b、c） **4**（b、d） **5**（c、d）

【 問32 】 膀胱に関する記述の正誤について、**正しい組み合わせ**を１つ選びなさい。

a 膀胱は、下腹部の中央に位置し、尿を一時的に溜めるスポンジ状の器官である。

b 尿が膀胱に溜まってくると、刺激が脳に伝わって尿意が生じる。

c 膀胱の出口にある膀胱括約筋が緩むと、同時に膀胱壁の排尿筋が収縮し、尿が尿道へと押し出される。

	a	b	c
1	正	正	誤
2	誤	正	誤
3	誤	正	正
4	誤	誤	正
5	正	誤	正

2 目、鼻、耳などの感覚器官

【 問33 】 目に関する記述の正誤について、正しい組合せを一つ選べ。

a 水晶体の前にある虹彩が、瞳孔の大きさを変えることによって眼球内に入る光の量を調節している。

b 水晶体は、その周りを囲んでいる毛様体の収縮・弛緩によって、遠くの物を見るときには丸く厚みが増し、近くの物を見るときには扁平になる。

c 網膜に密集している視細胞が光を感じる反応には、ビタミンCが不可欠であるため、不足すると夜間視力の低下である夜盲症を生じる。

d 眼瞼（まぶた）は、皮下組織が少なく薄くできているため、裂傷や内出血が生じやすく、また、むくみ（浮腫）等の全身的な体調不良（薬の副作用を含む）の症状が現れやすい。

	a	b	c	d
1	正	正	誤	誤
2	正	誤	正	誤
3	誤	正	正	正
4	正	誤	誤	正
5	誤	正	誤	正

【 問34 】 次の記述は、目に関するものである。正しいものの組み合わせはどれか。

a 紫外線を含む光に長時間曝されると、角膜の上皮に損傷を生じることがある。

b 目の充血は、血管が拡張して赤く見える状態であり、単に「目が赤い」というときは、充血と内出血（結膜下出血）がきちんと区別されることが重要である。

c 目を使う作業を続けると、眼筋の疲労のほか、遠近の焦点調節を行っている虹彩の疲労や、周期的まばたきが少なくなって涙液の供給不足等が生じる。

d 結膜には光を受容する細胞（視細胞）が密集しており、視細胞が受容した光の情報は網膜内の神経細胞を介して神経線維に伝えられる。

1 （a、b）　2 （a、d）　3 （b、c）　4 （c、d）

【 問35 】 目に関する次の記述の正誤について、正しい組合せはどれか。

a 遠近の焦点調節は、主に硝子体の厚みを変化させることによって行われている。

b 目の充血は血管が拡張して赤く見える状態であるが、結膜の充血では白目の部分だけでなく眼瞼の裏側も赤くなる。

c 角膜には血管が通っており、房水を介さずに栄養分や酸素が供給される。

d 眼球を上下左右斜めの各方向に向けるため、6本の眼筋が眼球側面の強膜につながっている。

	a	b	c	d
1	正	誤	正	誤
2	正	正	誤	正
3	正	誤	正	正
4	誤	正	正	誤
5	誤	正	誤	正

【 問36 】 鼻に関する記述について、誤っているものはどれか。

1 鼻腔上部の粘膜にある特殊な神経細胞（嗅細胞）を、においの元となる物質の分子（におい分子）が刺激すると、その刺激が脳の嗅覚中枢へ伝えられる。

2 鼻腔は、薄い板状の軟骨と骨でできた鼻中隔によって左右に仕切られていて、鼻中隔の前部は、毛細血管が少なく、厚い粘膜で覆われている。

3 鼻の周囲の骨内には、鼻腔に隣接した目と目の間、額部分、頬の下、鼻腔の奥に空洞があり、それらを総称して副鼻腔という。

4 副鼻腔に入った埃等の粒子は、粘液に捉えられて線毛の働きによって鼻腔内へ排出される。

【 問37 】 鼻と耳に関する記述のうち、<u>誤っているもの</u>はどれか。

1　においに対する感覚は非常に鋭敏であるが、順応を起こしやすく、同じにおいを継続して嗅いでいると次第にそのにおいを感じなくなる。

2　副鼻腔に入った埃等の粒子は、粘液に捉えられて線毛の働きによって鼻腔内へ排出されるが、鼻腔と連絡する管は非常に狭いため、鼻腔粘膜が腫れると副鼻腔の開口部がふさがりやすくなり、副鼻腔に炎症を生じることがある。

3　外耳道を伝わってきた音は、鼓膜を振動させ、鼓室の内部では、互いに連結した微細な3つの耳小骨が鼓膜の振動を増幅して、内耳へ伝導する。

4　乗物酔い（動揺病）は、乗り物に乗っているとき反復される加速度刺激や動揺によって、平衡感覚が混乱して生じる身体の変調であり、その平衡感覚は、蝸牛内部のリンパ液の動きにより感知される。

【 問38 】 耳に関する記述の正誤について、正しい組み合わせはどれか。

a　鼓室は、耳管という管で鼻腔や咽頭と通じている。

b　耳介は、軟骨組織が皮膚で覆われたもので、外耳道の軟骨部に連なっている。

c　前庭は、水平・垂直方向の加速度を感知する部分（耳石器官）と、体の回転や傾きを感知する部分（半規管）に分けられる。

d　内耳は、鼓膜、耳小骨、耳管からなる。

	a	b	c	d
1	正	正	正	誤
2	正	誤	誤	正
3	正	正	誤	誤
4	誤	誤	正	正
5	誤	正	正	誤

【 問39 】 耳に関する次の記述について、正しい組合せを下欄から選びなさい。

a　小さな子供では、耳管が細く短くて走行が水平に近いため、鼻腔からウイルスや細菌が侵入し、感染が起こりやすい。

b　外耳は、耳介と外耳道からなり、耳垢腺は外耳道にある。

c　内耳は、聴覚器官である蝸牛と、平衡器官である前庭の2つの部分からなり、このうち内部がリンパ液で満たされているのは蝸牛のみである。

d　乗物酔い（動揺病）は、反復される加速度刺激や動揺によって、平衡感覚が混乱して生じる。

下欄

1（a、b）　　2（a、c）　　3（b、d）　　4（c、d）

【 問40 】 感覚器官に関する記述の正誤について、正しい組合せを一つ選べ。

a　雪眼炎は、紫外線を含む光に長時間曝されることにより、網膜（さら）の上皮が損傷を起こした状態である。

b　眼精疲労は、眼筋の疲労や、毛様体の疲労、涙液の供給不足等により生じ、全身症状を伴わない生理的な目の疲れである。

c　鼻炎は、鼻腔（くう）の粘膜に炎症を起こして腫れた状態であり、鼻汁過多や鼻閉（鼻づまり）などの症状が生じる。

d　乗物酔いは、蝸牛（か）で感知する平衡感覚が混乱して生じる身体の変調である。

	a	b	c	d
1	正	正	誤	正
2	正	正	誤	誤
3	誤	正	正	誤
4	誤	正	誤	正
5	誤	誤	正	誤

3　皮膚、骨・関節、筋肉などの運動器官

【 問41 】　外皮系、骨格系及び筋組織に関する記述のうち、正しいものの組み合わせはどれか。

a　メラニン色素は、真皮の最下層にあるメラニン産生細胞（メラノサイト）で産生され、過剰な産生が起こると、シミやそばかすとして沈着する。

b　体温調節のための発汗は全身の皮膚に生じるが、精神的緊張による発汗は手のひらや足底、脇の下、顔面などの限られた皮膚に生じる。

c　骨組織を構成する有機質は、炭酸カルシウムやリン酸カルシウム等の石灰質からなる。

d　骨格筋は、収縮力が強く、自分の意識どおりに動かすことができる随意筋であるが、疲労しやすく、長時間の動作は難しい。

1（a、b）　　**2**（a、c）　　**3**（b、d）　　**4**（c、d）

【 問42 】　外皮系に関する記述の正誤について、正しい組み合わせはどれか。

a　皮膚は、表皮、真皮、内皮の３層構造からなる。
b　表皮は、最も外側にある角質層と生きた表皮細胞の層に分けられる。
c　真皮には、毛細血管や知覚神経の末端は通っていない。
d　メラニン色素は、表皮の最上層にあるメラニン産生細胞（メラノサイト）で産生され、皮膚を潤いのある柔軟な状態に保つ。

	a	b	c	d
1	正	正	正	誤
2	正	誤	誤	正
3	正	正	誤	誤
4	誤	誤	正	正
5	誤	正	誤	誤

【 問43 】 外皮系に関する次の記述について、（　）の中に入れるべき字句の正しい組合せはどれか。

　表皮の最も外側にある（　a　）は、細胞膜が丈夫な線維性のタンパク質である（　b　）でできた板状の角質細胞と、リン脂質の一種である（　c　）を主成分とする細胞間脂質で構成されており、皮膚のバリア機能を担っている。皮膚に物理的な刺激が繰り返されると（　a　）が肥厚して、たこやうおのめができる。

	a	b	c
1	角質層	ケラチン	セラミド
2	角質層	セラミド	ケラチン
3	皮下脂肪層	ケラチン	セラミド
4	皮下脂肪層	セラミド	ケラチン

【 問44 】 皮膚に関する次の記述の正誤について、正しい組合せを下欄から選びなさい。

a 爪や毛等の角質は、皮膚の一部が変化してできたものである。

b 角質層は、細胞膜が丈夫な線維性のタンパク質（ケラチン）でできた板状の角質細胞と、セラミド（リン脂質の一種）を主成分とする細胞間脂質で構成されている。

c ヒトの皮膚の表面には、常に一定の微生物が付着しており、それら微生物が病原菌の繁殖を促進するため、注意が必要である。

d 汗腺には、腋窩（わきのした）などの毛根部に分布するアポクリン腺（体臭腺）と全身に分布するエクリン腺の二種類がある。

下欄

	a	b	c	d
1	正	誤	誤	誤
2	正	正	誤	誤
3	誤	誤	正	正
4	誤	正	正	誤
5	正	正	誤	正

【 問45 】 皮膚又は皮膚の付属器とその機能の記述について、正しいものの組合せを一つ選べ。

	[器官]	[機 能]
a	角質層	角質細胞と細胞間脂質で構成された表皮の最も外側にある層で、皮膚のバリア機能を担っている。
b	アポクリン腺	全身に分布しており、体温が上がり始めると汗を分泌し、その蒸発時の気化熱を利用して体温を下げる。
c	立毛筋	気温や感情の変化などの刺激により収縮し、毛穴が隆起するいわゆる 「鳥肌」を生じさせる。
d	皮膚の毛細血管	体温が下がり始めると、血管は弛緩し、放熱を抑えることにより体温を一定に保っている。

1（a、b）　　**2**（a、c）　　**3**（b、d）　　**4**（c、d）

【 問46 】 筋組織に関する次の記述の正誤について、正しい組合せを下欄から選びなさい。

a 骨格筋は、自律神経系で支配されるのに対して、平滑筋及び心筋は体性神経系に支配されている。

b 筋組織は、筋細胞と結合組織からできているのに対して、腱は結合組織のみでできているため、伸縮性が高い。

c 骨格筋は、横紋筋とも呼ばれ、自分の意識どおりに動かすことができる随意筋である。

d 骨格筋の疲労は、運動を続けることでグリコーゲンが減少し、酸素や栄養分の供給不足が起こるとともに、グリコーゲンの代謝に伴って生成する乳酸が蓄積して、筋組織の収縮性が低下する現象である。

下欄

	a	b	c	d			a	b	c	d
1	正	誤	誤	誤		4	誤	正	正	誤
2	正	正	誤	誤		5	正	正	誤	正
3	誤	誤	正	正						

【 問47 】 骨格系に関する次の記述の正誤について、正しい組み合わせはどれか。

a 骨の基本構造は、主部となる骨質、骨質表面を覆う骨膜、骨質内部の骨髄、骨の接合部にある骨格筋の四組織からなる。

b すべての骨の骨髄には、赤血球、白血球、血小板を産生して体内に供給する造血機能がある。

c 骨自体は生きた組織ではないが、骨の周囲の細胞の新陳代謝により、破壊（骨吸収）と修復（骨形成）が行われている。

d 骨組織を構成する無機質は骨に硬さを与え、有機質（タンパク質及び多糖体）は骨の強靭さを保つ。

	a	b	c	d
1	正	誤	正	誤
2	誤	誤	正	正
3	誤	誤	誤	正
4	正	正	誤	正
5	正	正	誤	誤

【 問48 】 毛に関する以下の記述について、（　）の中に入れるべき字句の正しい組み合わせはどれか。なお、2箇所の（ a ）、（ b ）及び（ c ）内はそれぞれ同じ字句が入る。

皮膚の付属器として毛がある。毛根の最も深い部分を（ a ）という。（ a ）の下端のへこんでいる部分を（ b ）といい、（ b ）には毛細血管が入り込んで、取り巻く（ c ）細胞に栄養分を運んでいる。（ c ）細胞では細胞分裂が盛んに行われ、次々に分裂してできる新しい細胞が押し上げられ、次第に角化して毛を形成していく。

	a	b	c
1	毛母	毛乳頭	毛球
2	毛球	毛乳頭	毛母
3	毛母	毛球	毛乳頭
4	毛乳頭	毛球	毛母
5	毛球	毛母	毛乳頭

4 脳や神経系の働き

【 問49 】 中枢神経系に関する次の記述のうち、正しいものの組合せはどれか。

a 脊髄には、心拍数を調節する心臓中枢、呼吸を調節する呼吸中枢がある。

b 脳の血管は、末梢に比べて物質の透過に関する選択性が低く、タンパク質などの大分子や小分子でもイオン化した物質は血液中から脳の組織へ移行しやすい。

c 小児では、血液脳関門が未発達であるため、循環血液中に移行した医薬品の成分が脳の組織に達しやすい。

d 脊髄は、脊椎の中にあり、脳と末梢の間で刺激を伝えるほか、末梢からの刺激の一部に対して脳を介さずに刺激を返す場合があり、これを脊髄反射と呼ぶ。

1（a、b）　2（a、c）　3（b、c）　4（b、d）　5（c、d）

【 問50 】 中枢神経系に関する記述の正誤について、正しい組み合わせはどれか。

a タンパク質などの大分子は血液中から脳の組織へ移行しにくいが、イオン化した小分子は血液中から脳の組織へ移行しやすい。

b 脳と脊髄は、延髄（後頭部と頸部の境目あたりに位置する）でつながっている。

c 脊髄は、末梢からの刺激の一部に対して、脳を介して刺激を返す場合があり、これを脊髄反射と呼ぶ。

d 延髄は多くの生体の機能を制御する部位であるが、複雑な機能の場合はさらに上位の脳の働きによって制御されている。

	a	b	c	d
1	正	誤	誤	正
2	誤	正	誤	誤
3	正	誤	正	誤
4	誤	正	誤	正
5	誤	誤	正	誤

【 問51 】 脳や神経系に関する記述の正誤について、正しい組み合わせはどれか。

a 脳における細胞同士の複雑かつ活発な働きのため、脳において、血液の循環量は心拍出量の約15％、酸素の消費量は全身の約20％、ブドウ糖の消費量は全身の約25％と多い。

b 脊髄には、心拍数を調節する心臓中枢、呼吸を調節する呼吸中枢がある。

c 延髄は脊椎の中にあり、脳と末梢の間で刺激を伝えるほか、末梢からの刺激の一部に対して脳を介さずに刺激を返す場合があり、これを末梢反射と呼ぶ。

d 末梢神経系は、随意運動、知覚等を担う自律神経系と、消化管の運動や血液の循環等のように生命や身体機能の維持のため無意識に働いている機能を担う体性神経系に分類される。

	a	b	c	d
1	誤	誤	誤	正
2	誤	誤	正	誤
3	誤	正	誤	誤
4	正	誤	誤	誤
5	誤	誤	誤	誤

【 問52 】 脳や神経系に関する記述について、正しいものの組み合わせはどれか。

a 脳の下部には、自律神経系、ホルモン分泌等の様々な調節機能を担っている部位（視床下部など）がある。

b 脊髄は脊椎の中にあり、脳と末梢の間で刺激を伝えるほか、末梢からの刺激の一部に対して脳を介さずに刺激を返す場合がある。

c 交感神経系は体が食事や休憩等の安息状態となるように働き、副交感神経系は体が恐怖等の緊張状態に対応した態勢をとるように働く。

d 交感神経の節後線維の末端から放出される神経伝達物質はアセチルコリンであり、副交感神経の節後線維の末端から放出される神経伝達物質はノルアドレナリンである。

1（a、b）　　2（a、c）　　3（b、d）　　4（c、d）

【 問53 】
自律神経系に関する次の記述の正誤について、正しい組合せはどれか。

a 通常、交感神経系と副交感神経系は、互いに拮抗して働き、一方が活発になっているときには他方は活動を抑制して、効果を及ぼす各臓器・器官（効果器）を制御している。

b 概ね、交感神経系は体が闘争や恐怖等の緊張状態に対応した態勢をとるように働き、副交感神経系は体が食事や休憩等の安息状態となるように働く。

c エクリン腺を支配する交感神経線維の末端では、例外的にアセチルコリンが神経伝達物質として放出される。

	a	b	c
1	正	正	正
2	誤	誤	正
3	誤	正	誤
4	正	誤	正
5	誤	誤	誤

【 問54 】
末梢神経系に関する記述について、（　　）に入れるべき字句の正しい組合せを下欄から選びなさい。

交感神経の節後線維の末端からは神経伝達物質として（ a ）が、副交感神経の節後線維の末端からは（ b ）が放出される。ただし、汗腺を支配する交感神経線維の末端では、例外的に（ b ）が伝達物質として放出される。

副交感神経が活発になっているときは、瞳孔は（ c ）し、血圧は（ d ）する。

下欄

	a	b	c	d
1	ノルアドレナリン	アセチルコリン	散大	上昇
2	アセチルコリン	ノルアドレナリン	収縮	降下
3	ノルアドレナリン	アセチルコリン	散大	降下
4	アセチルコリン	ノルアドレナリン	収縮	上昇
5	ノルアドレナリン	アセチルコリン	収縮	降下

 解説▶別冊 p.27〜28 ▶▶

【 問55 】 次の１～５で示される反応のうち、副交感神経系が交感神経系よりも活発になっているときの効果器の制御として、正しいものはどれか。

1 瞳孔の散大
2 心拍数の増加
3 気管、気管支の拡張
4 胃液分泌の亢進
5 排尿筋の弛緩

【 問56 】 副交感神経系が活発になっているときの各効果器とその反応の関係について、正しいものの組み合わせはどれか。

効果器　　　　　　反応
a　腸 ──────── 運動亢進
b　唾液腺 ────── 唾液分泌抑制
c　目 ──────── 瞳孔散大
d　末梢血管 ───── 拡張

1（a、b）　　2（a、d）　　3（b、c）　　4（c、d）

【 問57 】 次の生体反応のうち、副交感神経の神経伝達物質である、アセチルコリンの働きを抑える抗コリン作用によって抑制（阻害）されるものを一つ選べ。

1 粘性の高い唾液の分泌
2 立毛筋の収縮
3 気管支の拡張
4 グリコーゲンの分解
5 排尿筋の収縮

Ⅱ　薬が働く仕組み

【　問58　】　薬の体内での働きに関する次の記述について、（　　）の中に入れるべき字句の正しい組合せはどれか。

　循環血液中に移行した有効成分は、血流によって全身の組織・器官へ運ばれて作用するが、多くの場合、標的となる細胞に存在する（　a　）、酵素、（　b　）などの（　c　）と結合し、その機能を変化させることで薬効や（　d　）を現す。

	a	b	c	d
1	受容体	トランスポーター	アミノ酸	相互作用
2	受容体	トランスポーター	タンパク質	副作用
3	受容体	複合体	アミノ酸	相互作用
4	細胞核	複合体	タンパク質	副作用
5	細胞核	トランスポーター	タンパク質	相互作用

【　問59　】　薬の体内での働きに関する記述について、正しいものの組合せを下欄から選びなさい。

a　医薬品の有効成分の代謝・排泄の速度が吸収・分布の速度を上回ると、医薬品の有効成分の血中濃度は上昇する。

b　全身作用を目的とする医薬品の多くは、使用後の一定期間、その有効成分の血中濃度が、最小有効濃度と毒性が現れる濃度域の間の範囲に維持されるよう、使用量及び使用間隔が定められているが、年齢や体格等による個人差は考慮されていない。

c　医薬品の有効成分の血中濃度が、ある最小有効濃度を超えたときに生体の反応として薬効が初めて現れる。

d　一度に大量の医薬品を摂取して血中濃度を高くしても、ある濃度以上になるとより強い薬効は得られなくなる。

下欄
1（a、b）　　2（a、c）　　3（b、d）　　4（c、d）

【 **問60** 】 内服薬の吸収に関する記述の正誤について、正しい組合せを一つ選べ。

a 有効成分は主に小腸で吸収される。

b 有効成分の吸収量や吸収速度は、消化管内容物や、他の医薬品の作用による影響を受ける。

c 全身作用を現すには、一般に注射薬と比べある程度の時間が必要である。

d 消化管では、医薬品濃度の低い方から高い方へ能動的に吸収される。

	a	b	c	d
1	正	誤	正	正
2	正	正	正	誤
3	正	正	誤	誤
4	誤	正	誤	正
5	誤	誤	正	正

【 **問61** 】 粘膜から吸収される医薬品に関する記述のうち、正しいものの組み合わせはどれか。

a 一般用医薬品として使用されている点鼻薬については、全身作用を目的としたものはなく、鼻腔粘膜への局所作用を目的としているため、その成分が循環血液中に入ることはない。

b 坐剤には、肛門から医薬品を挿入することにより、直腸内で溶解させ、薄い直腸内壁の粘膜から有効成分を吸収させることを目的とするものがある。

c 医薬品によっては、適用部位の粘膜に刺激等の局所的な副作用を生じることがある。

d 眼の粘膜に適用する点眼薬は、鼻涙管を通って鼻粘膜から吸収されることはない。

1（a、c）　　**2**（b、c）　　**3**（b、d）　　**4**（a、d）

【 問62 】

薬物の代謝、排泄に関する以下の記述について、（　　）の中に入れるべき字句の正しい組み合わせを下から一つ選びなさい。なお、同じ記号の（　　）内には同じ字句が入ります。

　経口投与後、消化管で吸収され、血液中へ移行した有効成分は、（　ア　）という血管から肝臓に運ばれる。その後、吸収された有効成分は、まず肝臓に存在する酵素の働きにより（　イ　）されることになる。したがって、全身循環に移行する有効成分の量は、消化管で吸収された量よりも少なくなる。循環血液中に移行した有効成分の多くは血液中で（　ウ　）と結合して複合体を形成しており、（　イ　）や分布が制限される。

	ア	イ	ウ
1	門脈	排泄	脂質
2	門脈	代謝	血漿タンパク質
3	門脈	代謝	コレステロール
4	毛細血管	排泄	脂質
5	毛細血管	代謝	血漿タンパク質

【 問63 】

医薬品の代謝及び排泄に関する記述の正誤について、正しい組み合わせはどれか。

a　循環血液中に存在する医薬品の有効成分の多くは、未変化体又は代謝物の形で腎臓から尿中に排泄される。

b　消化管で吸収された医薬品の有効成分は、血液中に移行し全身循環に入る前に、脾臓を通過するため、まず脾臓に存在する酵素の働きにより代謝を受けることになる。

c　医薬品の有効成分の血中濃度は、ある時点でピーク（最高血中濃度）に達し、その後は低下していくが、これは代謝・排泄の速度が吸収・分布の速度を上回るためである。

d　腎機能が低下した人では、正常の人よりも有効成分の尿中への排泄が遅れ、血中濃度が下がりにくく、医薬品の効き目が過剰に現れることがある。

	a	b	c	d			a	b	c	d
1	誤	正	正	誤		4	正	誤	正	誤
2	正	誤	正	正		5	正	正	誤	正
3	誤	正	誤	正						

【 問64 】 日本薬局方における医薬品の剤形とその特徴に関する記述について、正しいものの組み合わせはどれか。

a 経口液剤は、固形製剤よりも有効成分の血中濃度が上昇しやすいため、習慣性や依存性がある成分が配合されているものの場合、本来の目的と異なる不適正な使用がなされることがある。

b 外用液剤は、有効成分を霧状にする等して局所に吹き付ける剤形であり、手指等では塗りにくい部位や、広範囲に適用する場合に適している。

c クリーム剤は、適用部位を水から遮断したい場合に用いることが多い。

d チュアブル錠は、口の中で舐めたり噛み砕いたりして服用する剤形であり、水なしでも服用できる。

1（a、c）　2（a、d）　3（b、c）　4（b、d）

【 問65 】 医薬品の剤形と使用方法に関する以下の記述のうち、誤っているものを一つ選びなさい。

1 カプセルの原材料として広く用いられているゼラチンは、ブタなどのタンパク質を主成分としており、口の中の唾液でカプセル内に充填された散剤などが溶け出ることがないため、水なしで服用してもよい。

2 口腔内崩壊錠は、口の中の唾液で速やかに溶ける工夫がなされているため、固形物を飲み込むことが困難な高齢者や乳幼児、水分摂取が制限されている場合でも、口の中で溶かした後に、唾液と一緒に容易に飲み込むことができる。

3 錠剤は、例外的な場合を除いて、口の中で噛み砕いて服用してはならない。特に腸内での溶解を目的として錠剤表面をコーティングしているものの場合は、厳に慎まなければならない。

4 散剤は、錠剤を飲み込むことが困難な人にとっては錠剤よりも服用しやすいが、口の中に広がって歯の間に挟まったり、苦味や渋味を強く感じたりする場合がある。

Ⅲ　症状からみた主な副作用

1　全身的に現れる副作用

【　問66　】　ショック（アナフィラキシー）に関する記述のうち、**正しいものの組み合わせ**を１つ選びなさい。

a　生体異物に対する遅延型のアレルギー反応の一種である。

b　医薬品が原因物質である場合、以前にその医薬品によって蕁麻疹等のアレルギーを起こしたことがある人では、起きる可能性が低い。

c　一般に、顔や上半身の紅潮・熱感、蕁麻疹、手足のしびれ感、吐きけ、顔面蒼白、冷や汗、胸苦しさなど、複数の症状が現れる。

d　一旦発症すると病態は急速に悪化することが多く、適切な対応が遅れるとチアノーゼや呼吸困難等を生じ、死に至ることがある。

　　1（a、b）　　**2**（a、c）　　**3**（b、d）　　**4**（c、d）

【　問67　】　皮膚粘膜眼症候群（スティーブンス・ジョンソン症候群）及び中毒性表皮壊死融解症（ＴＥＮ）に関する次の記述のうち、正しいものの組合せはどれか。

a　皮膚粘膜眼症候群は、38℃以上の高熱を伴って、発疹・発赤、火傷様の水疱（ほう）等の激しい症状が比較的短時間のうちに全身の皮膚、口、眼等の粘膜に現れる。

b　中毒性表皮壊死融解症は、広範囲の皮膚に発赤が生じ、全身の10％以上に火傷様の水疱（ほう）、皮膚の剥（はく）離、びらん等が認められるが、発熱はない。

c　皮膚粘膜眼症候群及び中毒性表皮壊死融解症はいずれも、発症機序が解明されており、発症を予測することは可能となっている。

d　皮膚粘膜眼症候群及び中毒性表皮壊死融解症のいずれも発生は非常にまれであるとはいえ、一旦発症すると多臓器障害の合併症等により致命的な転帰をたどることがある。

　　1（a、b）　　**2**（a、d）　　**3**（b、c）　　**4**（b、d）　　**5**（c、d）

【 問68 】

医薬品の副作用として現れる肝機能障害に関する次の記述の正誤について、正しい組合せはどれか。

a 医薬品の有効成分又はその代謝物の肝毒性による中毒性のものであり、アレルギー性のものはない。

b 軽度の肝機能障害の場合、自覚症状がなく、健康診断等の血液検査（肝機能検査値の悪化）で初めて判明することが多い。

c 黄疸は、ビリルビン（黄色色素）が血液中へ排出されず、胆汁中に滞留することにより生じる。

	a	b	c
1	誤	正	正
2	誤	誤	正
3	誤	正	誤
4	正	正	誤
5	正	誤	誤

【 問69 】

偽アルドステロン症に関する以下の記述について、（　）の中に入れるべき字句の正しい組合せはどれか。

体内に（ a ）と水が貯留し、体から（ b ）が失われることによって生じる病態である。（ c ）からのアルドステロン分泌が増加していないにもかかわらずこのような状態となることから、偽アルドステロン症と呼ばれている。

主な症状に、手足の脱力、（ d ）、筋肉痛、こむら返り、倦怠感、手足のしびれ、頭痛、むくみ（浮腫）、喉の渇き、吐きけ・嘔吐等があり、病態が進行すると、筋力低下、起立不能、歩行困難、痙攣等を生じる。

	a	b	c	d
1	カリウム	ナトリウム	副腎皮質	血圧上昇
2	ナトリウム	カリウム	副腎皮質	血圧上昇
3	カリウム	ナトリウム	副腎皮質	血圧低下
4	ナトリウム	カリウム	副腎髄質	血圧低下
5	カリウム	ナトリウム	副腎髄質	血圧低下

【 問70 】 医薬品の副作用に関する記述のうち、<u>誤っているもの</u>はどれか。

1 医薬品の使用が原因で、血液中の血小板が減少し、鼻血、歯ぐきからの出血、手足の青あざ（紫斑）等の症状が現れることがある。

2 医薬品の使用が原因で、血液中の白血球（好中球）が減少し、細菌やウイルスの感染に対する抵抗力が弱くなることがある。

3 無菌性髄膜炎の大部分はウイルスが原因と考えられるが、医薬品の副作用によっても生じることがある。

4 高血圧や心臓病等、循環器系疾患の診断を受けている人が、一般用医薬品を使用した際に、動悸（心悸亢進）や一過性の血圧上昇、顔のほてり等の症状が現れた場合、その医薬品を適正に使用しているのであれば、使用を中止する必要はない。

【 問71 】 医薬品の副作用に関する記述のうち、<u>誤っているもの</u>はどれか。

1 外用薬には、感染を起こしている患部には使用を避けることとされているものがあるが、感染の初期段階に気付かずに使用して、みずむし・たむし等の白癬症、にきび、化膿症状、持続的な刺激感等を起こす場合があるので注意が必要である。

2 貼付剤により光線過敏症が現れた場合は、皮膚が太陽光線（紫外線）に曝されることを防ぐため、貼付剤を剥がさないようにする必要がある。

3 医薬品の作用によって腸管運動が麻痺して腸内容物の通過が妨げられると、激しい腹痛やガス排出（おなら）の停止、嘔吐、腹部膨満感を伴う著しい便秘が現れる。

4 散瞳を生じる可能性のある成分が配合された医薬品を使用した後は、乗物や機械類の運転操作を避けなければならない。

解説▶別冊 p.32 ▶▶

2 精神神経系に現れる副作用

【 問72 】 精神神経系に現れる副作用に関する次の記述について、正しいものの組み合わせを下欄から選びなさい。

a 無菌性髄膜炎が発生する原因の大部分は、医薬品の副作用によると考えられている。

b 無菌性髄膜炎の発症は、多くの場合慢性であり、徐々に首筋のつっぱりを伴った頭痛や微熱などの症状が現れる。

c 心臓や血管に作用する医薬品により、浮動感や不安定感等が生じることがあり、その場合は原因と考えられる医薬品の使用を中止し、症状によっては医師の診療を受けるなどの対応が必要である。

d 医薬品の使用によって、中枢神経系が影響を受け、物事に集中できない、不眠、不安、震え、興奮、うつ等の精神神経症状を生じることがある。

下欄

1（a、b）　**2**（a、d）　**3**（b、c）　**4**（c、d）

【 問73 】 医薬品により精神神経系に現れる副作用に関する以下の記述の正誤について、正しい組み合わせを下から一つ選び、その番号を解答欄に記入しなさい。

ア 医薬品を長期連用したり、過量服用することで倦怠感や虚脱感を生じることがある。

イ 血管に作用する医薬品により、頭痛やめまいを生じることがある。

ウ 無菌性髄膜炎は、早期に原因となった医薬品の使用を中止すれば、速やかに回復し、予後は比較的良好であることがほとんどだが、重篤な中枢神経系の後遺症が残った例も報告されている。

エ 無菌性髄膜炎は、医薬品の副作用が原因の場合、全身性エリテマトーデス、混合性結合組織病、関節リウマチの基礎疾患がある人で発症リスクが高い。

	ア	イ	ウ	エ
1	正	正	正	正
2	正	誤	正	正
3	正	誤	誤	誤
4	誤	正	正	誤
5	誤	正	誤	正

3 体の局所に現れる副作用

【 問74 】 以下の消化器系に現れる医薬品の副作用に関する記述について、
（　）の中に入れるべき字句の正しい組み合わせはどれか。

消化性潰瘍になると、胃のもたれ、食欲低下、胸やけ、吐きけ、胃痛、
（ a ）時にみぞおちが痛くなる、消化管出血に伴って糞便が（ b ）なるなど
の症状が現れる。

	a	b
1	空腹	黒く
2	空腹	赤く
3	満腹	赤く
4	満腹	黒く
5	空腹	白く

【 問75 】 消化器系に現れる医薬品の副作用に関する以下の記述について、
（　）の中に入れるべき字句の正しい組み合わせはどれか。
なお、2箇所の（ b ）内はいずれも同じ字句が入る。

（ a ）は、胃や十二指腸の粘膜組織が傷害されて、粘膜組織の一部が粘膜筋
板を超えて欠損する状態であり、医薬品の副作用により生じることも多い。

腸管自体は閉塞していなくても、医薬品の作用によって腸管運動が麻痺して
腸内容物の通過が妨げられると、激しい腹痛やガス排出（おなら）の停止、嘔吐、
腹部膨満感を伴う著しい便秘が現れる。これを（ b ）という。（ b ）は、小
児や高齢者のほか、普段から便秘傾向のある人は、発症リスクが（ c ）。

	a	b	c
1	消化性潰瘍	イレウス様症状	高い
2	イレウス様症状	消化性潰瘍	高い
3	消化性潰瘍	イレウス様症状	低い
4	イレウス様症状	消化性潰瘍	低い

【 問76 】 呼吸器系に現れる副作用に関する以下の記述について、（　　）の中に入れるべき字句の正しい組み合わせはどれか。

間質性肺炎を発症すると、息切れ・息苦しさ等の呼吸困難、（　a　）、発熱等の症状を呈する。一般的に、医薬品の使用開始から（　b　）程度で起きることが多い。症状が一過性に現れ、自然と回復することもあるが、悪化すると（　c　）に移行することがある。

	a	b	c
1	痰のからむ咳	1〜2時間	肺線維症
2	空咳（痰の出ない咳）	1〜2週間	慢性閉塞性肺疾患
3	空咳（痰の出ない咳）	1〜2時間	肺線維症
4	痰のからむ咳	1〜2週間	慢性閉塞性肺疾患
5	空咳（痰の出ない咳）	1〜2週間	肺線維症

【 問77 】 医薬品の副作用として現れる喘息に関する次の記述の正誤について、正しい組合せはどれか。

a 合併症を起こさない限り、原因となった医薬品の有効成分が体内から消失すれば症状は寛解する。

b 内服薬だけでなく、坐薬や外用薬でも誘発されることがある。

c 鼻水、咳及び呼吸困難等の症状を生じるが、顔面の紅潮や目の充血、吐きけ、腹痛、下痢等を伴うことはない。

	a	b	c
1	正	正	正
2	正	正	誤
3	正	誤	誤
4	誤	正	誤
5	誤	誤	正

【 問78 】 循環器系に現れる副作用に関する記述について、（　　）の中に入れるべき字句の正しい組合せを一つ選べ。

（ a ）とは、全身が必要とする量の血液を心臓から送り出すことができなくなり、肺に血液が貯留して、種々の症状を示す疾患である。

（ b ）とは、心筋の自動性や興奮伝導の異常が原因で心臓の拍動リズムが乱れる病態で、めまい、立ちくらみ、全身のだるさ（疲労感）、動悸、息切れ、胸部の不快感、脈の欠落等の症状が現れる。

	a	b
1	狭心症	不整脈
2	心筋梗塞	狭心症
3	うっ血性心不全	不整脈
4	うっ血性心不全	心筋梗塞
5	不整脈	心筋梗塞

【 問79 】 循環器系に現れる医薬品の副作用等に関する記述の正誤について、正しい組み合わせはどれか。

a　うっ血性心不全とは、全身が必要とする量の血液を心臓から送り出すことができなくなり、肺に血液が貯留して、種々の症状を示す疾患である。

b　心不全の既往がある人は、薬剤による心不全を起こしやすい。

c　不整脈とは、心筋の自動性や興奮伝導の異常が原因で心臓の拍動リズムが乱れる病態である。

d　高血圧や心臓病等、循環器系疾患の診断を受けている人は、心臓や血管に悪影響を及ぼす可能性が高い医薬品を使用してはならない。

	a	b	c	d
1	正	誤	正	誤
2	誤	正	誤	正
3	正	誤	誤	誤
4	正	正	正	正
5	誤	正	正	正

【 問80 】 循環器系に現れる副作用に関する記述の正誤について、**正しい組み合わせ**を１つ選びなさい。

a 医薬品の副作用として現れるうっ血性心不全では、全身が必要とする量の血液を心臓から送り出すことができなくなり、肺に血液が貯留して、種々の症状を示す。

b 医薬品を適正に使用した場合、動悸（心悸亢進）や一過性の血圧上昇、顔のほてり等を生じることはない。

c 息切れ、疲れやすい、足のむくみ、急な体重の増加、咳とピンク色の痰などを認めた場合は、うっ血性心不全の可能性を疑い、早期に医師の診療を受ける必要がある。

d 高齢者は、腎機能や肝機能の低下によって、医薬品による不整脈の発症リスクが高まることがあるので配慮が必要である。

	a	b	c	d
1	正	正	正	誤
2	正	正	誤	誤
3	正	誤	正	正
4	誤	正	正	正
5	誤	誤	誤	正

【 問81 】 眼に現れる副作用に関する以下の記述について、正しいものの組み合わせはどれか。

a 眼球内の角膜と水晶体の間を満たしている眼房水が排出されにくくなると、眼圧が低下して視覚障害を生じる。

b 抗コリン作用がある成分が配合された医薬品の使用によって眼圧が上昇し、眼痛や眼の充血に加え、急激な視力の低下を起こすことがある。

c 眼圧の上昇に伴って、頭痛や吐きけ・嘔吐等の症状が現れることもある。

d 縮瞳を生じる可能性がある成分が配合されている医薬品を使用した後は、異常な眩しさや目のかすみ等の副作用が現れることがあるため、乗物や機械類の運転を避けなければならない。

1（a、c） **2**（a、d） **3**（b、c） **4**（b、d）

【 問82 】　泌尿器系に現れる副作用に関する次の記述の正誤について、正しい組み合わせはどれか。

a　腎障害では、むくみ（浮腫）、倦怠感、尿が濁る・赤みを帯びる（血尿）等の症状が現れる。

b　交感神経系の機能を抑制する作用がある成分が配合された医薬品を使用すると、膀胱の排尿筋の収縮が抑制され、尿が出にくい、尿が少ししか出ない等の排尿困難の症状を生じることがある。

c　排尿困難が進行すると、尿意があるのに尿が全く出なくなったり（尿閉）、下腹部が膨満して激しい痛みを感じるようになるが、これらは男性特有の症状である。

d　膀胱炎様症状では、尿の回数増加（頻尿）、排尿時の疼痛、残尿感等の症状が現れる。

	a	b	c	d
1	正	正	正	正
2	正	誤	誤	正
3	誤	正	誤	誤
4	誤	正	正	誤
5	誤	誤	誤	正

【 問83 】　副作用として現れる薬疹に関する記述のうち、**正しいものの組み合わせ**を1つ選びなさい。

a　赤い大小の斑点（紅斑）、小さく盛り上がった湿疹（丘疹）のほか、水疱を生じることもある。

b　医薬品によって引き起こされるアレルギー反応の一種である。

c　一度軽度の薬疹ですんだ人は、再度同種の医薬品を使用しても、副作用を生じることはない。

d　痒みの症状に対しては、重篤な症状への移行を防止するため、一般の生活者が自己判断で別の医薬品を用いて対症療法を行う必要がある。

1（a、b）　　2（a、c）　　3（b、d）　　4（c、d）

【 問84 】 皮膚に現れる医薬品の副作用に関する記述の正誤について、正しい組み合わせはどれか。

a　接触皮膚炎は、いわゆる「肌に合わない」という状態であり、同じ医薬品が触れても発症するか否かはその人の体質によって異なる。

b　接触皮膚炎は、通常は1週間程度で症状は治まるが、再びその医薬品に触れると再発する。

c　薬疹は、医薬品を使用してから1〜2週間までの間に起き、長期間使用してから生じることはない。

d　薬疹は、皮膚以外に眼の充血や口唇・口腔粘膜に異常が見られることがある。

	a	b	c	d
1	誤	誤	正	誤
2	正	正	正	正
3	誤	誤	誤	誤
4	正	正	誤	正
5	正	誤	誤	正

【 問85 】 皮膚に現れる副作用に関する記述の正誤について、正しい組み合わせはどれか。

a　接触皮膚炎は医薬品が触れた皮膚の部分にのみ生じ、正常な皮膚との境界がはっきりしているのが特徴である。

b　光線過敏症の症状は、医薬品が触れた部分だけでなく、全身に広がって重篤化する場合がある。

c　医薬品によって引き起こされるアレルギー反応の一種で、発疹・発赤等の皮膚症状を呈するものを薬疹という。

d　薬疹を経験したことがある人は、再度、同種の医薬品を使用しても、副作用を生じることはない。

	a	b	c	d
1	正	誤	正	正
2	正	正	正	誤
3	正	正	誤	誤
4	誤	正	誤	正
5	誤	誤	正	正

第3章
主な医薬品とその作用

◎実際の試験では、この章からの出題は40問です。

解答用紙は252〜253ページ
解説は別冊36〜73ページ

I 精神神経に作用する薬

1 かぜ薬

【 問1 】 かぜ及びかぜ薬に関する記述のうち、正しいものはどれか。

1 かぜ薬とは、ウイルスの増殖を抑えたり、ウイルスを体内から除去することを目的として使用される医薬品の総称であり、総合感冒薬とも呼ばれる。

2 かぜ薬による重篤な副作用として、まれに、ショック（アナフィラキシー）、皮膚粘膜眼症候群、中毒性表皮壊死融解症、喘息、間質性肺炎が起こることがある。

3 インフルエンザ（流行性感冒）は、かぜと同様、ウイルスの呼吸器感染によるものであり、感染力が弱く、重症化することもない。

4 15歳未満の小児でインフルエンザにかかっているときは、サリチルアミドが配合されたかぜ薬を使用することが適切である。

【 問2 】 次のかぜ薬（総合感冒薬）の配合成分とその分類のうち、正しいものの組合せはどれか。

	配合成分		分類
a	カルビノキサミンマレイン酸塩	———	抗ヒスタミン成分
b	エチルシステイン塩酸塩	———	殺菌成分
c	コデインリン酸塩水和物	———	去痰成分
d	イブプロフェン	———	解熱鎮痛成分

1（a、b） **2**（a、c） **3**（a、d） **4**（b、c） **5**（c、d）

【 問3 】 かぜ薬の配合成分とその目的とする作用との関係について、**正しいものの組み合わせ**を1つ選びなさい。

	配合成分		目的とする作用
a	ブロムヘキシン塩酸塩	———	くしゃみや鼻汁を抑える
b	イソプロピルアンチピリン	———	発熱を鎮め、痛みを和らげる
c	メキタジン	———	中枢神経系に作用し、咳を抑える
d	トラネキサム酸	———	鼻粘膜や喉の炎症による腫れを和らげる

1（a、b） **2**（a、c） **3**（b、d） **4**（c、d）

【問4】 かぜ薬の副作用及び相互作用に関する以下の記述のうち、正しいものの組み合わせを下から一つ選びなさい。

ア かぜ薬の重篤な副作用は、配合されている抗ヒスタミン成分によるものが多い。

イ まれに起きるかぜ薬の重篤な副作用として、ショック（アナフィラキシー）、皮膚粘膜眼症候群、中毒性表皮壊死融解症がある。

ウ かぜ薬には、通常、複数の有効成分が配合されているため、他のかぜ薬や解熱鎮痛薬、鎮咳去痰薬、鼻炎用薬、アレルギー用薬、鎮静薬、睡眠改善薬などが併用されると、同じ成分又は同種の作用を持つ成分が重複して、効き目が強くなりすぎたり、副作用が起こりやすくなるおそれがある。

エ かぜ薬の副作用として、下痢が現れることがある主な成分には、コデインリン酸塩水和物、ジヒドロコデインリン酸塩がある。

1（ア、イ）　　**2**（ア、エ）　　**3**（イ、ウ）　　**4**（ウ、エ）

【問5】 かぜ薬に含まれている成分に関する次の記述の正誤について、正しい組合せはどれか。

a デキストロメトルファン臭化水素酸塩水和物は、延髄の咳嗽中枢に作用して咳を抑える。

b アスピリンは、血液を凝固しにくくさせる作用がある。

c メキタジンは、肥満細胞から遊離したヒスタミンが受容体と反応するのを妨げることにより、ヒスタミンの働きを抑える作用を示す。

d チペピジンヒベンズ酸塩は、タンパク質分解酵素で、体内で産生される炎症物質（起炎性ポリペプチド）を分解する作用がある。

	a	b	c	d
1	誤	誤	正	誤
2	正	正	正	誤
3	正	誤	誤	正
4	正	正	正	正
5	誤	正	誤	正

【 問6 】

以下の解熱鎮痛薬に関する記述について、（　　）の中に入れるべき字句の正しい組み合わせはどれか。

解熱鎮痛成分により末梢におけるプロスタグランジンの産生が（ a ）されると、腎血流量が（ b ）するため、腎機能に障害があると、その症状を悪化させる可能性がある。

また、胃酸分泌が（ c ）するとともに胃壁の血流量が低下して、胃粘膜障害を起こしやすくなる。そうした胃への悪影響を軽減するため、なるべく（ d ）を避けて服用することとなっている場合が多い。

	a	b	c	d
1	促進	増加	減少	食後
2	促進	増加	増加	空腹時
3	促進	減少	増加	食後
4	抑制	減少	増加	空腹時
5	抑制	減少	減少	空腹時

【 問7 】

次のかぜ薬に配合される成分のうち、依存性がある成分として正しいものの組み合わせはどれか。

a　アセトアミノフェン
b　アリルイソプロピルアセチル尿素
c　コデインリン酸塩水和物
d　エチルシステイン塩酸塩

　1（a、b）　　2（a、d）　　3（b、c）　　4（c、d）

【 問8 】

次のa～dの漢方処方製剤のうち、かぜの症状の緩和に用いられ、構成生薬としてカンゾウ及びマオウを含む製剤の正しい組み合わせを下の1～5から一つ選び、その番号を解答用紙に記入しなさい。

a　葛根湯（かっこんとう）　　　c　小柴胡湯（しょうさいことう）
b　小青竜湯（しょうせいりゅうとう）　　d　柴胡桂枝湯（さいこけいしとう）

　1（a、b）　　2（a、d）　　3（b、c）　　4（b、d）　　5（c、d）

【 問9 】 漢方処方製剤に関する記述の正誤について、**正しい組み合わせ**を1つ選びなさい。

a 桂枝湯は、体力虚弱で、汗が出るもののかぜの初期に適すとされる。

b 小青竜湯は、体力中等度又はやや虚弱で、うすい水様の痰を伴う咳や鼻水が出るものの気管支炎、気管支喘息、鼻炎、アレルギー性鼻炎、むくみ、感冒、花粉症に適すとされるが、体の虚弱な人（体力の衰えている人、体の弱い人）、胃腸の弱い人、発汗傾向の著しい人では、悪心、胃部不快感等の副作用が現れやすい等、不向きとされる。

c 小柴胡湯は、インターフェロン製剤で治療を受けている人では、間質性肺炎の副作用が現れるおそれが高まる。

d 葛根湯は、体力中等度以上のものの感冒の初期（汗をかいていないもの）、鼻かぜ、鼻炎、頭痛、肩こり、筋肉痛、手や肩の痛みに適すとされるが、体の虚弱な人（体力の衰えている人、体の弱い人）、胃腸の弱い人、発汗傾向の著しい人では、悪心、胃部不快感等の副作用が現れやすい等、不向きとされる。

	a	b	c	d			a	b	c	d
1	正	誤	正	正		4	誤	誤	正	誤
2	正	正	誤	誤		5	誤	正	誤	正
3	正	正	正	正						

【 問10 】 グリチルリチン酸に関する次の記述の正誤について、正しい組合せはどれか。

a グリチルリチン酸二カリウムの作用本体であるグリチルリチン酸を含む生薬には、カンゾウがある。

b かぜ薬には解熱作用を目的として配合されている。

c 大量に摂取すると偽アルドステロン症を生じるおそれがあり、むくみ、心臓病、腎臓病又は高血圧のある人や高齢者ではそのリスクが高い。

	a	b	c			a	b	c
1	誤	正	正		4	誤	誤	正
2	正	誤	正		5	正	誤	誤
3	正	正	誤					

【 **問11** 】 次の表は、あるかぜ薬に含まれている成分の一覧である。

> 9錠中
> クレマスチンフマル酸塩　　　　　　　　　1.34 mg
> ベラドンナ総アルカロイド　　　　　　　　0.3 mg
> ブロムヘキシン塩酸塩　　　　　　　　　　12 mg
> トラネキサム酸　　　　　　　　　　　　　420 mg
> アセトアミノフェン　　　　　　　　　　　900 mg
> ｄｌ－メチルエフェドリン塩酸塩　　　　　60 mg
> ジヒドロコデインリン酸塩　　　　　　　　24 mg
> 無水カフェイン　　　　　　　　　　　　　60 mg
> ベンフォチアミン（ビタミンB₁誘導体）　24 mg

このかぜ薬に関する次の記述のうち、正しいものの組み合わせはどれか。

a クレマスチンフマル酸塩は、発熱を鎮め、痛みを和らげる目的で配合されている。

b ベラドンナ総アルカロイドは、抗コリン作用によって鼻汁分泌を抑えることを目的として配合されている。

c ブロムヘキシン塩酸塩は、鼻粘膜や喉の炎症による腫れを和らげることを目的として配合されている。

d トラネキサム酸は、炎症の発生を抑え、腫れを和らげることを目的として配合されているが、凝固した血液を溶解されにくくする働きもある。

　1（a、b）　**2**（a、c）　**3**（a、d）　**4**（b、d）　**5**（c、d）

【 問12 】 グリチルリチン酸に関する次の記述の正誤について、正しい組合せを下欄から選びなさい。

a　グリチルリチン酸は、モルヒネと同じ基本構造を持つことから、鎮痛作用を示すと考えられている。

b　医薬品では1日の摂取量が、グリチルリチン酸として、200mgを超えないよう用量が定められている。

c　グリチルリチン酸を大量に摂取すると、偽アルドステロン症を生じるおそれがある。

d　グリチルリチン酸二カリウムは、甘味料として一般食品や医薬部外品などにも広く用いられている。

下欄

	a	b	c	d
1	正	誤	正	正
2	正	正	誤	誤
3	誤	誤	誤	正
4	誤	正	正	誤
5	誤	正	正	正

2　解熱鎮痛薬

【 問13 】 解熱鎮痛成分に関する記述のうち、正しいものの組み合わせはどれか。

a　アスピリンは、ピリン系の解熱鎮痛成分で、ライ症候群の発生が示唆されており、15歳未満の小児に対しては一般用医薬品として使用してはならない。

b　アセトアミノフェンは、中枢作用によって解熱・鎮痛をもたらすほか、末梢における抗炎症作用が期待でき、内服薬のほか、専ら小児の解熱に用いる坐薬もある。

c　イブプロフェンは、胃・十二指腸潰瘍、潰瘍性大腸炎又はクローン病の既往歴がある人では、それら疾患の再発を招くおそれがある。

d　「アスピリン喘息」は、アスピリン特有の副作用ではなく、他の解熱鎮痛成分でも生じる可能性がある。

1（a、b）　2（a、c）　3（b、c）　4（b、d）　5（c、d）

【 問14 】 一般用医薬品の解熱鎮痛薬に関する記述のうち、正しいものの組み合わせはどれか。

a アセトアミノフェンは、主として中枢作用によって解熱・鎮痛をもたらすため、胃腸障害を生じやすく、空腹時に服用できる製品はない。

b 解熱鎮痛薬は、発熱や痛みの原因となっている病気や外傷を根本的に治すことができる。

c 月経そのものが起こる過程にプロスタグランジンが関わっていることから、月経痛（生理痛）には、解熱鎮痛薬の効果が期待できる。

d 一般用医薬品の解熱鎮痛薬は、複数の有効成分が配合されている製品が多く、他のかぜ薬や鎮静薬等が併用されると、同じ成分又は同種の作用を持つ成分が重複して、効き目が強く現れすぎたり、副作用が起こりやすくなったりするおそれがある。

1（a、b）　　**2**（b、c）　　**3**（c、d）　　**4**（a、d）

【 問15 】 解熱鎮痛薬と頭痛に関する記述の正誤について、正しい組み合わせはどれか。

a 頭痛が頻繁に出現して 24 時間以上続く場合は、自己治療で対処できる範囲を超えていると判断される。

b 解熱鎮痛薬は、頭痛の症状が現れないうちから予防的に服用することが適切である。

c 解熱鎮痛薬の連用により頭痛が常態化することがあるので注意を要する。

d 解熱鎮痛薬を使用したときは症状が治まるものの、しばらくすると頭痛が再発し、解熱鎮痛薬が常時手放せないような場合には、薬物依存が形成されている可能性も考えられる。

	a	b	c	d
1	正	正	正	誤
2	正	正	誤	正
3	正	誤	正	正
4	誤	正	正	正
5	正	正	正	正

【 問16 】 解熱鎮痛薬に含まれる成分に関する以下の記述のうち、誤っているものを一つ選びなさい。

1 アセトアミノフェンは、主として中枢作用によって解熱・鎮痛をもたらすため、末梢における抗炎症作用は期待できない。

2 イブプロフェンは、アスピリンに比べて胃腸への悪影響が少なく、抗炎症作用も示す。

3 イソプロピルアンチピリンは、解熱・鎮痛作用は比較的強いが、抗炎症作用は弱い。

4 エテンザミドは、痛みが神経を伝わっていくのを抑える働きが作用の中心となっている他の解熱鎮痛成分に比べ、痛みの発生を抑える働きが強いため、作用の仕組みの違いによる相乗効果を期待して、他の解熱鎮痛成分と組み合わせて配合されることが多い。

【 問17 】 解熱鎮痛成分に関する記述の正誤について、正しい組み合わせはどれか。

a イブプロフェンは、局所のプロスタグランジンの産生を抑制する作用により、体の各部（末梢）での痛みを鎮める。

b アスピリンには血液を凝固しにくくさせる作用があるため、胎児や出産時の母体への影響を考慮して、出産予定日 12 週間以内の使用を避ける。

c サザピリンは、ライ症候群の発生が示唆されており、15 歳未満の小児に対しては、いかなる場合も一般用医薬品として使用してはならない。

d アセトアミノフェン、コデイン、エテンザミドの組み合わせは、それぞれの頭文字から「ACE 処方」と呼ばれる。

	a	b	c	d
1	誤	誤	正	正
2	正	誤	誤	正
3	正	正	誤	誤
4	正	正	正	誤
5	誤	正	正	正

【 問18 】 次の表は、ある解熱鎮痛薬に含まれている成分の一覧である。

> 1 錠中
> エテンザミド　　　　　　　　　　　　200 mg
> アセトアミノフェン　　　　　　　　　　80 mg
> アリルイソプロピルアセチル尿素　　　　30 mg
> 無水カフェイン　　　　　　　　　　　　40 mg

この解熱鎮痛薬に関する次の記述の正誤について、正しい組み合わせはどれか。

a　エテンザミドは、痛みの発生を抑える働きが作用の中心となっている他の解熱鎮痛成分に比べ、痛みが神経を伝わっていくのを抑える働きが強い。

b　アセトアミノフェンが配合された坐薬と内服薬とは影響し合わないので、アセトアミノフェンが配合された坐薬を併用してもよい。

c　アリルイソプロピルアセチル尿素は、反復して摂取すると依存を生じることが知られており、本来の目的から逸脱した使用（乱用）がなされることがある。

	a	b	c		a	b	c
1	誤	正	正	3	正	正	正
2	正	誤	正	4	正	正	誤

【 問19 】 第1欄の記述は、鎮痛の目的で用いられる漢方処方製剤に関するものである。第1欄の記述に該当する漢方処方製剤として正しいものは第2欄のどれか。

第1欄

体力中等度以下で手足が冷えて肩がこり、ときにみぞおちが膨満するものの頭痛、頭痛に伴う吐き気・嘔吐、しゃっくりに適すとされる。

第2欄

1　芍薬甘草湯　　　　4　疎経活血湯
2　釣藤散　　　　　　5　桂枝加朮附湯
3　呉茱萸湯

【 問20 】 痛みや発熱が起こる仕組み及び解熱鎮痛薬の働きに関する記述の正誤について、正しい組み合わせはどれか。

a プロスタグランジンは、病気や外傷があるときに活発に産生されるようになり、体の各部位で発生した痛みが脳へ伝わる際に、そのシグナルを増幅することで痛みの感覚を強めている。

b プロスタグランジンは、脳の下部にある体温を調節する部位（温熱中枢）に作用して、体温を通常より低く維持するように調節する。

c 解熱鎮痛成分によりプロスタグランジンの産生が抑制されると、腎血流量が減少するため、腎機能に障害がある場合、その症状を悪化させる可能性がある。

d プロスタグランジンの作用が解熱鎮痛成分によって妨げられると、胃酸分泌が低下するとともに胃壁の血流量が増加して、胃粘膜障害を起こしやすくなる。

	a	b	c	d
1	正	正	誤	正
2	正	誤	正	正
3	正	誤	正	誤
4	誤	正	正	誤
5	誤	誤	誤	誤

【 問21 】 解熱鎮痛薬に用いられる生薬成分に関する記述の正誤について、**正しい組み合わせ**を1つ選びなさい。

a ジリュウのエキスを製剤化した製品は、「感冒時の解熱」が効能・効果となっている。

b シャクヤクは、発汗を促して解熱を助ける作用を期待して用いられる。

c ショウキョウは、鎮痛鎮痙作用を示し、内臓の痛みにも用いられる。

d ボウイは、鎮痛、尿量増加（利尿）等の作用を期待して用いられる。

	a	b	c	d			a	b	c	d
1	誤	正	正	誤		4	誤	正	正	正
2	正	正	誤	誤		5	正	誤	誤	正
3	正	誤	正	誤						

3　眠気を促す薬

【 問22 】　眠気を促す薬に関する次の記述のうち、正しいものの組み合わせはどれか。

a　一般用医薬品の酸棗仁湯（さんそうにんとう）は、症状の原因となる体質の改善を主眼としているため、症状の改善がみられなくても1ヶ月継続して服用する必要がある。

b　妊娠中にしばしば生じる睡眠障害は、抗ヒスタミン成分を主薬とする睡眠改善薬の適用対象である。

c　抗ヒスタミン成分を主薬とする催眠鎮静薬は、慢性的に不眠症状がある人や、医療機関において不眠症の診断を受けている人を対象とするものではない。

d　加味帰脾湯（かみきひとう）は、体力中等度以下で、心身が疲れ、血色が悪く、ときに熱感を伴うものの貧血、不眠症、精神不安、神経症に適すとされる。

1（a、b）　　**2**（a、c）　　**3**（a、d）　　**4**（b、d）　　**5**（c、d）

【 問23 】　眠気を促す薬及びその配合成分に関する記述の正誤について、正しい組合せを一つ選べ。

a　小児や若年者では、抗ヒスタミン成分により眠気とは反対の神経過敏や中枢興奮などが現れることがある。

b　ジフェンヒドラミン塩酸塩は、抗ヒスタミン成分の中でも特に中枢作用が弱い。

c　ブロモバレリル尿素は、脳内におけるヒスタミン刺激を低下させることにより眠気を促す。

d　ブロモバレリル尿素は、反復摂取により依存が生じることが知られているため、乱用に注意が必要である。

	a	b	c	d
1	正	誤	正	誤
2	正	誤	誤	正
3	誤	誤	正	誤
4	正	正	誤	誤
5	誤	誤	誤	正

【 問24 】 次の記述は、神経質・精神不安・不眠等の症状の改善を目的とした漢方処方製剤に関するものである。正しいものの組み合わせはどれか。

a 酸棗仁湯は、比較的短期間服用されることが多い。

b 抑肝散は、心不全を引き起こす可能性がある。

c 加味帰脾湯は、体力中等度以上の人に適すとされる。

d 柴胡加竜骨牡蛎湯は、胃腸が弱く下痢しやすい人では不向きとされている。

　　1（a、b）　　2（a、c）　　3（b、d）　　4（c、d）

【 問25 】 精神不安、不眠等の精神神経症状の改善を期待して用いられる生薬及び漢方処方製剤に関する記述の正誤について、正しい組合せを一つ選べ。

a チャボトケイソウ、ホップ、チョウトウコウ、カノコソウの生薬成分は、神経の興奮・緊張緩和を目的として製品に複数配合されることがある。

b 神経症、不眠症に用いられる抑肝散加陳皮半夏は、やや消化器が弱い人には不向きである。

c 酸棗仁湯は体力中等度以上で、心身が疲れ、精神不安、不眠などがあるものの不眠症に適すとされる。

d 桂枝加竜骨牡蛎湯は体力中等度以上で、精神不安があるものの神経症や不眠症に適すとされる。

	a	b	c	d
1	誤	正	正	誤
2	正	誤	正	誤
3	正	正	誤	正
4	正	誤	誤	誤
5	誤	誤	誤	誤

【 問26 】 眠気を促す薬及びその配合成分に関する記述の正誤について、正しい組み合わせはどれか。

a 抗ヒスタミン成分を主薬とする催眠鎮静薬は、慢性的に続く睡眠障害の緩和を目的とした使用に適している。

b 抑肝散加陳皮半夏は体力中等度をめやすとして、やや消化器が弱く、神経がたかぶり、怒りやすい、イライラなどがあるものの神経症、不眠症、小児夜なき、小児疳症、更年期障害、血の道症、歯ぎしりに適すとされる。

c アリルイソプロピルアセチル尿素は、脳の興奮を抑え、痛覚を鈍くする作用がある。少量でも眠気を催しやすいため、アリルイソプロピルアセチル尿素が配合された医薬品を使用した後は、乗物や危険を伴う機械類の運転操作は避ける必要がある。

d ジフェンヒドラミン塩酸塩を含有する睡眠改善薬は、15 歳未満の小児に対して安心して使用できる。

	a	b	c	d		a	b	c	d
1	誤	正	正	誤	**4**	誤	正	誤	正
2	正	正	誤	正	**5**	正	誤	正	正
3	正	誤	正	誤					

【 問27 】 眠気を促す薬の配合成分に関する記述の正誤について、正しい組み合わせはどれか。

a ブロモバレリル尿素は、脳の興奮を抑え、痛覚を鈍くする作用がある。

b ブロモバレリル尿素を含有する催眠鎮静薬は、胎児に障害を引き起こす可能性がないため、妊婦の睡眠障害の緩和に適している。

c 抗ヒスタミン成分を含有する睡眠改善薬の場合、目が覚めたあとも、注意力の低下や判断力の低下等の一時的な意識障害、めまい、倦怠感を起こすことがある。

	a	b	c		a	b	c
1	正	正	正	**4**	誤	誤	正
2	正	正	誤	**5**	誤	正	誤
3	正	誤	正				

4　眠気を防ぐ薬

【 **問28** 】　カフェインに関する次の記述のうち、正しいものの組合せはどれか。

a　反復摂取により依存を形成するという性質がある。

b　胃液分泌抑制作用があり、その結果、副作用として胃腸障害が現れることがある。

c　カフェインの血中濃度が最高血中濃度の半分に低減するのに要する時間は、通常の成人と比べ、乳児では非常に長い。

d　妊娠期間中にカフェインを摂取しても、吸収されたカフェインは胎児に到達せず、また、授乳期間中にカフェインを摂取しても、吸収されたカフェインは乳汁中に移行しない。

1（a、b）　**2**（a、c）　**3**（a、d）　**4**（b、c）　**5**（b、d）

【 **問29** 】　カフェインに関する記述のうち、**正しいものの組み合わせ**を1つ選びなさい。

a　眠気防止薬におけるカフェインの1回摂取量は、カフェインとして200mg、1日摂取量はカフェインとして500mgが上限とされている。

b　カフェインは、反復摂取により、依存を形成するという性質がある。

c　カフェインは、腎臓におけるナトリウムイオン（同時に水分）の再吸収を促進する。

d　カフェインは、胃液分泌抑制作用があり、その結果、副作用として胃腸障害（食欲不振、悪心・嘔吐）が現れることがある。

1（a、b）　**2**（a、c）　**3**（b、d）　**4**（c、d）

【 問30 】　カフェインに関する次のa～cの（　　）に入る字句の正しい組み合わせを下表から一つ選び、その番号を解答用紙に記入しなさい。

　カフェインは、脳に（ a ）興奮状態を引き起こす作用を示し、一時的に眠気や倦怠感を（ b ）効果がある。

　また、安全使用の観点から留意すべき作用として、胃液の分泌を（ c ）させる作用や、心筋を興奮させる作用などがある。

	a	b	c
1	軽い	促す	亢進
2	軽い	抑える	亢進
3	軽い	抑える	抑制
4	強い	促す	亢進
5	強い	抑える	抑制

5　鎮暈薬（乗物酔い防止薬）

【 問31 】　めまい及び乗物酔い防止薬に関する以下の記述の正誤について、正しい組み合わせを下から一つ選びなさい。

ア　めまいは、体の平衡を感知して、保持する機能（平衡機能）に異常が生じて起こる症状であり、中枢神経系の障害など様々な要因により引き起こされる。

イ　スコポラミン臭化水素酸塩水和物は、抗コリン作用を有し、中枢に作用して自律神経系の混乱を軽減させるとともに、末梢では消化管の緊張を低下させる作用を示す。

ウ　乗物酔いの発現には不安や緊張などの心理的な要因による影響も大きく、それらを和らげることを目的として、ブロモバレリル尿素のような鎮静成分が配合されている場合がある。

エ　メクリジン塩酸塩は、他の抗ヒスタミン成分と比べて作用が現れるのが早く、持続時間が短い。

	ア	イ	ウ	エ		ア	イ	ウ	エ
1	正	正	正	正	4	誤	正	誤	正
2	正	正	正	誤	5	誤	誤	正	誤
3	正	誤	誤	誤					

【 問32 】
鎮暈薬（乗物酔い防止薬）に配合される成分及びその作用に関する以下の関係の正誤について、正しい組み合わせを下から一つ選びなさい。

	成分		作用
ア	ジフェニドール塩酸塩	———————	抗めまい作用
イ	スコポラミン臭化水素酸塩水和物	——	抗ヒスタミン作用
ウ	アミノ安息香酸エチル	———————	抗コリン作用
エ	ジメンヒドリナート	———————	中枢神経系を興奮させる作用

	ア	イ	ウ	エ
1	正	正	正	誤
2	正	正	誤	正
3	正	誤	誤	誤
4	誤	正	正	誤
5	誤	誤	正	正

【 問33 】
鎮暈薬（乗物酔い防止薬）とその成分に関する次の記述の正誤について、正しい組合せはどれか。

a 副作用が強く現れるおそれがあるので、かぜ薬やアレルギー用薬（鼻炎用内服薬を含む。）等との併用は避ける必要がある。

b 乗物酔い防止薬に6歳未満の小児向けの製品はない。

c 乳幼児が乗物で移動中に機嫌が悪くなるような場合には、気圧変化による耳の痛みなどの要因を考慮するべきであり、乗物酔い防止薬を安易に使用することのないよう注意する必要がある。

d アミノ安息香酸エチルは、乗物酔い防止に古くから用いられている抗コリン成分である。

	a	b	c	d
1	正	正	誤	誤
2	正	誤	正	誤
3	正	誤	誤	正
4	誤	正	誤	正
5	誤	誤	正	正

解説▶別冊 p.41 〜 42 ▶▶

【 問34 】 鎮暈薬に関する記述の正誤について、正しい組み合わせはどれか。

a ジフェニドール塩酸塩は、内耳にある前庭と脳を結ぶ神経の調節作用のほか、内耳への血流を改善する作用を示す。

b スコポラミン臭化水素酸塩水和物は、他の抗コリン成分と比べて脳内に移行しにくいとされている。

c 胃粘膜への麻酔作用によって嘔吐刺激を和らげ、乗物酔いに伴う吐きけを抑えることを目的として、アリルイソプロピルアセチル尿素のような局所麻酔成分が配合されている場合がある。

d 3歳未満では、乗物酔いが起こることはほとんどないとされており、3歳未満を対象とした乗物酔い防止薬はない。

	a	b	c	d			a	b	c	d
1	正	誤	誤	正		4	誤	正	正	正
2	正	正	誤	誤		5	正	誤	正	誤
3	誤	誤	誤	正						

【 問35 】 ヒスタミン及び抗ヒスタミン成分に関する次の記述の正誤について、正しい組み合わせはどれか。

a 生体内情報伝達物質であるヒスタミンは、脳の下部にある睡眠・覚醒に関与する部位で神経細胞の刺激を介して、覚醒の維持や調節を行う働きを担っている。

b 小児及び若年者では、抗ヒスタミン成分により眠気とは反対の神経過敏や中枢興奮などが現れることがある。

c 抗ヒスタミン成分を主薬とする一般用医薬品の催眠鎮静薬は、睡眠改善薬として慢性的に不眠症状がある人を対象としており、一時的な睡眠障害（寝つきが悪い、眠りが浅い）の緩和には用いられない。

	a	b	c
1	誤	正	誤
2	誤	正	正
3	正	正	誤
4	誤	誤	正
5	正	正	正

6 小児の疳を適応症とする生薬製剤・漢方処方製剤（小児鎮静薬）

【 問36 】 次の表は、ある小児鎮静薬に含まれている成分の一覧である。

60粒中	
ジャコウ	1.0mg
ゴオウ	9.0mg
レイヨウカク	30.0mg
ギュウタン	12.0mg
ニンジン	110.0mg
オウレン	60.0mg
カンゾウ	60.0mg
チョウジ	9.0mg

この小児鎮静薬に関する次の記述の正誤について、正しい組合せはどれか。

a　ゴオウは、緊張や興奮を鎮め、また、血液の循環を促す作用等を期待して用いられる。

b　レイヨウカクは、メギ科のイカリソウ等の地上部を基原とする生薬で、緊張や興奮を鎮める作用等を期待して用いられる。

c　カンゾウは、他の医薬品等から摂取されるグリチルリチン酸も含め、その総量が継続的に多くならないように、購入者に注意を促すべきである。

	a	b	c
1	誤	正	正
2	正	正	誤
3	正	誤	正
4	誤	誤	正

解説 ▶ 別冊 p.42 ▶▶

【 問37 】 小児の疳及び小児の疳を適応症とする生薬製剤・漢方処方製剤（小児鎮静薬）に関する次の記述の正誤について、正しい組合せはどれか。

a 小児鎮静薬は、鎮静作用のほか、血液の循環を促す作用があるとされる生薬成分を中心に配合されている。

b 身体的な問題がなく生じる夜泣き、ひきつけ、疳の虫等の症状が、成長に伴って自然に改善することはまれである。

c 小児鎮静薬は、症状の原因となる体質の改善を主眼としているものが多く、比較的長期間（1ヶ月位）継続して服用されることがある。

d 漢方処方製剤のうち、用法用量において適用年齢の下限が設けられていないものは、生後1ヶ月から使用できる。

	a	b	c	d		a	b	c	d
1	正	正	正	正	4	正	誤	誤	誤
2	誤	誤	正	正	5	誤	正	誤	誤
3	正	誤	正	誤					

【 問38 】 小児の疳を適応症とする生薬製剤・漢方処方製剤（小児鎮静薬）に関する記述の正誤について、**正しい組み合わせ**を1つ選びなさい。

a 漢方処方製剤は、用法用量において適用年齢の下限が設けられていない場合にあっても、生後3ヶ月未満の乳児には使用しないこととなっている。

b 小建中湯は、体力虚弱で疲労しやすく腹痛があり、血色がすぐれず、ときに動悸、手足のほてり、冷え、ねあせ、鼻血、頻尿及び多尿などを伴うものの小児虚弱体質、疲労倦怠、慢性胃腸炎、腹痛、神経質、小児夜尿症、夜なきに適すとされる。

c ジャコウは、緊張や興奮を鎮め、また、血液の循環を促す作用等を期待して用いられる。

d カンゾウについては、小児の疳を適応症とする生薬製剤では主として健胃作用を期待して用いられている。

	a	b	c	d		a	b	c	d
1	正	正	正	誤	4	誤	正	正	正
2	正	正	誤	正	5	正	正	正	正
3	正	誤	正	正					

Ⅱ　呼吸器官に作用する薬
1　咳止め・痰を出しやすくする薬（鎮咳去痰薬）

【　問39　】　鎮咳去痰薬の配合成分に関する記述のうち、**正しいものの組み合わせ**を1つ選びなさい。

a　メチルエフェドリン塩酸塩は、交感神経系を刺激して気管支を拡張させる作用を示し、呼吸を楽にして咳や喘息の症状を鎮める。

b　ジメモルファンリン酸塩は、粘液成分の含量比を調整し痰の切れを良くする。

c　メトキシフェナミン塩酸塩は、心臓病、高血圧、糖尿病又は甲状腺機能亢進症の診断を受けた人では、症状を悪化させるおそれがある。

d　ジヒドロコデインリン酸塩は、胃腸の運動を亢進させる作用を示し、副作用として下痢が現れることがある。

　　1（a、b）　　**2**（a、c）　　**3**（b、d）　　**4**（c、d）

【　問40　】　鎮咳去痰薬の配合成分に関する記述のうち、正しいものの組み合わせはどれか。

a　クレゾールスルホン酸カリウムは、口腔内及び咽頭部において局所的に殺菌消毒することを目的として用いられる。

b　メトキシフェナミン塩酸塩は、交感神経系を刺激して気管支を拡張させ、咳や喘息の症状を鎮めることを目的として用いられる。

c　チペピジンヒベンズ酸塩は、気管支の平滑筋に直接作用して弛緩させ、気管支を拡張させることにより、咳や喘息の症状を鎮めることを目的として用いられる。

d　エチルシステイン塩酸塩は、痰の中の粘性タンパク質を溶解・低分子化して粘性を減少させることにより、痰の切れを良くすることを目的として用いられる。

　　1（a、c）　　**2**（a、d）　　**3**（b、c）　　**4**（b、d）

第3章

主な医薬品とその作用

【 問41 】 鎮咳去痰薬の配合成分に関する次の記述の正誤について、正しい組合せはどれか。

a トリメトキノール塩酸塩水和物は、交感神経系を刺激して気管支を拡張させる作用を示し、呼吸を楽にして咳や喘息の症状を鎮めることを目的として用いられる。

b ジメモルファンリン酸塩は、延髄の咳嗽中枢に作用して咳を抑えることを目的として用いられる。

c クレゾールスルホン酸カリウムは、口腔咽喉薬の効果を兼ねたトローチ剤やドロップ剤において、殺菌消毒成分として配合されている。

	a	b	c
1	正	正	正
2	誤	正	正
3	誤	誤	正
4	正	誤	誤
5	正	正	誤

【 問42 】 咳や痰が生じる仕組み及び鎮咳去痰薬に関する次の記述の正誤について、正しい組み合わせはどれか。

a 咳は、気管や気管支に何らかの異変が起こったときに、その刺激が中枢神経系に伝わり、脊髄にある呼吸中枢の働きによって引き起こされる反応である。

b 気道粘膜に炎症を生じたときには咳が誘発され、また、炎症に伴って喘息を生じることもある。

c 鎮咳去痰薬は、咳を鎮める、痰の切れを良くすることを目的とするが、喘息症状を和らげる効果をもつものはない。

	a	b	c
1	誤	正	正
2	正	誤	誤
3	正	誤	正
4	正	正	誤
5	誤	正	誤

【 問43 】 咳止めや痰を出しやすくする目的で用いられる漢方処方製剤に関する次の記述について、正しいものの組み合わせを下欄から選びなさい。

a 半夏厚朴湯は、気分がふさいで、咽喉・食道部に異物感があり、ときに動悸、めまい、嘔気などを伴う不安神経症、神経性胃炎、つわり、咳、しわがれ声、のどのつかえ感に適している。

b 柴朴湯は、副作用として、頻尿、排尿痛、血尿、残尿感等の膀胱炎様症状が現れることがある。

c 麦門冬湯は、気管支炎、気管支喘息等に用いられ、水様痰の多い人に適している。

d 麻杏甘石湯は、構成生薬としてマオウを有しているが、高血圧や糖尿病の診断を受けた人が使用しても症状を悪化させるおそれはない。

下欄

1（a、b）　**2**（a、c）　**3**（b、d）　**4**（c、d）

【 問44 】 咳、痰及び喉の不快感に用いられる医薬品の生薬成分及び漢方処方製剤に関する記述の正誤について、正しい組合せを一つ選べ。

a トウキは、去痰作用を期待して用いられる。

b ヨクイニンは、去痰作用を期待して用いられる。

c 麦門冬湯は、体力中等度以下で、痰が切れにくく、ときに強く咳こみ、又は咽頭の乾燥感があるもののから咳、気管支炎、気管支喘息、咽頭炎、しわがれ声に適すとされる。

d 駆風解毒湯は、体力に関わらず使用でき、喉が腫れて痛む扁桃炎、扁桃周囲炎に適すとされる。水又はぬるま湯に溶かしてうがいしながら少しずつゆっくり服用するとよい。

	a	b	c	d
1	正	誤	正	誤
2	誤	正	正	誤
3	誤	誤	正	正
4	正	正	誤	誤
5	正	誤	誤	正

【　問45　】 35歳女性、咳と咽喉・食道部の異物感の症状に良い漢方処方製剤はないかドラッグストアに相談に来られた。状態や症状を確認したところ、体力は中等度で、虚弱体質でもなく、比較的神経質で胃腸が弱く、足にむくみがあることがわかった。最も推奨すべき漢方処方製剤を一つ選べ。

1 半夏厚朴湯
2 柴朴湯
3 麻杏甘石湯
4 神秘湯
5 五虎湯

【　問46　】 次のa～cの記述について、該当する生薬の正しい組み合わせを下表から1つ選びなさい。

a　ヒガンバナ科のヒガンバナ鱗茎を基原とする生薬で、去痰作用を期待して用いられる。

b　バラ科のヤマザクラ又はカスミザクラの樹皮を基原とする生薬で、去痰作用を期待して用いられる。

c　ユリ科のジャノヒゲの根の膨大部を基原とする生薬で、鎮咳、去痰、滋養強壮等の作用を期待して用いられる。

	a	b	c
1	セキサン	オウヒ	バクモンドウ
2	キョウニン	オウヒ	バクモンドウ
3	セキサン	ナンテンジツ	バクモンドウ
4	キョウニン	ナンテンジツ	シャゼンソウ
5	セキサン	ナンテンジツ	シャゼンソウ

【 問47 】 以下の記述にあてはまる漢方処方製剤として、最も適するものは
どれか。

体力中等度以下で、痰が切れにくく、ときに強く咳こみ、又は咽頭の乾燥感
があるもののから咳、気管支炎、気管支喘息、咽頭炎、しわがれ声に適すとさ
れるが、水様痰の多い人には不向きとされる。

1 麻杏甘石湯
2 半夏厚朴湯
3 柴朴湯
4 麦門冬湯

【 問48 】 次の表は、ある鎮咳去痰薬に含まれている成分の一覧である。

9錠中	
ジヒドロコデインリン酸塩	30 mg
dl-メチルエフェドリン塩酸塩	75 mg
ノスカピン	60 mg
ブロムヘキシン塩酸塩	12 mg
トラネキサム酸	420 mg

この鎮咳去痰薬に関する次の記述の正誤について、正しい組合せはどれか。

a ジヒドロコデインリン酸塩は、妊娠中に摂取された場合、吸収された成分
の一部が血液‐胎盤関門を通過して胎児へ移行する。

b メチルエフェドリン塩酸塩は、気管支を拡張させる作用を示し、呼吸を楽に
して咳を鎮めることを目的として配合されている。

c ノスカピンは、麻薬性鎮咳成分とも呼ばれ、長期連用や大量摂取によって
多幸感が現れることがあり、薬物依存につながるおそれがある。

d ブロムヘキシン塩酸塩は、気道の炎症を和らげることを目的として配合さ
れている。

	a	b	c	d		a	b	c	d
1	正	正	誤	誤	4	正	誤	誤	正
2	誤	正	誤	誤	5	誤	誤	正	正
3	正	誤	正	誤					

2 口腔咽喉薬、うがい薬（含嗽薬）

【 問49 】 口腔咽喉薬・うがい薬（含嗽薬）に関する次の記述について、正しいものの組み合わせを下欄から選びなさい。

a トローチ剤やドロップ剤は、有効成分が口腔内や咽頭部に行き渡るよう、口中に含み、噛まずにゆっくり溶かして使用することが重要である。

b 噴射式の液剤を使用する場合は、咽頭部に行き渡るように息を吸いながら噴射する必要がある。

c うがい薬（含嗽薬）の使用後すぐに食事を摂ると、殺菌消毒効果が薄れやすい。

d 口腔咽喉薬やうがい薬（含嗽薬）は、局所的な作用を目的とする医薬品であり、全身的な影響を生じることはない。

下欄

1（a、b）　2（a、c）　3（b、d）　4（c、d）

【 問50 】 ヨウ素系殺菌消毒成分に関する次の記述の正誤について、正しい組み合わせを下欄から選びなさい。

a ヨウ素系殺菌消毒成分の口腔内使用が、甲状腺ホルモン産生に影響を与えることはほとんどないことから、バセドウ病や橋本病患者に対しても影響なく使用できる。

b 妊娠中に摂取されたヨウ素は、血液 - 胎盤関門を通過しないため、胎児に影響を与えるおそれはない。

c ポビドンヨードが配合されたうがい薬（含嗽薬）では、使用によって銀を含有する歯科材料（義歯等）が変色することがある。

d ヨウ素は、レモン汁やお茶などに含まれるビタミンC等の成分によって殺菌作用が増強されるため、そうした食品を摂取した直後の使用や混合は避ける。

下欄

	a	b	c	d		a	b	c	d
1	正	誤	正	正	4	誤	正	誤	正
2	正	正	誤	誤	5	誤	誤	正	誤
3	誤	誤	正	正					

【 問51 】　次の記述は、口腔咽喉薬及びうがい薬（含嗽薬）の配合成分等に関するものである。正しいものの組み合わせはどれか。

a　アズレンスルホン酸ナトリウム（水溶性アズレン）は、炎症を生じた粘膜組織の修復を促す作用を期待して配合されている。

b　ウイキョウは、咽頭の粘膜に付着したアレルゲンによる喉の不快感等の症状を鎮めることを目的として配合される。

c　ポビドンヨードは、口腔内や喉に付着した細菌等の微生物を死滅させたり、その増殖を抑えることを目的として用いられる。

d　グリセリンは、咽頭粘膜をひきしめる（収斂）作用のほか、抗菌作用がある。

1（a、b）　　**2**（a、c）　　**3**（b、d）　　**4**（c、d）

【 問52 】　口腔咽喉薬、含嗽薬及びその配合成分に関する以下の記述の正誤について、正しい組み合わせはどれか。

a　ヨウ素系殺菌消毒成分が口腔内に使用される場合、結果的にヨウ素の摂取につながり、扁桃腺におけるホルモン産生に影響を及ぼす可能性がある。

b　咽頭の粘膜に付着したアレルゲンによる喉の不快感等の症状を鎮めることを目的として、口腔咽喉薬に抗ヒスタミン成分を配合する場合は、咳に対する薬効を標榜することができる。

c　有効成分が生薬成分、グリチルリチン酸二カリウム、セチルピリジニウム塩化物等のみからなり、効能・効果が「痰、喉の炎症による声がれ、喉の不快感」の製品は、医薬部外品として扱われている。

d　含嗽薬は、水で用時希釈又は溶解して使用するものが多いが、調製した濃度が濃ければ濃いほど効果が大きい。

	a	b	c	d		a	b	c	d
1	正	誤	正	正	4	誤	正	誤	正
2	誤	正	正	誤	5	誤	誤	正	誤
3	正	正	誤	正					

【 問53 】 口腔咽喉薬、含嗽薬及びその配合成分に関する記述の正誤について、**正しい組み合わせ**を１つ選びなさい。

a 駆風解毒湯は、体力に関わらず使用でき、喉が腫れて痛む扁桃炎、扁桃周囲炎に適すとされる。

b トラネキサム酸は、声がれ、喉の荒れ、喉の不快感、喉の痛み又は喉の腫れの症状を鎮めることを目的として配合されている。

c デカリニウム塩化物は、炎症を生じた粘膜組織の修復を促すことを目的として配合されている。

d バセドウ病や橋本病などの甲状腺疾患の診断を受けた人では、ヨウ素系殺菌消毒成分が配合された含嗽薬を使用する前に、その使用の適否について、治療を行っている医師等に相談するなどの対応が必要である。

	a	b	c	d
1	誤	正	正	誤
2	正	誤	誤	正
3	正	正	正	誤
4	誤	誤	誤	正
5	正	正	誤	正

Ⅲ　胃腸に作用する薬

1　胃の薬（制酸薬、健胃薬、消化薬）

【 問54 】 胃の薬に関する記述のうち，正しいものの組み合わせはどれか。

a 制酸薬は、胃液の分泌亢進による胃酸過多や、それに伴う胸やけ、腹部の不快感、吐きけ等の症状を緩和することを目的とする医薬品である。

b 消化薬は、炭水化物、脂質、タンパク質等の分解に働く酵素を補う等により、胃や腸の内容物の消化を助けることを目的とする医薬品である。

c 健胃薬は、弱った胃の働きを高めること（健胃）を目的とする医薬品である。配合される生薬成分は独特の味や香りを有し、唾液や胃液の分泌を抑えて胃の働きを活発にする作用があるとされる。

d センブリなどの生薬成分が配合された健胃薬は、刺激が強いので、散剤をオブラートで包む等、味や香りを遮蔽する方法で服用するとよい。

1（a，b）　**2**（a，c）　**3**（b，c）　**4**（b，d）

【 問55 】

胃腸に作用する薬に関する次の記述のうち、正しいものの組み合わせはどれか。

a 制酸薬は、胃内容物の刺激によって分泌促進される胃液分泌から胃粘膜を保護することを目的として、食後に服用することとなっているものが多い。

b 制酸薬は、吐きけ（二日酔い・悪酔いのむかつき・嘔気）、嘔吐等の症状を予防するものではない。

c 制酸成分を主体とする胃腸薬は、酸度の高い食品と一緒に使用すると胃酸に対する中和作用が低下することが考えられるため、炭酸飲料等での服用は適当でない。

d 一般用医薬品は、症状に合った成分のみが配合された製品が選択されることが望ましいため、制酸、胃粘膜保護、健胃、消化、整腸等、それぞれの作用を目的とする成分を組み合わせた製品は販売されていない。

1（a、b）　**2**（a、c）　**3**（a、d）　**4**（b、c）　**5**（b、d）

【 問56 】

胃の薬に配合される成分やその副作用に関する以下の記述の正誤について、正しい組み合わせを下から一つ選び、その番号を解答欄に記入しなさい。

ア ロートエキスは、吸収された成分の一部が母乳中に移行して乳児の脈が遅くなる（徐脈）おそれがあるため、母乳を与える女性では使用を避けるか、又は使用期間中の授乳を避ける必要がある。

イ ジメチルポリシロキサン（別名ジメチコン）は、消化管内容物中に発生した気泡の分離を促すことを目的として、配合されている場合がある。

ウ 銅クロロフィリンカリウムは、中和反応によって胃酸の働きを弱めること（制酸）を目的として、配合されている場合がある。

エ コウボク（モクレン科のホオノキ、*Magnolia officinalis* Rehder et Wilson 又は *Magnolia officinalis* Rehder et Wilson var. *biloba* Rehder et Wilson の樹皮を基原とする生薬）は、香りによる健胃作用を期待して、配合されている場合がある。

	ア	イ	ウ	エ			ア	イ	ウ	エ
1	正	正	誤	誤		**4**	誤	正	誤	正
2	正	誤	正	正		**5**	誤	誤	誤	誤
3	誤	正	正	正						

【 問57 】

吐きけ及び嘔吐に関する以下の記述について、（　　）の中に入れるべき字句の正しい組み合わせはどれか。

吐きけや嘔吐は、（　a　）にある嘔吐中枢の働きによって起こる。嘔吐中枢が刺激される経路はいくつかあるが、消化管での刺激が（　b　）系を通じて嘔吐中枢を刺激する経路や、内耳の前庭にある（　c　）の不調によって生じる刺激によって嘔吐中枢を刺激する経路がある。

	a	b	c
1	延髄	交感神経	聴覚器官
2	延髄	副交感神経	平衡器官
3	延髄	副交感神経	聴覚器官
4	中脳	交感神経	平衡器官
5	中脳	副交感神経	聴覚器官

【 問58 】

胃腸に作用する薬の配合成分に関する次の記述の正誤について、正しい組合せはどれか。

a　ソファルコンは、胃粘膜の保護・修復作用を期待して配合されている場合がある。

b　ピレンゼピン塩酸塩は、消化管の運動にはほとんど影響を与えずに胃液の分泌を抑える作用を示すとされる。

c　メチルメチオニンスルホニウムクロライドは、消化管内容物中に発生した気泡の分離を促すことを目的として配合されている。

d　トリメブチンマレイン酸塩は、消化管（胃及び腸）の平滑筋に直接作用して、消化管の運動を調整する作用があるとされている。

	a	b	c	d
1	誤	誤	誤	正
2	正	誤	正	誤
3	正	誤	正	正
4	正	正	誤	正
5	誤	正	誤	誤

【 **問59** 】 胃に作用する薬に含まれる成分と、その主な配合目的の関係について、正しいものの組み合わせはどれか。

	成分		主な配合目的
a	ピレンゼピン塩酸塩	———	胃液分泌抑制作用
b	グリチルリチン酸二カリウム	———	制酸作用
c	セトラキサート塩酸塩	———	消泡作用
d	アルジオキサ	———	胃粘膜保護・修復作用

1（a、b）　**2**（a、c）　**3**（a、d）　**4**（b、c）　**5**（b、d）

【 **問60** 】 胃の不調を改善する目的で用いられる漢方処方製剤に関する次の記述の正誤について、正しい組合せはどれか。

a 平胃散は、体力中等度以下で、腹部は力がなくて、胃痛又は腹痛があって、ときに胸やけなどを伴うものの慢性胃炎や胃腸虚弱に適すとされる。

b 六君子湯は、体力中等度以上で、胃がもたれて消化が悪く、食後に腹が鳴って下痢の傾向のあるものの食べすぎによる胃のもたれ、急・慢性胃炎、消化不良等に適すとされる。

c 安中散は、体力中等度以下で、胃腸が弱く、食欲がなく、みぞおちがつかえ、疲れやすく、貧血性で手足が冷えやすいものの胃炎や消化不良等に適すとされる。

d 人参湯は、体力虚弱で、疲れやすくて手足などが冷えやすいものの胃腸虚弱、下痢、嘔吐、胃痛、腹痛、急・慢性胃炎に適すとされる。

	a	b	c	d			a	b	c	d
1	正	誤	誤	誤		4	誤	誤	誤	正
2	誤	正	誤	誤		5	誤	誤	誤	誤
3	誤	誤	正	誤						

【 問61 】 胃に作用する薬及びその配合成分に関する記述について、正しいものの組合せを一つ選べ。

a　消化成分のうち、胆汁分泌促進作用があるものは肝臓病の症状を悪化させるおそれがある。

b　制酸成分を主体とする胃腸薬については、酸度の高い食品と一緒に使用すると胃酸に対する中和作用が低下すると考えられている。

c　健胃薬は、炭水化物、脂質、タンパク質等の分解に働く酵素を補う等により、胃の内容物の消化を助けることを目的とする医薬品である。

d　ピレンゼピン塩酸塩などの胃液分泌抑制成分は、副交感神経の伝達物質であるアセチルコリンの働きを促進する。

1（a、b）　　2（a、d）　　3（b、c）　　4（c、d）

【 問62 】 胃の薬の配合成分とその目的とする作用に関する組合せの正誤について、正しい組合せはどれか。

	配合成分	目的とする作用
a	炭酸マグネシウム、ボレイ ―――――	制酸
b	センブリ、ケイヒ ―――――――――	健胃
c	ジアスターゼ、リパーゼ ―――――――	胃液分泌抑制
d	スクラルファート、ゲファルナート ――	胃粘膜保護・修復

	a	b	c	d			a	b	c	d
1	正	誤	正	正		4	誤	正	誤	正
2	誤	正	正	誤		5	誤	誤	正	誤
3	正	正	誤	正						

【　問63　】　健胃薬の配合成分に関する記述の正誤について、**正しい組み合わせ**を１つ選びなさい。

a　センブリは、リンドウ科のセンブリの開花期の全草を基原とする生薬で、苦味による健胃作用を期待して用いられる。

b　リュウタンは、クマ科の *Ursus arctos* Linné 又はその他近縁動物の胆汁を乾燥したものを基原とする生薬で、苦味による健胃作用を期待して用いられるほか、消化補助成分として配合される場合もある。

c　オウレン末は、苦味による健胃作用を期待して用いられるほか、止瀉薬としても用いられる。

d　ケイヒは、クスノキ科の *Cinnamomum cassia* J. Presl の樹皮又は周皮の一部を除いた樹皮を基原とする生薬で、香りによる健胃作用を期待して用いられる。

	a	b	c	d			a	b	c	d
1	正	正	誤	正		4	誤	正	正	誤
2	正	正	誤	誤		5	誤	誤	正	正
3	正	誤	正	正						

【　問64　】　次の胃腸薬の使用にあたって注意すべき記述の正誤について、正しい組み合わせはどれか。

```
１日量　９錠中
　セトラキサート塩酸塩　　　　　　　　　　　　　　　600mg
　ロートエキス３倍散（ロートエキスとして 30mg）　　 90mg
　沈降炭酸カルシウム　　　　　　　　　　　　　　 1,200mg
　水酸化マグネシウム　　　　　　　　　　　　　　　300mg
```

a　胃腸鎮痛鎮痙薬との併用を避ける必要がある。

b　母乳を与えている女性では、母乳が出にくくなることがある。

c　便秘や下痢の症状が現れることがある。

	a	b	c			a	b	c
1	正	正	誤		4	誤	正	正
2	正	誤	正		5	正	正	正
3	誤	正	誤					

【 問65 】 次の表は、ある一般用医薬品の制酸薬に含まれている成分の一覧である。この制酸薬に関する次の記述のうち、正しいものの組合せはどれか。

3錠中	
アズレンスルホン酸ナトリウム（水溶性アズレン）	6 mg
アルジオキサ	150 mg
水酸化マグネシウム	450 mg
沈降炭酸カルシウム	900 mg
合成ヒドロタルサイト	780 mg
ロートエキス	30 mg

a 胃粘膜保護・修復成分が含まれている。

b 胃液分泌抑制成分は含まれていない。

c アルミニウムを含む成分は含まれていない。

d 心臓病の診断を受けた人は、症状の悪化を招くおそれがある。

1（a、b）　**2**（a、c）　**3**（a 、d）　**4**（b、d）　**5**（c、d）

【 問66 】 漢方処方製剤に関する次の記述の正誤について、正しい組み合わせはどれか。

a 安中散は、体力中等度以下で、腹部は力がなくて、胃痛又は腹痛があって、ときに胸やけや、げっぷ、胃もたれ、食欲不振、吐きけ、嘔吐などを伴うものの神経性胃炎、慢性胃炎、胃腸虚弱に適するとされる。

b 六君子湯は、体力中等度以下で、腹部膨満感のあるもののしぶり腹、腹痛、下痢、便秘に適すとされる。

c 桂枝加芍薬湯は、体力中等度以下で、胃腸が弱く、食欲がなく、みぞおちがつかえ、疲れやすく、貧血性で手足が冷えやすいものの胃炎、胃腸虚弱、胃下垂、消化不良、食欲不振、胃痛、嘔吐に適すとされる。

	a	b	c		a	b	c
1	誤	正	誤	**3**	誤	誤	誤
2	誤	誤	正	**4**	正	誤	誤

2　腸の薬（整腸薬、止瀉薬、瀉下薬）

【 **問67** 】　ヒマシ油に関する以下の記述の正誤について、正しい組み合わせはどれか。

a　小腸でリパーゼの働きによって生じるヒマシ油の分解物が、小腸を刺激することで瀉下作用をもたらすと考えられている。

b　激しい腹痛又は悪心・嘔吐の症状がある人への使用は避ける。

c　主に誤食・誤飲等による中毒の場合など、腸管内の物質をすみやかに体外に排除させなければならない場合に用いられる。

d　防虫剤や殺鼠剤を誤って飲み込んだ場合のような脂溶性の物質による中毒にも用いられる。

	a	b	c	d		a	b	c	d
1	誤	正	正	正	**4**	正	正	誤	誤
2	正	誤	誤	正	**5**	正	正	正	誤
3	誤	誤	正	正					

【 **問68** 】　腸に関する病態及びその薬に関する次の記述の正誤について、正しい組み合わせを下欄から選びなさい。

a　腸の異常を生じる要因は、腸自体やその内容物によるものだけでなく、腸以外の病気等が自律神経系を介して腸の働きに異常を生じさせる場合もある。

b　瀉下薬には、腸管を刺激したり、糞便のかさや水分量を減らす働きがある成分が含まれている。

c　整腸薬には、腸内細菌の数やバランスに影響を与えたり、腸の活動を促す成分が主として配合されている。

d　整腸薬のうち、人体に対する作用が緩和なものは、医薬部外品として製造販売されている製品がある。

下欄

	a	b	c	d		a	b	c	d
1	正	誤	正	正	**4**	誤	正	誤	正
2	正	正	誤	誤	**5**	誤	正	正	誤
3	正	誤	正	誤					

【問69】

瀉下薬に配合される生薬とその基原の関係が正しいものの組み合わせはどれか。

【生薬名】 【基原】

a センナ ── マメ科の *Cassia angustifolia* Vahl 又は *Cassia acutifolia* Delile の根茎

b ジュウヤク ── ドクダミ科のドクダミの花期の地上部

c アロエ ── ユリ科のキダチアロエの葉から得た液汁を乾燥したもの

d ケンゴシ ── ヒルガオ科のアサガオの種子

1（a、b） **2**（a、d） **3**（b、c） **4**（b、d） **5**（c、d）

【問70】

整腸薬又は止瀉薬の配合成分に関する記述の正誤について、正しい組合せを一つ選べ。

a タンニン酸ベルベリンは、タンニン酸の抗菌作用とベルベリンの収斂作用による止瀉を期待して用いられる。

b トリメブチンマレイン酸塩は、腸内細菌のバランスを整える作用による整腸を期待して用いられる。

c ロペラミド塩酸塩は、水あたりや食あたりによる下痢の症状に用いることを目的として配合される。

d 次没食子酸ビスマスは、腸粘膜のタンパク質と結合して不溶性の膜を形成し、腸粘膜を引きしめることにより、腸粘膜を保護する。

	a	b	c	d
1	正	誤	正	正
2	正	誤	正	誤
3	誤	正	正	誤
4	誤	誤	誤	正
5	正	正	誤	正

【　問71　】　整腸薬及び瀉下薬に用いられる成分に関する以下の記述のうち、正しいものの組み合わせを下から一つ選び、その番号を解答欄に記入しなさい。

ア　トリメブチンマレイン酸塩は、消化管の平滑筋に直接作用して消化管の運動を調整する作用があるとされる。

イ　ヒマシ油は、ヒマシを圧搾して得られた脂肪油で、大腸でリパーゼの働きによって生じる分解物が、大腸を刺激することで瀉下作用をもたらすと考えられている。

ウ　ビサコジルは、大腸のうち特に結腸や直腸の粘膜を刺激して排便を促すと考えられている。

エ　ヒマシ油は、腸内容物の排除を目的として用いられ、緩やかで弱い瀉下作用を示すため、妊婦又は妊娠していると思われる女性、3歳未満の乳幼児に使用しても問題ない。

1（ア、イ）　　2（ア、ウ）　　3（イ、エ）　　4（ウ、エ）

【　問72　】　腸の不調に対する受診勧奨に関する以下の記述の正誤について、正しい組み合わせはどれか。

a　医薬品の使用中に原因が明確でない下痢や便秘を生じた場合は、安易に止瀉薬や瀉下薬によって症状を抑えようとせず、その医薬品の使用を中止して、医師や薬剤師等の専門家に相談するよう説明するべきである。

b　瀉下薬が手放せなくなっているような慢性の便秘については、漫然と継続使用するよりも、医師の診療を受ける等の対応が必要である。

c　過敏性腸症候群の便通障害のように下痢と便秘が繰り返し現れるものもあり、症状が長引くような場合には、医師の診療を受ける等の対応が必要である。

d　下痢に発熱を伴う場合は、食中毒菌等による腸内感染症の可能性があるため、安易に止瀉薬を用いて症状を一時的に鎮めようとするのでなく、早期に医療機関を受診して原因の特定、治療がなされるべきである。

	a	b	c	d		a	b	c	d
1	正	正	正	誤	4	誤	誤	正	誤
2	誤	正	誤	正	5	正	正	正	正
3	正	誤	誤	正					

【 問73 】 止瀉薬及び瀉下薬に配合される成分に関する以下の記述の正誤について、正しい組み合わせを下から一つ選びなさい。

ア　ロペラミド塩酸塩が配合された止瀉薬は、食あたりや水あたりによる下痢の症状に用いられることを目的としており、食べすぎ・飲みすぎによる下痢、寝冷えによる下痢については適用対象でない。

イ　ピコスルファートナトリウムは、胃や小腸で分解され、大腸への刺激作用を示すようになる。

ウ　酸化マグネシウムは、腸内容物の浸透圧を高めることで糞便中の水分量を増し、大腸を刺激して排便を促すことを目的として配合される。

エ　マルツエキスは、主成分である麦芽糖が腸内細菌によって分解（発酵）して生じるガスによって便通を促すとされ、瀉下薬としては比較的作用が強いため、乳幼児の便秘への適用はない。

	ア	イ	ウ	エ
1	正	正	正	正
2	正	正	誤	誤
3	正	誤	誤	正
4	誤	正	誤	正
5	誤	誤	正	誤

【 問74 】 腸の不調を改善する目的で用いられる漢方処方製剤に関する次の記述のうち、正しいものの組合せはどれか。

a　桂枝加芍薬湯は、体力中等度以下で、腹部膨満感のあるもののしぶり腹、腹痛、下痢、便秘に適すとされる。

b　麻子仁丸は、体力中等度以下で、ときに便が硬く塊状なものの便秘、便秘に伴う頭重、のぼせ、湿疹・皮膚炎、ふきでもの（にきび）、食欲不振等の症状の緩和に適すとされる。

c　大黄甘草湯は、体力中等度以上で、下腹部痛があって、便秘しがちなものの月経不順、月経痛、便秘、痔疾に適すとされる。

d　大黄牡丹皮湯は、体力に関わらず使用でき、便秘、便秘に伴う頭重、のぼせ、湿疹・皮膚炎、ふきでもの（にきび）、食欲不振等の症状の緩和に適すとされるが、体の虚弱な人、胃腸が弱く下痢しやすい人では不向きとされる。

1（a、b）　**2**（a、c）　**3**（b、c）　**4**（b、d）　**5**（c、d）

【 問75 】 腸の不調を改善する目的で用いられる漢方処方製剤に関する次の記述のうち、正しいものの組合せを下欄から選びなさい。

a 桂枝加芍薬湯は、構成生薬にカンゾウを含まない。

b 麻子仁丸は、構成生薬としてダイオウを含む。

c 大黄甘草湯は、体力に関わらず使用できる。

d 大黄牡丹皮湯は、胃腸が弱く下痢しやすい人に適している。

下欄

1（a、b）　**2**（a、d）　**3**（b、c）　**4**（c、d）

3 胃腸鎮痛鎮痙薬

【 問76 】 胃腸鎮痛鎮痙薬の使用及び医療機関への受診勧奨に関する記述の正誤について、正しい組み合わせはどれか。

a 腎臓や尿路の病気が疑われる血尿を伴う側腹部の痛みは、胃腸鎮痛鎮痙薬の適用となる症状である。

b 原因不明の腹痛が30分以上続く場合は、医師の診療を受けるまでの当座の対処として、安易に胃腸鎮痛鎮痙薬を使用することは好ましくない。

c 下痢に伴う腹痛については、基本的に下痢への対処が優先され、胃腸鎮痛鎮痙薬の適用となる症状でない。

d 小児では、内臓に異常がないにもかかわらず、へその周りに激しい痛み（ときに吐きけを伴う）が繰り返し現れることがあり（反復性臍疝痛）、数時間以内に自然寛解する場合が多いが、長時間頻回に腹痛を訴えるような場合には、医療機関に連れて行くなどの対応が必要である。

	a	b	c	d
1	誤	誤	正	正
2	正	誤	誤	正
3	正	正	誤	誤
4	正	正	正	誤
5	誤	正	正	正

【 問77 】 胃腸鎮痛鎮痙薬の配合成分に関する記述の正誤について、**正しい組み合わせ**を１つ選びなさい。

a　オキセサゼインは、局所麻酔作用のほか、胃液分泌を抑える作用もあるとされ、胃腸鎮痛鎮痙薬と制酸薬の両方の目的で使用される。

b　ブチルスコポラミン臭化物は、口渇、便秘、排尿困難等の副作用が現れることがある。

c　パパベリン塩酸塩は、中枢神経に働いて、主に胃液分泌を抑える。

d　チキジウム臭化物は、消化管の粘膜及び平滑筋に対する麻酔作用による鎮痛鎮痙の効果を期待して配合されている。

	a	b	c	d
1	誤	誤	正	正
2	正	正	誤	誤
3	誤	正	誤	誤
4	正	正	誤	正
5	正	誤	正	正

【 問78 】 胃腸鎮痛鎮痙薬の配合成分に関する次の記述の正誤について、正しい組合せはどれか。

a　抗コリン成分は、胃痛、腹痛、さしこみ（疝痛、癪）を鎮めること（鎮痛鎮痙）のほか、胃酸過多や胸やけに対する効果も期待して用いられる。

b　ロートエキスは、吸収された成分の一部が母乳中に移行して乳児の脈が速くなる（頻脈）おそれがあるため、母乳を与える女性では使用を避けるか、又は使用期間中の授乳を避ける必要がある。

c　パパベリン塩酸塩は、消化管の平滑筋に直接働いて胃腸の痙攣を鎮める作用を示すとともに、胃液分泌を抑える作用も示す。

d　鎮痛鎮痙の効果を期待して局所麻酔成分が配合されることがあるが、痛みが感じにくくなることで重大な消化器疾患等を見過ごすおそれがあり、長期間にわたって漫然と使用することは避けることとされている。

	a	b	c	d			a	b	c	d
1	誤	誤	正	誤		4	正	正	誤	正
2	誤	正	正	正		5	正	誤	誤	誤
3	正	正	正	誤						

【 問79 】 胃腸鎮痛鎮痙薬に含まれる成分に関する次の記述のうち、正しいものの組み合わせはどれか。

a パパベリン塩酸塩は、抗コリン成分と異なり自律神経系を介した作用がないため、眼圧を上昇させる作用を示さない。

b アミノ安息香酸エチルは、メトヘモグロビン血症を起こすおそれがあるため、6歳未満の小児への使用は避ける必要がある。

c オキセサゼインは、局所麻酔作用のほか、胃粘膜にゼラチン状の皮膜を形成して保護する作用もある。

d エンゴサクやシャクヤクは、鎮痛鎮痙作用を期待して配合されている場合がある。

1（a、b）　2（a、c）　3（a、d）　4（b、c）　5（b、d）

4　その他の消化器官用薬

【 問80 】 浣腸薬とその配合成分に関する記述の正誤について、正しい組み合わせはどれか。

a グリセリンが配合された浣腸薬は、排便時に血圧低下を生じて、立ちくらみの症状が現れるとの報告がある。

b ソルビトールは、浸透圧の差によって腸管壁から水分を取り込んで直腸粘膜を刺激し、排便を促す効果を期待して用いられる。

c 炭酸水素ナトリウムを主薬とする坐剤は、まれに重篤な副作用としてショックを生じることがある。

	a	b	c
1	正	正	正
2	正	正	誤
3	正	誤	誤
4	誤	誤	正
5	誤	正	誤

【 問81 】 浣腸薬に関する記述の正誤について、正しい組み合わせはどれか。

a 浣腸薬は、便秘の場合に排便を促すことを目的として、小腸及び大腸内に適用される医薬品である。

b 乳幼児では、浣腸薬の安易な使用を避けることとされている。

c 腹痛が著しい場合や便秘に伴って吐きけや嘔吐が現れた場合には、急性腹症（腸管の狭窄、閉塞、腹腔内器官の炎症等）の可能性があり、浣腸薬の配合成分の刺激によってその症状を悪化させるおそれがある。

d 注入剤を半量等使用した場合、残量を密封して冷所に保存すれば、感染のおそれがないので再利用できる。

	a	b	c	d		a	b	c	d
1	誤	正	正	誤	4	正	誤	正	誤
2	正	誤	正	正	5	正	正	誤	正
3	誤	正	誤	正					

【 問82 】 浣腸薬及びその配合成分に関する記述の正誤について、**正しい組み合わせ**を１つ選びなさい。

a 炭酸水素ナトリウムは、浸透圧の差によって腸管壁から水分を取り込んで直腸粘膜を刺激し、排便を促す効果を期待して配合されている。

b グリセリンが配合された浣腸薬は、直腸の粘膜に損傷があり出血しているときに使用すると、腎不全を起こすおそれがある。

c ビサコジルは、直腸内で徐々に分解して炭酸ガスの微細な気泡を発生することで直腸を刺激する作用を期待して用いられる。

d 注入剤の薬液を注入した後すぐに排便を試みると、薬液のみが排出されて効果が十分得られないことから、便意が強まるまでしばらく我慢する。

	a	b	c	d
1	誤	正	誤	正
2	正	誤	正	誤
3	誤	正	誤	誤
4	正	誤	誤	正
5	正	正	正	正

【 問83 】 駆虫薬に関する次の記述のうち、正しいものの組合せはどれか。

a 駆除した虫体や腸管内に残留する駆虫成分の排出を促すために併用する瀉下薬_{しゃ}として、ヒマシ油を用いる。

b 一般用医薬品の駆虫薬は、腸管内に生息する虫体に作用するが、虫卵や腸管内以外に潜伏した幼虫（回虫の場合）には駆虫作用が及ばない。

c 一般用医薬品の駆虫薬は、一度に多く服用しても駆虫効果が高まることはなく、かえって副作用が現れやすくなるため、定められた1日の服用回数や服用期間を守って適正に使用されることが重要である。

d 食事を摂って消化管内に内容物があるときに駆虫薬を使用すると、消化管内容物の消化・吸収に伴って駆虫成分の吸収が高まることから、一般用医薬品の駆虫薬では食後に使用することとされているものが多い。

1（a、b）　2（a、c）　3（a、d）　4（b、c）　5（b、d）

【 問84 】 駆虫薬等に関する以下の記述の正誤について、正しい組み合わせはどれか。

a 駆虫薬は、一度に多く服用すると駆虫効果が高まる。

b 回虫や蟯虫の感染は、その感染経路から、通常、衣食を共にする家族全員にその可能性がある。

c 駆除した虫体や腸管内に残留する駆虫成分の排出を促すために併用される瀉下薬として、ヒマシ油が最適である。

d 回虫は、肛門から這い出してその周囲に産卵するため、肛門部の痒みやそれに伴う不眠、神経症を引き起こすことがある。

	a	b	c	d
1	誤	正	誤	誤
2	誤	誤	正	誤
3	誤	正	誤	正
4	正	誤	誤	正
5	正	誤	正	誤

【 問85 】 駆虫薬に関する以下の記述について、（　）の中に入れるべき字句の正しい組み合わせはどれか。

パモ酸ピルビニウムは、（　a　）の呼吸や栄養分の代謝を抑えて殺虫作用を示すとされており、その服用により尿や糞便が（　b　）着色することがある。水に溶けにくいため消化管からの吸収は（　c　）とされている。

	a	b	c
1	蟯虫	白く	多い
2	蟯虫	赤く	多い
3	蟯虫	赤く	少ない
4	回虫	白く	少ない
5	回虫	赤く	少ない

【 問86 】 駆虫薬の配合成分に関する記述のうち、**正しいものの組み合わせを1つ選びなさい。**

a　サントニンは、そのほとんどが肝臓で代謝されずに腎臓で排泄されるため、腎臓病の診断を受けた人では、腎障害を悪化させるおそれがある。

b　パモ酸ピルビニウムは、蟯虫の呼吸や栄養分の代謝を抑えて殺虫作用を示す。

c　ピペラジンリン酸塩は、ノルアドレナリン伝達を妨げて、回虫及び蟯虫の運動筋を麻痺させる作用を示し、虫体を排便とともに排出させることを目的として用いられる。

d　カイニン酸は、回虫に痙攣を起こさせる作用を示し、虫体を排便とともに排出させることを目的として用いられる。

1（a、b）　　2（a、c）　　3（b、d）　　4（c、d）

1　強心薬

【 問87 】　強心薬に関する記述のうち、正しいものの組み合わせはどれか。

a　一般用医薬品において、センソは 1 日用量が 5mg 以下となるよう用法・用量が定められており、それに従って適正に使用される必要がある。なお、通常用量においても、悪心（吐きけ）、嘔吐の副作用が現れることがある。

b　センソが配合された丸薬、錠剤等の内服固形製剤は、口中でよく噛み砕いて服用することとされている。

c　ゴオウは、ウシ科のウシの胆嚢中に生じた結石を基原とする生薬で、強心作用のほか、末梢血管の拡張による血圧降下、興奮を静める等の作用があるとされている。

d　ロクジョウは、ウグイスガイ科のアコヤガイ、シンジュガイ又はクロチョウガイ等の外套膜組成中に病的に形成された顆粒状物質を基原とする生薬で、鎮静作用等を期待して用いられる。

　　1（a、c）　　2（b、c）　　3（b、d）　　4（a、d）

【 問88 】　心臓及び強心薬の働きに関する記述の正誤について、**正しい組み合わせ**を 1 つ選びなさい。

a　強心薬は、心筋に作用してその収縮力を高めるとされる成分を主体として配合されている。

b　気つけとは、心臓の働きの低下による一時的なめまい、立ちくらみ等の症状に対して、意識をはっきりさせたり、活力を回復させる効果のことである。

c　正常な健康状態であれば、激しい運動をしたときや興奮したときであっても、動悸や息切れは現れることはない。

d　心臓は、通常、体性神経系によって無意識のうちに調整がなされている。

	a	b	c	d
1	正	正	誤	正
2	正	正	誤	誤
3	正	誤	正	正
4	誤	正	正	誤
5	誤	誤	正	誤

解説▶別冊 p.52 ▶▶

【 問89 】 強心薬の配合成分に関する記述のうち、**正しいものの組み合わせ**を１つ選びなさい。

a サフランは、アヤメ科のサフランの柱頭を基原とする生薬で、鎮静などの作用を期待して用いられる。

b ジンコウは、ジンチョウゲ科のジンコウ、その他同属植物の材、特にその辺材の材質中に黒色の樹脂が沈着した部分を採取したものを基原とする生薬で、鎮静、強壮などの作用を期待して用いられる。

c センソは、ヒルガオ科のアサガオの種子を基原とする生薬で、これが配合された丸薬、錠剤等の内服固形製剤は、口の中でよく噛んで服用することとされている。

d ゴオウは、ミカン科のキハダ又は *Phellodendron chinense* Schneider の周皮を除いた樹皮を基原とする生薬で、強心作用のほか、末梢血管の拡張による血圧降下、興奮を静める等の作用があるとされる。

1（a、b）　　**2**（a、c）　　**3**（b、d）　　**4**（c、d）

【 問90 】 強心薬の配合成分に関する次の記述の正誤について、正しい組合せはどれか。

a レイヨウカクは、シカ科の *Cervus nippon* Temminck、*Cervus elaphus* Linné、*Cervus canadensis* Erxleben 又はその他同属動物の雄鹿の角化していない幼角を用いた生薬で、強心作用のほか、強壮、血行促進等の作用があるとされる。

b ジャコウは、シカ科のジャコウジカの雄の麝香腺分泌物を基原とする生薬で、強心作用のほか、呼吸中枢を刺激して呼吸機能を高める等の作用があるとされる。

c インヨウカクは、ウシ科のウシの胆囊中に生じた結石を基原とする生薬で、強心作用のほか、末梢血管の拡張による血圧降下等の作用があるとされる。

d ジンコウは、ウグイスガイ科のアコヤガイ等の外套膜組成中に病的に形成された顆粒状物質を基原とする生薬で、鎮静作用等を期待して用いられる。

	a	b	c	d
1	正	正	正	正
2	正	正	誤	誤
3	正	誤	誤	正
4	誤	誤	正	正
5	誤	正	誤	誤

【　問91　】　強心薬及びその配合成分に関する次の記述のうち、正しいものの組合せはどれか。

a　ゴオウは、ウシ科のウシの胆嚢中に生じた結石を基原とする生薬で、強心作用のほか、末梢血管の収縮による血圧上昇作用があるとされる。

b　ジャコウは、シカ科のジャコウジカの雄の麝香腺分泌物を基原とする生薬で、強心作用のほか、呼吸中枢を刺激して呼吸機能を高めたり、意識をはっきりさせる等の作用があるとされる。

c　苓桂朮甘湯は、強心作用が期待される生薬は含まれず、主に利尿作用により、水毒（漢方の考え方で、体の水分が停滞したり偏在して、その循環が悪いことを意味する。）の排出を促すことを主眼とする。

d　リュウノウは、ウグイスガイ科のアコヤガイ、シンジュガイ又はクロチョウガイ等の外套膜組成中に病的に形成された顆粒状物質を基原とする生薬で、鎮静作用等を期待して用いられる。

1（a、b）　**2**（a、c）　**3**（a、d）　**4**（b、c）　**5**（b、d）

2　高コレステロール改善薬

【　問92　】　血中コレステロール及び高コレステロール改善薬の配合成分に関する記述の正誤について、正しい組み合わせはどれか。

a　コレステロールの産生及び代謝は、主として肝臓で行われる。

b　ビタミン B_1 は、コレステロールからの過酸化脂質の生成を抑えるほか、末梢血管における血行を促進する作用があるとされる。

c　医療機関で測定する検査値として、低密度リポタンパク質（LDL）が 140mg / dL 以上、高密度リポタンパク質（HDL）が 40mg /dL 未満、中性脂肪が 150 mg /dL 以上のいずれかである状態を、脂質異常症という。

	a	b	c
1	正	誤	誤
2	正	誤	正
3	正	正	誤
4	誤	誤	正
5	誤	正	正

【 **問93** 】 コレステロールに関する記述について、正しいものはどれか。

1 コレステロールは水に溶けにくい物質で、血液中では血漿タンパク質と結合したリポタンパク質となって存在している。

2 コレステロールは生体にとって不必要な物質のため、血中濃度は低ければ低い方がよい。

3 コレステロールの産生および代謝は、主として脾臓で行われる。

4 コレステロールは、食事から摂取された糖および脂質からは産生されない。

【 **問94** 】 血中コレステロール及び高コレステロール改善薬の配合成分に関する記述のうち、正しいものの組み合わせはどれか。

a リポタンパク質は比重によっていくつかの種類に分類されるが、そのうち低密度リポタンパク質（LDL）は、末梢組織のコレステロールを取り込んで肝臓へと運ぶリポタンパク質である。

b ポリエンホスファチジルコリンは、コレステロールと結合して、代謝されやすいコレステロールエステルを形成するとされ、肝臓におけるコレステロールの代謝を促す効果を期待して用いられる。

c ビタミンB₂（リボフラビン酪酸エステル等）は、コレステロールの生合成抑制と排泄・異化促進作用、中性脂肪抑制作用、過酸化脂質分解作用を有すると言われている。

d ビタミンE（トコフェロール酢酸エステル）は、LDL等の異化排泄を促進し、リポタンパクリパーゼ活性を高めて、高密度リポタンパク質（HDL）産生を高める作用があるとされる。

1（a、b）　**2**（b、c）　**3**（c、d）　**4**（a、d）

【 問95 】 高コレステロール改善薬に関する次の記述の正誤について、正しい組み合わせを下欄から選びなさい。

a 高コレステロール改善薬は、血中コレステロール異常の改善だけでなく、血中コレステロール異常に伴う末梢血行障害（手足の冷え、しびれ）の緩和効果も期待できる医薬品である。

b 大豆油不けん化物（ソイステロール）は、腸管におけるコレステロールの吸収を抑える働きがある。

c パンテチンは、高密度リポタンパク質（HDL）等の異化排泄を促進し、リポタンパクリパーゼ活性を高めて、低密度リポタンパク質（LDL）産生を高める作用がある。

d 医薬品の販売等に従事する専門家は、リボフラビンの摂取により、尿が黄色くなった場合には、ただちに使用を中止し、医師の診察を受けるよう、購入者へ説明すべきである。

下欄

	a	b	c	d
1	正	誤	誤	誤
2	正	正	正	正
3	正	正	誤	誤
4	誤	誤	誤	正
5	誤	正	正	誤

3 貧血用薬（鉄製剤）

【 問96 】 貧血および貧血用薬（鉄製剤）に関する記述について、正しいものの組み合わせはどれか。

a 日常の食事からの鉄分の摂取不足を生じても、初期には貯蔵鉄や血清鉄が減少するのみで、ただちに貧血の症状は現れない。

b 貧血の原因に、鉄以外の金属成分は関係しない。

c 体の成長が著しい年長乳児や幼児は鉄欠乏状態を生じやすい。

d 貧血の症状が見られる以前から予防的に鉄製剤を使用することは適当である。

1（a、b） **2**（a、c） **3**（b、d） **4**（c、d）

【 問97 】 貧血用薬の配合成分に関する次の記述の正誤について、正しい組合せを下欄から選びなさい。

a 貧血のうち鉄製剤で改善できるのは、鉄欠乏性貧血のみである。

b ビタミン B_{12} が不足して生じる巨赤芽球貧血は、悪性貧血と呼ばれている。

c 鉄分は、赤血球が酸素を運搬する上で重要なヘモグロビンの産生に不可欠なビタミンである。

d 鉄分の摂取不足を生じると、初期段階からヘモグロビン量が減少するため、ただちに動悸、息切れ等の貧血の症状が現れる。

下欄

	a	b	c	d
1	誤	誤	正	正
2	正	正	誤	誤
3	正	誤	誤	正
4	誤	正	正	正
5	正	正	正	誤

【 問98 】 貧血用薬及びその配合成分に関する次の記述のうち、正しいものの組合せはどれか。

a 銅は、ヘモグロビンの産生過程で、鉄の代謝や輸送に重要な役割を持ち、補充した鉄分を利用してヘモグロビンが産生されるのを助ける目的で、硫酸銅が配合されている場合がある。

b コバルトは、糖質・脂質・タンパク質を代謝する際に働く酵素の構成物質であり、エネルギー合成を促進する目的で、硫酸コバルトが配合されている場合がある。

c 貧血を改善するため、ヘモグロビン産生に必要なビタミン B_6 や、正常な赤血球の形成に働くビタミン B_{12} や葉酸などが配合されている場合がある。

d 鉄製剤服用の前後 30 分にタンニン酸を含む飲食物（緑茶、紅茶、コーヒー、ワイン、柿等）を摂取すると、タンニン酸と反応して鉄の吸収が良くなる。

1（a、b）　　2（a、c）　　3（a、d）　　4（b、c）　　5（b、d）

128

【 **問99** 】　次の記述は、貧血及び貧血用薬の配合成分に関するものである。正しいものの組み合わせはどれか。

a　ビタミンB_6は、消化管内で鉄が吸収されやすい状態に保つことを目的として用いられる。

b　鉄分の摂取不足を生じても、初期にはヘモグロビン量自体は変化せず、ただちに貧血の症状は現れない。

c　コバルトは、ヘモグロビンの産生過程で、鉄の代謝や輸送に重要な役割を持つ。

d　鉄分の吸収は、食後より空腹時のほうが高いとされている。

　　1（a、b）　　**2**（a、c）　　**3**（b、d）　　**4**（c、d）

【 **問100** 】　貧血の改善を目的として、貧血用薬（鉄製剤）に配合されるビタミン成分の正誤について、正しい組合せを一つ選べ。

a　ビタミンB_1
b　ビタミンB_2
c　ビタミンB_6
d　ビタミンC

	a	b	c	d
1	正	誤	正	正
2	正	正	正	誤
3	正	正	誤	誤
4	誤	正	誤	正
5	誤	誤	正	正

4 その他の循環器用薬

【 問101 】 次の記述にあてはまる循環器用薬の配合成分はどれか。

心筋の酸素利用効率を高めて収縮力を高めることによって血液循環の改善効果を示すとされ、軽度な心疾患により日常生活の身体活動を少し越えたときに起こる動悸、息切れ、むくみの症状に用いられる。小児において心疾患によるこれらの症状があるような場合には、医師の診療を受けることが優先されるべきであり、15歳未満の小児向けの一般用医薬品はない。

1 ルチン
2 コウカ
3 ユビデカレノン
4 ヘプロニカート
5 イノシトールヘキサニコチネート

【 問102 】 循環器用薬及び循環器用薬に含まれる成分に関する次の記述の正誤について、正しい組み合わせはどれか。

a コウカには、末梢の血行を促してうっ血を除く作用があるとされる。
b ヘプロニカートは、エネルギー代謝に関与する酵素の働きを助ける成分で、別名コエンザイム Q10 とも呼ばれる。
c ルチンは、ビタミン様物質の一種で、高血圧等における毛細血管の補強、強化の効果を期待して用いられる。
d 三黄瀉心湯（さんおうしゃしんとう）は、体力中等度以下で、顔色が悪くて疲れやすく、胃腸障害のないものの高血圧に伴う随伴症状（のぼせ、肩こり、耳鳴り、頭重）に適すとされる。

	a	b	c	d
1	正	誤	正	誤
2	誤	正	正	誤
3	正	正	誤	正
4	誤	誤	正	正
5	誤	正	誤	誤

【 問103 】 以下の循環器用薬の漢方処方製剤である三黄瀉心湯（さんおうしゃしんとう）の記述について、（　）の中に入れるべき字句の正しい組み合わせはどれか。

体力中等度以上で、（ a ）気味で顔面紅潮し、精神不安、みぞおちのつかえ、便秘傾向などのあるものの高血圧の随伴症状、鼻血（じ）、痔出血、便秘、更年期障害、血の道症に適すとされるが、体の虚弱な人、胃腸が弱く下痢しやすい人、だらだら出血が長引いている人では不向きとされる。

構成生薬として（ b ）を含む。

（ c ）に用いる場合には、漫然と長期の使用は避け、5～6回使用しても症状の改善がみられないときは、いったん使用を中止する。

	a	b	c
1	のぼせ	ダイオウ	更年期障害
2	貧血	マオウ	鼻血
3	貧血	ダイオウ	更年期障害
4	のぼせ	マオウ	更年期障害
5	のぼせ	ダイオウ	鼻血

【 問104 】 循環器用薬に配合されるユビデカレノンに関する次の記述の正誤について、正しい組合せはどれか。

a 肝臓や心臓などの臓器に多く存在し、エネルギー代謝に関与する酵素の働きを助ける成分である。

b 摂取された栄養素からエネルギーが産生される際にビタミンB群とともに働く。

c 副作用として、胃部不快感、食欲減退、吐きけ、下痢、発疹（しん）・痒（かゆ）みが現れることがある。

d ニコチン酸が遊離し、そのニコチン酸の働きによって末梢の血液循環を改善する作用を示すとされる。

	a	b	c	d
1	正	正	正	誤
2	正	正	正	正
3	誤	誤	正	正
4	正	誤	誤	正
5	誤	正	誤	誤

【問105】 循環器用薬及びその配合成分に関する次の記述の正誤について、正しい組合せはどれか。

a　ユビデカレノンは、心筋の酸素利用効率を高めて収縮力を高めることによって血液循環の改善効果を示すとされ、軽度な心疾患により日常生活の身体活動を少し越えたときに起こる動悸、息切れ、むくみの症状に用いられる。

b　イノシトールヘキサニコチネートは、ニコチン酸を遊離し、そのニコチン酸の働きによって末梢の血液循環を改善する作用を示すとされる。

c　ルチンは、ビタミン様物質の一種で、高血圧等における毛細血管の補強、強化の効果を期待して用いられる。

d　七物降下湯は、体力中等度以上で、のぼせ気味で顔面紅潮し、精神不安、みぞおちのつかえ、便秘傾向などのあるものの高血圧の随伴症状（のぼせ、肩こり、耳なり、頭重、不眠、不安）、鼻血、痔出血、便秘、更年期障害、血の道症に適すとされる。

	a	b	c	d			a	b	c	d
1	正	誤	正	誤		4	誤	正	誤	正
2	正	正	正	誤		5	誤	誤	正	正
3	正	正	誤	正						

V　排泄に関わる部位に作用する薬
1　痔の薬

【問106】 外用痔疾用薬の配合成分に関する記述のうち、**正しいものの組み合わせ**を1つ選びなさい。

a　リドカインが配合された坐剤及び注入軟膏では、まれに重篤な副作用としてショック（アナフィラキシー）を生じることがある。

b　局所への穏やかな刺激によって痒みを抑える効果を期待して、熱感刺激を生じさせるメントールが配合されている場合がある。

c　粘膜表面に不溶性の膜を形成することによる、粘膜の保護・止血を目的として、硫酸アルミニウムカリウムが配合されている場合がある。

d　痔による肛門部の創傷の治癒を促す効果を期待して、クロタミトンが用いられる。

1（a、b）　　**2**（a、c）　　**3**（b、d）　　**4**（c、d）

【問107】 痔に関する次の記述について、（　　）の中に入れるべき字句の正しい組合せはどれか。なお、2箇所の（a）、（b）、（c）内にはどちらも同じ字句が入る。

痔の主な病態としては、（a）、（b）、（c）がある。

・（a）は、肛門内部に存在する肛門腺窩と呼ばれる小さなくぼみに糞便の滓が溜まって炎症・化膿を生じた状態である。

・（b）は、肛門の出口からやや内側の上皮に傷が生じた状態である。

・（c）は、肛門に存在する細かい血管群が部分的に拡張し、肛門内にいぼ状の腫れが生じた状態である。

	a	b	c
1	裂肛	痔瘻	痔核
2	裂肛	痔核	痔瘻
3	痔瘻	裂肛	痔核
4	痔瘻	痔核	裂肛
5	痔核	裂肛	痔瘻

【問108】 痔疾用薬に配合される成分及び製剤に関する記述のうち、正しいものの組み合わせはどれか。

a 肛門部の創傷の治癒を促す効果を期待して、タンニン酸のような組織修復成分が用いられる。

b 血管収縮作用による止血効果を期待して、アドレナリン作動成分であるメチルエフェドリン塩酸塩が配合されていることがある。

c 粘膜表面に不溶性の膜を形成することによる、粘膜の保護・止血を目的として、アラントインが配合されている場合がある。

d 乙字湯は、体力中等度以上で、大便がかたく、便秘傾向のあるものの痔核（いぼ痔）、切れ痔、便秘、軽度の脱肛に適すとされている。

1（a、b）　**2**（a、c）　**3**（b、d）　**4**（c、d）

【 問109 】

痔(じ)の薬及びその配合成分に関する次の記述の正誤について、正しい組合せはどれか。

a 内用痔疾用薬に含まれるカイカは、主に止血効果を期待して配合されている。

b 内用痔疾用薬に含まれるセイヨウトチノミは、主に抗炎症作用を期待して配合されている。

c 外用痔疾用薬に含まれる卵黄油は、粘膜表面に不溶性の膜を形成することによる、粘膜の保護・止血を目的として配合されている。

d 芎帰膠艾湯(きゅうききょうがいとう)は、体力中等度以上で、大便がかたく、便秘傾向のあるものの痔核(じ)(いぼ痔)、切れ痔(じ)、便秘、軽度の脱肛(こう)に適すとされている。

	a	b	c	d
1	正	正	正	誤
2	誤	正	誤	誤
3	正	正	正	正
4	誤	誤	正	誤
5	正	誤	誤	正

【 問110 】

外用痔疾用薬(じ)及びその配合成分に関する次の記述の正誤について、正しい組合せはどれか。

a ジブカイン塩酸塩が配合された坐剤及び注入軟膏(こう)では、まれに重篤な副作用としてショック(アナフィラキシー)を生じることがある。

b 痔(じ)による肛門部(こう)の創傷の治癒を促す効果を期待して、アラントインが用いられる。

c ステロイド性抗炎症成分が配合された坐剤(ざ)及び注入軟膏(こう)では、その含有量によらず長期連用を避ける必要がある。

d シコンはシソ科のコガネバナの根を基原とする生薬で、止血効果を期待して用いられる。

	a	b	c	d
1	正	正	正	正
2	誤	正	誤	誤
3	誤	誤	正	正
4	正	誤	誤	正
5	正	正	正	誤

【問111】 次の記述は、外用痔疾用薬及びその配合成分に関するものである。正しいものの組み合わせはどれか。

a 坐剤及び注入軟膏は、局所に適用されるものであるため、全身的な影響を考慮する必要はない。

b アミノ安息香酸エチルは、局所麻酔成分として痔に伴う痛み・痒みを和らげることを目的として用いられる。

c ジフェンヒドラミンは、痔に伴う痒みを和らげることを目的として用いられる。

d セチルピリジニウム塩化物は、肛門部の創傷の治癒を促す効果を期待して配合される組織修復成分である。

1（a、b）　　**2**（a、d）　　**3**（b、c）　　**4**（c、d）

【問112】 外用痔疾用薬の配合成分に関する記述の正誤について、**正しい組み合わせ**を1つ選びなさい。

a クロタミトンは、痔疾患に伴う局所の感染を防止することを目的として配合される。

b タンニン酸は、粘膜表面に不溶性の膜を形成することによる、粘膜の保護・止血を目的として配合される。

c イソプロピルメチルフェノールは、血管収縮作用による止血効果を期待して用いられる。

d プレドニゾロン酢酸エステルが配合された坐剤及び注入軟膏では、その含有量によらず長期連用を避ける必要がある。

	a	b	c	d
1	誤	正	正	正
2	正	正	誤	誤
3	誤	誤	正	誤
4	誤	正	誤	正
5	正	誤	誤	正

【問113】 下表の成分を含む痔の薬（注入軟膏）に関する次の記述について、正しい組合せを下欄から選びなさい。

1個（2g）中	
プレドニゾロン酢酸エステル	1mg
リドカイン	60mg
アラントイン	20mg
トコフェロール酢酸エステル	50mg

a 上表のプレドニゾロン酢酸エステルの含有量であれば、長期連用を避ける必要はない。

b この薬は、まれに重篤な副作用としてショック（アナフィラキシー）を生じることがある。

c アラントインは、痔による肛門部の創傷の治癒を促す効果を期待して配合されている。

d トコフェロール酢酸エステルは、肛門周囲の末梢血管を収縮させることによる止血効果を期待して配合されている。

下欄

1（a、b） **2**（b、c） **3**（a、d） **4**（c、d）

2 その他の泌尿器用薬

【問114】 次の記述は、泌尿器用薬として用いられる生薬に関するものである。正しいものの組み合わせはどれか。

a ウワウルシは、ツツジ科のクマコケモモの葉を基原とする生薬である。

b モクツウは、アケビ科のアケビ又はミツバアケビの蔓性の茎を、通例、横切りにしたものを基原とする生薬である。

c ブクリョウは、ユリ科のケナシサルトリイバラの塊茎を基原とする生薬である。

d カゴソウは、クワ科のマグワの根皮を基原とする生薬である。

1（a、b） **2**（a、d） **3**（b、c） **4**（c、d）

【 問115 】 泌尿器用薬とその配合成分に関する記述の正誤について、正しい組み合わせはどれか。

a　日本薬局方収載のカゴソウは、煎薬として残尿感、排尿に際して不快感のあるものに用いられる。

b　牛車腎気丸は、胃腸が弱く下痢しやすい人、のぼせが強く赤ら顔で体力の充実している人では、胃部不快感、腹痛等の副作用が現れやすい等、不向きとされる。

c　竜胆瀉肝湯は、体力中等度以上で、下腹部に熱感や痛みがあるものの排尿痛、残尿感、尿の濁り等に適すとされ、胃腸が弱く下痢しやすい人に対して推奨される。

d　ウワウルシは、利尿作用はなく、経口的に摂取した後、尿中に排出される分解代謝物が抗菌作用を示し、尿路の殺菌消毒効果を期待して用いられる。

	a	b	c	d
1	正	正	誤	誤
2	正	誤	正	正
3	誤	誤	誤	正
4	誤	誤	正	誤
5	誤	正	誤	正

【 問116 】 次の泌尿器用薬の配合成分（生薬成分）のうち、利尿作用のほかに、経口的に摂取した後、尿中に排出される分解代謝物が抗菌作用を示し、尿路の殺菌消毒効果を期待して用いられるものとして、**正しいもの**を１つ選びなさい。

1　ソウハクヒ
2　サンキライ
3　キササゲ
4　ウワウルシ
5　ブクリョウ

【問117】 泌尿器に用いられる漢方処方製剤に関する次の記述について、（　）の中に入れるべき製剤の正しい組み合わせはどれか。

（　a　）は、体力に関わらず使用でき、排尿異常があり、ときに口が渇くものの排尿困難、排尿痛、残尿感、頻尿、むくみに適すとされる。

（　b　）は、体力中等度以上で、下腹部に熱感や痛みがあるものの排尿痛、残尿感、尿の濁り、こしけ（おりもの）、頻尿に適すとされるが、胃腸が弱く下痢しやすい人では、胃部不快感、下痢等の副作用が現れやすい等、不向きとされる。

（　c　）は、体力中等度以下で、疲れやすくて尿量減少または多尿で、ときに手足のほてり、口渇があるものの排尿困難、残尿感、頻尿、むくみ、痒み、夜尿症、しびれに適すとされるが、胃腸が弱く下痢しやすい人では、胃部不快感、腹痛、下痢等の副作用が現れやすい等、不向きとされる。

	a	b	c
1	六味丸	猪苓湯	竜胆瀉肝湯
2	猪苓湯	竜胆瀉肝湯	六味丸
3	竜胆瀉肝湯	猪苓湯	六味丸
4	六味丸	竜胆瀉肝湯	猪苓湯

Ⅵ　婦人薬

【問118】 女性に現れる症状と婦人薬に関する記述のうち、正しいものの組み合わせはどれか。

a　婦人薬は、月経及び月経周期に伴って起こる症状を中心として、女性に現れる特有な諸症状の緩和と、保健を主たる目的とする医薬品である。

b　月経の約10〜3日前に現れ、月経終了と共に消失する頭痛、乳房痛などの身体症状や感情の不安定、抑うつなどの精神症状を主体とするものを、月経前症候群という。

c　女性ホルモン成分は、その摂取による胎児の先天性異常の発生は報告されていないため、妊婦又は妊娠していると思われる女性でも使用できる。

d　女性ホルモン成分の長期連用により血栓症を生じるおそれがあり、また、乳癌や脳卒中などの発生確率が高まる可能性もある。

1（a、c）　　2（a、d）　　3（b、c）　　4（b、d）

【 問119 】 月経及び婦人薬の適用対象となる体質・症状に関する以下の記述の正誤について、正しい組み合わせを下から一つ選びなさい。

ア 月経周期は、種々のホルモンの複雑な相互作用によって調節されており、乳腺で産生されるホルモンと、卵巣で産生される女性ホルモンが月経周期に関与する。

イ 加齢とともに卵巣からの女性ホルモンの分泌が減少していき、やがて月経が停止して、妊娠可能な期間が終了することを更年期という。

ウ 血の道症とは、臓器・組織の形態的異常がなく、抑うつや寝つきが悪くなる、神経質、集中力の低下等の精神神経症状が現れる病態のことをいう。

エ 月経の約10～3日前に現れ、月経開始と共に消失する腹部膨満感、頭痛、乳房痛などの身体症状や感情の不安定、抑うつなどの精神症状を主体とするものを、血の道症の中でも特に月経前症候群という。

	ア	イ	ウ	エ
1	正	正	誤	正
2	正	誤	正	誤
3	誤	正	正	誤
4	誤	誤	正	正
5	誤	誤	誤	正

【 問120 】 婦人薬の配合成分に関する記述の正誤について、**正しい組み合わせを1つ選びなさい。**

a 鎮痛・鎮痙作用を期待して、シャクヤクやボタンピが配合されている場合がある。

b シアノコバラミンを摂取することにより尿が黄色くなることがある。

c 鎮静、鎮痛のほか、女性の滞っている月経を促す作用を期待して、モクツウが配合されている場合がある。

	a	b	c
1	正	誤	正
2	正	正	正
3	正	誤	誤
4	誤	正	正
5	誤	正	誤

【 問121 】 婦人薬及びその配合成分に関する記述の正誤について、**正しい組み合わせ**を１つ選びなさい。

a サフランは、女性の滞っている月経を促す作用を期待して配合されている場合がある。

b センキュウは、血行を改善し、血色不良や冷えの症状を緩和するほか、強壮、鎮静、鎮痛等の作用を期待して用いられる。

c エチニルエストラジオールは、長期連用により血栓症を生じるおそれがある。

d コウブシは、利尿作用を期待して配合されている場合がある。

	a	b	c	d
1	正	正	正	誤
2	誤	正	誤	正
3	正	誤	正	誤
4	誤	正	正	正
5	正	誤	誤	正

【 問122 】 婦人薬として用いられる漢方処方製剤に関する記述のうち、正しいものの組み合わせはどれか。

a 加味逍遙散は、まれに重篤な副作用として、肝機能障害、腸間膜静脈硬化症を生じることがあり、構成生薬としてカンゾウを含む。

b 五積散は、発汗傾向の著しい人には不向きとされ、構成生薬としてマオウを含む。

c 桃核承気湯は、妊婦又は妊娠していると思われる女性、授乳婦における使用に関して留意する必要があり、構成生薬としてマオウを含む。

d 当帰芍薬散は、胃腸の弱い人には不向きとされ、構成生薬としてカンゾウを含む。

1 （a、b）　**2** （a、c）　**3** （a、d）　**4** （b、c）　**5** （b、d）

【問123】 婦人薬として用いられる主な漢方処方製剤に関する以下の記述の正誤について、正しい組み合わせはどれか。

a 当帰芍薬散は、体力中等度又はやや虚弱で、冷えがあるものの胃腸炎、腰痛、神経痛、関節痛、月経痛、頭痛、更年期障害、感冒に適すとされる。

b 四物湯は、体力虚弱で、冷え症で皮膚が乾燥、色つやの悪い体質で胃腸障害のないものの月経不順、月経異常、更年期障害、血の道症、冷え症、しもやけ、しみ、貧血、産後あるいは流産後の疲労回復に適すとされる。

c 桂枝茯苓丸は、比較的体力があり、ときに下腹部痛、肩こり、頭重、めまい、のぼせて足冷え等を訴えるものの、月経不順、月経異常、月経痛、更年期障害、血の道症、肩こり、めまい、頭重、打ち身（打撲症）、しもやけ、しみ、湿疹・皮膚炎、にきびに適すとされる。

d 加味逍遙散は、体力中等度以上で、のぼせて便秘しがちなものの月経不順、月経困難症、月経痛、月経時や産後の精神不安、腰痛、便秘、高血圧の随伴症状（頭痛、めまい、肩こり）、痔疾、打撲症に適すとされる。

	a	b	c	d
1	誤	誤	誤	正
2	正	誤	誤	誤
3	正	正	誤	誤
4	誤	正	正	正
5	誤	正	正	誤

【問124】 比較的体力がある40歳代の女性、30代後半から子育てや仕事で忙しく、肩こりやのぼせ、月経不順、月経痛がひどく、月経前になるとそれらの症状がさらにひどくなるという。今回もひどい月経痛で漢方薬を求めて来店した。この人に最も適切な漢方処方製剤を一つ選べ。

1 当帰芍薬散
2 柴胡桂枝乾姜湯
3 桂枝加芍薬湯
4 桂枝茯苓丸
5 猪苓湯

Ⅶ　内服アレルギー用薬（鼻炎用内服薬を含む。）

【 問125 】　アレルギーの症状及びアレルギー用薬に関する以下の記述のうち、誤っているものを一つ選びなさい。

1　蕁麻疹は、アレルゲンとの接触以外に、皮膚への物理的な刺激等によってヒスタミンが肥満細胞から遊離して生じるものが知られている。

2　食品が傷むとヒスタミンやヒスタミンに類似した物質が生成することがあり、そうした食品を摂取することによって生じる蕁麻疹もある。

3　内服アレルギー用薬は、蕁麻疹や湿疹、かぶれ及びそれらに伴う皮膚の痒み又は鼻炎に用いられる内服薬の総称である。

4　鼻炎用内服薬は、鼻粘膜の充血や腫れを和らげる成分（アドレナリン作動成分）や鼻汁分泌やくしゃみを抑える成分（コリン作動成分）等を組み合わせて配合されたものである。

【 問126 】　アレルギーの治療に使われる漢方処方製剤に関する記述について、正しいものの組み合わせはどれか。

a　消風散は、鼻の症状を主とする人に適するとされている。

b　茵蔯蒿湯は、体力中等度以上で口渇があり、尿量少なく、便秘するものの蕁麻疹、口内炎、湿疹・皮膚炎、皮膚の痒みに適するとされている。

c　十味敗毒湯は、比較的体力があるものの鼻づまり、蓄膿症（副鼻腔炎）、慢性鼻炎に適するとされている。

d　辛夷清肺湯は、体力中等度以上で、濃い鼻汁が出て、ときに熱感を伴うものの鼻づまり、慢性鼻炎、蓄膿症（副鼻腔炎）に適するとされている。

1（a、b）　　2（a、c）　　3（b、d）　　4（c、d）

【問127】

アレルギー用薬に関する次のa～dの記述について、正しいものの組み合わせを下の1～5から一つ選び、その番号を解答用紙に記入しなさい。

a　アゼラスチンは、肥満細胞から遊離したヒスタミンが受容体と反応するのを妨げることにより、ヒスタミンの働きを抑える作用を示す。

b　パンテノールは、依存性がある成分であり、長期間にわたって連用された場合、薬物依存につながるおそれがある。

c　フェニレフリン塩酸塩は、副交感神経を刺激して、血管を収縮させることによって鼻粘膜の充血や腫れを和らげることを目的としている。

d　ジフェンヒドラミン塩酸塩は、母乳を与える女性は使用を避けるか、使用する場合には授乳を避ける必要がある。

1（a、b）　　**2**（a、c）　　**3**（a、d）　　**4**（b、d）　　**5**（c、d）

【問128】

内服アレルギー用薬（鼻炎用内服薬を含む。）に配合される成分に関する次の記述の正誤について、正しい組み合わせを下欄から選びなさい。

a　クロルフェニラミンマレイン酸塩は、主に肥満細胞からのヒスタミンの遊離を妨げることにより、ヒスタミンの働きを抑える作用を示す。

b　セレギリン塩酸塩を服用中の患者が、プソイドエフェドリン塩酸塩の配合された鼻炎用内服薬を使用した場合、体内でのプソイドエフェドリンの代謝が促進されて、作用が減弱するおそれがある。

c　抗ヒスタミン成分は、ヒスタミンの働きを抑える作用以外に抗コリン作用も示すため、排尿困難や口渇、便秘等の副作用が現れることがある。

d　抗コリン成分は、鼻腔内の粘液分泌腺からの粘液の分泌を抑えるとともに、鼻腔内の刺激を伝達する副交感神経系の働きを抑えることで、鼻汁分泌やくしゃみを抑える作用がある。

下欄

	a	b	c	d
1	正	正	正	誤
2	正	誤	正	正
3	正	正	誤	誤
4	誤	誤	正	正
5	誤	誤	正	誤

【問129】 アレルギー及びアレルギー用薬に関する記述のうち、正しいものの組み合わせはどれか。

a　アレルゲン（抗原）が皮膚や粘膜から体内に入り込むと、その物質を特異的に認識した免疫グロブリン（抗体）によって肥満細胞が刺激され、ヒスタミンやプロスタグランジン等の物質が遊離する。肥満細胞から遊離したヒスタミンは、血管収縮、血管透過性亢進作用を示す。

b　鼻炎用内服薬と鼻炎用点鼻薬は、同じ成分が用いられることはないため、併用しても影響し合うことはない。

c　アレルゲンとして、小麦、卵等の食品、ハウスダスト（室内塵）、家庭用品に含有される化学物質や金属等が知られている。

d　皮膚感染症（たむし、疥癬等）により、湿疹やかぶれ等に似た症状が現れた場合、アレルギー用薬で一時的に痒み等の緩和を図ることは適当でなく、皮膚感染症そのものに対する対処を優先する必要がある。

1（a、b）　　2（b、c）　　3（c、d）　　4（a、d）

【問130】 内服アレルギー用薬（鼻炎用内服薬を含む。）及びその配合成分に関する次の記述のうち、正しいものはどれか。

1　鼻炎用内服薬と鼻炎用点鼻薬において、同種の作用を有する成分が重複することがあるが、投与経路が違うので、併用しても特に問題はない。

2　プソイドエフェドリン塩酸塩は、抗コリン成分であり、鼻腔内の刺激を伝達する副交感神経の働きを抑えることによって、鼻汁分泌やくしゃみを抑えることを目的として配合される。

3　ベラドンナ総アルカロイドは、ヒスタミンの働きを抑えることを目的として用いられる。

4　クロルフェニラミンマレイン酸塩は、ヒスタミンの働きを抑える作用以外に抗コリン作用も示すため、排尿困難や口渇、便秘等の副作用が現れることがある。

5　シンイは、ウマノスズクサ科のケイリンサイシン又はウスバサイシンの根及び根茎を基原とする生薬で、鎮痛、鎮咳、利尿等の作用を有するとされ、鼻閉への効果を期待して用いられる。

144

【問131】

内服アレルギー用薬（鼻炎用内服薬を含む。）に配合されている主な成分とその副作用の関係について、正しい組み合わせを下から一つ選びなさい。

	成分	副作用
ア	メキタジン ────────────	ショック（アナフィラキシー）
イ	ベラドンナ総アルカロイド ───	偽アルドステロン症
ウ	プソイドエフェドリン塩酸塩 ──	不眠、神経過敏
エ	グリチルリチン酸二カリウム ──	散瞳、口渇

1（ア、イ）　　**2**（ア、ウ）　　**3**（イ、エ）　　**4**（ウ、エ）

第3章

主な医薬品とその作用

【問132】

次の表は、ある一般用医薬品の内服アレルギー用薬に含まれている成分の一覧である。この内服アレルギー用薬に関する次の記述について、誤っているものはどれか。

3カプセル中	
メキタジン	4mg
プソイドエフェドリン塩酸塩	75mg
dl－メチルエフェドリン塩酸塩	60mg
ベラドンナ総アルカロイド	0.4mg
グリチルリチン酸二カリウム	60mg
無水カフェイン	90mg

1 ヒスタミンが受容体と反応するのを妨げる。

2 副交感神経系の働きを抑える。

3 鼻粘膜の血管を収縮させ、鼻粘膜の充血や腫れを和らげる。

4 副作用として不眠や神経過敏が現れることがある。

5 セレギリン塩酸塩を服用している場合、体内でのプソイドエフェドリンの代謝が促進されて、作用が減弱するおそれがある。

【問133】

内服アレルギー用薬として用いられる漢方処方製剤に関する記述について、（　）の中に入れるべき字句の正しい組み合わせはどれか。

使用する人の（ a ）と症状にあわせて漢方処方が選択されることが重要である。（ b ）の症状を主とする人に適すとされるものとして、十味敗毒湯、消風散、当帰飲子等が、（ c ）の症状を主とする人に適すとされるものとして、葛根湯加川芎辛夷、小青竜湯、辛夷清肺湯等がある。

	a	b	c
1	年齢	皮膚	鼻
2	年齢	皮膚	目
3	年齢	鼻	皮膚
4	体質	皮膚	鼻
5	体質	鼻	皮膚

【問134】

内服アレルギー用薬の漢方処方製剤に関する次の記述について、（　）の中に入れるべき字句の正しい組合せはどれか。

内服アレルギー用薬の漢方処方製剤のうち、（ a ）及び（ b ）は、皮膚の症状を主とする人に適するとされ、いずれも構成生薬として（ c ）を含む。

	a	b	c
1	茵蔯蒿湯	葛根湯加川芎辛夷	マオウ
2	十味敗毒湯	葛根湯加川芎辛夷	マオウ
3	茵蔯蒿湯	当帰飲子	カンゾウ
4	消風散	当帰飲子	カンゾウ
5	消風散	辛夷清肺湯	カンゾウ

【問135】 登録販売者が、顔、首、手の甲などに痒みがある顧客からの相談を受ける際、各々の顧客への対応について、正しいものの組合せを一つ選べ。

a　眠くならない飲み薬を希望されたので、ヒスタミンの作用を抑える働きのあるメキタジンを含有する製品を推奨した。

b　「屋外で作業をすると症状が出ることが多い」と言っておられるので、アレルギーの一種である日光蕁麻疹の可能性も考えた。

c　漢方薬を希望されたので、体質や体力と症状を確認し、茵蔯蒿湯を推奨した。

d　漢方処方製剤ではない一般用医薬品のアレルギー用薬を販売したが、4週間続けて使用しても症状の改善がみられない場合には、医師の診療を受けるようお願いした。

1（a、b）　　**2**（b、c）　　**3**（b、d）　　**4**（c、d）

Ⅷ　鼻に用いる薬

【問136】 鼻炎用点鼻薬に関する記述のうち、正しいものの組み合わせはどれか。

a　鼻炎用点鼻薬の剤形は、スプレー式で鼻腔内に噴霧するものが多い。

b　鼻炎用点鼻薬は、鼻炎の原因そのものを取り除くことができる。

c　くしゃみや鼻汁等の症状を緩和することを目的として、ケトチフェンフマル酸塩等の抗ヒスタミン成分が配合されている場合がある。

d　アドレナリン作動成分が配合された点鼻薬は、過度に使用されると鼻粘膜の血管が反応しなくなり、逆に血管が収縮して鼻づまり（鼻閉）がひどくなりやすい。

1（a、b）　　**2**（a、c）　　**3**（b、d）　　**4**（c、d）

【 問137 】 鼻炎用点鼻薬及びその配合成分に関する記述の正誤について、正しい組み合わせはどれか。

a フェニレフリン塩酸塩が配合された点鼻薬は、過度に使用されると鼻粘膜の血管が反応しなくなり、血管が拡張して二次充血を招き、鼻づまり（鼻閉）がひどくなりやすい。

b セチルピリジニウム塩化物は、ヒスタミンの働きを抑える作用を期待して用いられる。

c クロモグリク酸ナトリウムは、アレルギー性ではない鼻炎や副鼻腔炎に対して有効である。

d くしゃみや鼻汁等の症状を緩和することを目的として、クロルフェニラミンマレイン酸塩等の抗ヒスタミン成分が配合されている場合がある。

	a	b	c	d			a	b	c	d
1	正	誤	誤	正		4	誤	正	誤	正
2	誤	正	誤	誤		5	誤	誤	正	誤
3	正	誤	正	誤						

【 問138 】 鼻炎薬に配合される成分及び主な作用に関する以下の関係の正誤について、正しい組み合わせを下から一つ選びなさい。

	成分	主な作用
ア	クロモグリク酸ナトリウム	肥満細胞からヒスタミンの遊離を抑え、鼻アレルギー症状を緩和する。
イ	ナファゾリン塩酸塩	交感神経系を刺激して鼻粘膜を通っている血管を収縮させ、鼻粘膜の充血や腫れを和らげる。
ウ	クロルフェニラミンマレイン酸塩	局所麻酔作用により、鼻粘膜の過敏性や痛みや痒みを抑える。
エ	ベンゼトニウム塩化物	陽性界面活性成分であり、鼻粘膜を清潔に保ち、細菌による二次感染を防止する。

	ア	イ	ウ	エ
1	正	正	正	誤
2	正	正	誤	正
3	正	誤	誤	正
4	誤	正	誤	誤
5	誤	誤	正	正

次の表は、ある鼻炎用点鼻薬に含まれている成分の一覧である。

```
1 mL 中
  テトラヒドロゾリン塩酸塩          1mg
  クロルフェニラミンマレイン酸塩      5mg
  ベンゼトニウム塩化物           0.2mg
  リドカイン                5mg
```

この医薬品に関する以下の記述のうち、正しいものの組み合わせを下から一つ選びなさい。

ア テトラヒドロゾリン塩酸塩は、肥満細胞からヒスタミンの遊離を抑える作用を示す。

イ ベンゼトニウム塩化物は、殺菌消毒作用を示し、細菌、ウイルスに効果がある。

ウ リドカインは、鼻粘膜の過敏性や痛み、痒みを抑えることを目的として配合されている。

エ この点鼻薬を過度に使用すると、逆に鼻づまり（鼻閉）がひどくなりやすい。

  1 （ア、イ）   **2** （ア、エ）   **3** （イ、ウ）   **4** （ウ、エ）

解説▶別冊 p.62〜63 ▶▶

IX 眼科用薬

【問140】
点眼薬に関する以下の記述について、（　　）の中に入れるべき字句の正しい組み合わせを下から一つ選び、その番号を解答欄に記入しなさい。なお、同じ記号の（　　）内には同じ字句が入ります。

　一般用医薬品の点眼薬は、その主たる配合成分から、（　ア　）、一般点眼薬、抗菌性点眼薬、アレルギー用点眼薬に大別される。

　（　ア　）は、涙液成分を補うことを目的とするもので、目の疲れや乾き、コンタクトレンズ装着時の不快感等に用いられる。一般点眼薬は、目の疲れや痒み、結膜充血等の症状を抑える成分が配合されているものである。アレルギー用点眼薬は、花粉、ハウスダスト等のアレルゲンによる目のアレルギー症状（流涙、目の痒み、結膜充血等）の緩和を目的とし、（　イ　）や抗アレルギー成分が配合されているものである。抗菌性点眼薬は、抗菌成分が配合され、結膜炎（はやり目）やものもらい（麦粒腫）、（　ウ　）等に用いられるものである。

	ア	イ	ウ
1	人工涙液	ステロイド性抗炎症成分	眼瞼炎（まぶたのただれ）
2	コンタクトレンズ装着液	ステロイド性抗炎症成分	緑内障
3	人工涙液	抗ヒスタミン成分	眼瞼炎（まぶたのただれ）
4	コンタクトレンズ装着液	ステロイド性抗炎症成分	眼瞼炎（まぶたのただれ）
5	人工涙液	抗ヒスタミン成分	緑内障

【問141】
眼科用薬に含まれる成分と、その主な配合目的に関する次の組み合わせのうち、正しいものはどれか。

	成分	主な配合目的
1	プラノプロフェン	視力調整等の反応を改善する作用
2	精製ヒアルロン酸ナトリウム	肥満細胞からのヒスタミン遊離を抑える作用
3	ネオスチグミンメチル硫酸塩	目の調節機能を改善する作用
4	ホウ酸	炎症を生じた眼粘膜の組織修復を促す作用

【**問142**】 点眼薬を使用する際の注意点に関する次の記述について、正しいものの組み合わせを下欄から選びなさい。

a 点眼の際に容器の先端がまぶたやまつげに触れると、薬液の汚染を生じる原因となるため、触れないように注意しながら点眼する。

b 点眼後は、しばらくまぶたを閉じて目頭を押さえると、薬液が鼻腔内へ流れ込むのを防ぐことができ、効果的である。

c 点眼薬の容器に記載されている使用期限は、開封後冷所保存した状態における期限を示したものである。

d 点眼薬では、目の充血やかゆみ、腫れ等の局所性の副作用が現れることはあるが、全身性の副作用が現れることはない。

下欄

1（a、b）　　**2**（a、c）　　**3**（b、d）　　**4**（c、d）

【**問143**】 一般用医薬品の眼科用薬に配合される成分に関する記述の正誤について、正しい組合せを一つ選べ。

a ネオスチグミンメチル硫酸塩は、毛様体におけるアセチルコリンの働きを抑えることで、目の調節機能を改善する効果を目的として用いられる。

b ヒスタミンの働きを抑えることにより、目の痒みを和らげることを目的として、ケトチフェンフマル酸塩が配合されている場合がある。

c パンテノールは、結膜の充血を改善するのに必須なビタミン成分である。

d イプシロン−アミノカプロン酸は、目の乾きを改善する有効成分として眼科用薬に用いられる。

	a	b	c	d
1	正	正	誤	誤
2	正	誤	正	正
3	誤	正	誤	誤
4	正	誤	正	誤
5	誤	誤	正	正

解説▶別冊 p.63〜64 ▶▶

【問144】

眼科用薬の配合成分に関する記述のうち、正しいものの組み合わせはどれか。

a　ヒドロキシプロピルメチルセルロースは、角膜の乾燥を防ぐことを期待して配合される。

b　スルファメトキサゾールナトリウムは、目の疲れを改善することを期待して配合される。

c　アズレンスルホン酸ナトリウム（水溶性アズレン）は、炎症を生じた眼粘膜の組織修復を促す作用を期待して配合される。

d　ホウ酸は、眼粘膜のタンパク質と結合して皮膜を形成し、外部の刺激から保護する作用を期待して配合される。

1（a、c）　　**2**（b、c）　　**3**（b、d）　　**4**（a、d）

【問145】

眼科用薬の配合成分とその配合目的の関係について、正しいものの組合せを下欄から選びなさい。

	（配合成分）		（配合目的）
a	ナファゾリン塩酸塩	———	目の充血を除去する
b	アズレンスルホン酸ナトリウム	—	角膜の乾燥を防ぐ
c	硫酸亜鉛水和物	———	外部の刺激から保護する
d	コンドロイチン硫酸ナトリウム	—	眼粘膜の組織修復を促す

下欄

1（a、c）　　**2**（a、d）　　**3**（b、c）　　**4**（b、d）

【問146】 ものもらい（麦粒腫）の症状を改善するために、スルファメトキサゾール含有の点眼薬を購入したいという顧客に対し、登録販売者が行う説明として、正しいものの組合せを一つ選べ。

a この点眼薬には、抗菌作用があるサルファ剤という薬が配合されています。

b この点眼薬は、すべての細菌に対して効果があるわけではありません。

c この点眼薬は、ウイルスには効果がありませんが、真菌には有効な薬です。

d 20日ほど使用しても症状が改善しない場合は、眼科専門医の診療を受けてください。

1 （a、b） 2 （a、c） 3 （b、d） 4 （c、d）

【問147】 次の表は、ある点眼薬に配合されている成分の一部である。この医薬品に含まれる成分に関する記述のうち、正しいものの組み合わせはどれか。

100mL 中	
ピリドキシン塩酸塩	0.04g
テトラヒドロゾリン塩酸塩	0.01g
ネオスチグミンメチル硫酸塩	0.005g
イプシロン-アミノカプロン酸	2.0g

a ピリドキシン塩酸塩は、末梢の微小循環を促進させることにより、結膜充血、疲れ目等の症状を改善する効果を期待して配合されている。

b テトラヒドロゾリン塩酸塩は、結膜を通っている血管を収縮させて目の充血を除去することを目的として配合されている。

c ネオスチグミンメチル硫酸塩は、目の痒みを和らげることを目的として配合されている。

d イプシロン-アミノカプロン酸は、炎症の原因となる物質の生成を抑える作用を示し、目の炎症を改善する効果を期待して配合されている。

1 （a、c） 2 （b、c） 3 （b、d） 4 （a、d）

X 皮膚に用いる薬

【問148】 皮膚に用いる薬に関する記述のうち、正しいものの組み合わせはどれか。

a 外皮用薬は、表皮の角質層が柔らかくなることで有効成分が過剰に浸透するおそれがあるため、入浴後の使用は好ましくないとされている。

b 軟膏剤やクリーム剤は、容器から直接指に取り、患部に塗布したあと、また指に取ることを繰り返すと、容器内に雑菌が混入するおそれがあるため、いったん手の甲などに必要量を取ってから患部に塗布することが望ましい。

c スプレー剤やエアゾール剤は、患部に近づけて、同じ部位に連続して噴霧することが望ましい。

d テープ剤やパップ剤といった貼付剤を同じ部位に連続して貼付すると、かぶれ等が生じやすくなる。

1（a，b） **2**（a，c） **3**（b，c） **4**（b，d） **5**（c，d）

【問149】 一般的な創傷への対応に関する記述の正誤について、正しい組み合わせはどれか。

a 創傷部に殺菌消毒薬を繰り返し適用すると、皮膚常在菌が殺菌されてしまい、また、殺菌消毒成分により組織修復が妨げられて、かえって治癒しにくくなったり、状態を悪化させることがある。

b 水洗が不十分で創傷面の内部に汚れが残ったまま、創傷表面を乾燥させるタイプの医薬品を使用すると、内部で雑菌が増殖して化膿することがある。

c 火傷（熱傷）は、できるだけ早く、水道水などで熱傷部を冷やすことが重要であり、冷やした後は、水疱（水ぶくれ）を破ってから、ガーゼ等で覆うとよいとされている。

d 出血しているときは、創傷部に清潔なガーゼやハンカチ等を当てて圧迫し、止血する。このとき、創傷部を心臓よりも低くして圧迫すると、止血効果が高い。

	a	b	c	d		a	b	c	d
1	誤	誤	正	正	**4**	正	正	正	誤
2	正	誤	誤	正	**5**	誤	正	正	正
3	正	正	誤	誤					

【問150】 殺菌消毒成分に関する記述の正誤について、正しい組み合わせはどれか。

a アクリノールは、一般細菌類、真菌、結核菌、ウイルスに殺菌消毒作用を示す。

b 消毒用エタノールは、手指・皮膚の消毒のほか、創傷面の殺菌・消毒にも用いられることがある。

c 創傷部に殺菌消毒薬を繰り返し適用すると、殺菌消毒成分により組織修復が妨げられ、かえって治癒しにくくなることがある。

d オキシドール（過酸化水素水）は、作用が持続的で、組織への浸透性が高い。

	a	b	c	d		a	b	c	d
1	正	正	誤	正	4	誤	誤	正	正
2	正	誤	正	誤	5	誤	正	誤	誤
3	誤	正	正	誤					

【問151】 外皮用薬及びその配合成分に関する記述の正誤について、正しい組み合わせはどれか。

a ヘパリン類似物質には、血液凝固を抑える働きがあるため、出血しやすい人、出血が止まりにくい人、出血性血液疾患（血友病、血小板減少症等）の診断を受けた人では、使用を避ける必要がある。

b ステロイド性抗炎症成分が配合された一般用医薬品の外皮用薬を使用して症状が抑えられた場合には、長期間にわたって使用することが適切である。

c 紫外線により、使用中又は使用後しばらくしてから重篤な光線過敏症が現れることがあるため、ケトプロフェンが配合された外皮用薬を使用している間及び使用後も当分の間は、天候にかかわらず、戸外活動を避けるとともに、日常の外出時も塗布部を衣服、サポーター等で覆い、紫外線に当たるのを避ける必要がある。

d きり傷、擦り傷等の創傷面の痛みや、あせも、虫さされ等による皮膚の痒（かゆ）みを和らげることを目的として、局所麻酔成分であるポリエチレンスルホン酸ナトリウムが配合されている場合がある。

	a	b	c	d		a	b	c	d
1	誤	正	正	誤	4	正	誤	正	誤
2	正	誤	正	正	5	正	正	誤	正
3	誤	正	誤	正					

解説▶別冊 p.65 ▶▶

【問152】 皮膚に用いる薬に関する記述の正誤について、正しい組み合わせはどれか。

a 外皮用薬は、表皮の角質層が柔らかくなることで有効成分が浸透しやすくなることから、入浴後に用いるのが効果的とされる。

b 非ステロイド性抗炎症成分であるインドメタシンには、殺菌作用はないため、皮膚感染症に対しては効果がなく、痛みや腫れを鎮めることでかえって皮膚感染が自覚されにくくなる（不顕性化する）おそれがある。

c 湿疹とみずむし等の初期症状は類似していることが多く、湿疹に抗真菌作用を有する成分を使用すると、かえって湿疹の悪化を招くことがある。

d ぜにたむしやいんきんたむしで患部が広範囲に及ぶ場合でも外皮用薬の使用のみで十分であり、医療機関（皮膚科）における全身的な治療（内服抗真菌薬の処方）を必要とする場合はない。

	a	b	c	d
1	誤	誤	正	正
2	正	誤	誤	正
3	正	正	誤	誤
4	正	正	正	誤
5	誤	正	正	正

【問153】 外皮用薬に用いられるステロイド性抗炎症成分に関する次の記述のうち、正しいものはどれか。

1 ヒドロコルチゾンは、水痘（水疱瘡）、みずむし、たむしに使用することができる。

2 ステロイド性抗炎症成分をコルチゾンに換算して 1g 又は 1mL 中 0.025mg を超えて含有する製品では、特に長期連用を避ける必要がある。

3 主なステロイド性抗炎症成分として、デキサメタゾン、プレドニゾロン酢酸エステル、ケトプロフェン等がある。

4 ステロイド性抗炎症成分は、広範囲に生じた皮膚症状や、慢性の湿疹・皮膚炎を対象とするものである。

5 ステロイド性抗炎症成分は、ステロイド骨格を持ち、NSAIDs と呼ばれる。

【 問154 】 外皮用薬として用いられる非ステロイド性抗炎症成分に関する記述について、正しいものの組み合わせはどれか。

a インドメタシンは、皮膚の下層にある骨格筋や関節部まで浸透してプロスタグランジンの産生を抑える。

b ケトプロフェンは、皮膚の炎症によるほてりや痒み等の緩和を目的として用いられる。

c ジクロフェナクナトリウムは、筋肉痛、関節痛、打撲、捻挫等による鎮痛等を目的として用いられる。

d フェルビナクは、殺菌作用を有するため、皮膚感染症に対しても効果がある。

1 （a、b） 2 （a、c） 3 （b、d） 4 （c、d）

【 問155 】 肌の角質化、かさつき等を改善する成分を含む外皮用薬に関する記述のうち、**正しいものの組み合わせ**を 1 つ選びなさい。

a いぼに用いる角質軟化薬には、医薬部外品として製造販売されているものがある。

b 角質軟化薬には、いぼの原因となるウイルスに対する抑制作用はない。

c サリチル酸は、皮膚の角質層を構成するケラチンを変質させることにより角質軟化作用を示す。

d ヘパリン類似物質は、角質層の水分保持量を高め、皮膚の乾燥を改善することを目的として用いられる。

1 （a、b） 2 （a、c） 3 （b、d） 4 （c、d）

【問156】 角質軟化薬及びにきび用薬の配合成分に関する次の記述のうち、正しいものの組合せはどれか。

a　ホモスルファミンは、細菌の細胞壁合成を阻害することにより抗菌作用を示す。

b　クロラムフェニコールは、細菌のタンパク質合成を阻害することにより抗菌作用を示す。

c　尿素は、角質層の水分保持量を高め、皮膚の乾燥を改善することを目的として用いられる。

d　バシトラシンは、皮膚の角質層を構成するケラチンを変質させることにより、角質軟化作用を示す。

1（a、b）　**2**（a、c）　**3**（b、c）　**4**（b、d）　**5**（c、d）

【問157】 表在性真菌感染症とその治療に用いる医薬品に関する以下の記述のうち、正しいものの組み合わせを下から一つ選び、その番号を解答欄に記入しなさい。

ア　ぜにたむしは、輪状の小さな丸い病巣が胴や四肢に発生し、発赤と鱗屑（りんせつ）、痒み（かゆ）を伴う。

イ　頭部白癬（せん）は小児に多く、清浄に保てば自然治癒することが多いので、炎症が著しい場合でも医師の診療を受ける必要はない。

ウ　一般的に、じゅくじゅくと湿潤している患部に使用する医薬品の剤形は、液剤が適すとされる。

エ　イミダゾール系抗真菌成分の副作用として、かぶれ、腫れ、刺激感が現れることがある。

1（ア、イ）　**2**（ア、エ）　**3**（イ、ウ）　**4**（ウ、エ）

【 問158 】 みずむし・たむし用薬の配合成分に関する次の記述のうち、正しいものの組合せはどれか。

a　ミコナゾール硝酸塩は、皮膚糸状菌の細胞膜を構成する成分の産生を妨げたり、細胞膜の透過性を変化させることにより、その増殖を抑える。

b　テルビナフィン塩酸塩は、菌の呼吸や代謝を妨げることにより、皮膚糸状菌の増殖を抑える。

c　シクロピロクスオラミンは、患部を酸性にすることで、皮膚糸状菌の発育を抑える。

d　生薬成分として、モクキンピ（アオイ科のムクゲの幹皮を基原とする生薬）のエキスは、皮膚糸状菌の増殖を抑える作用を期待して用いられる。

1（a、b）　2（a、c）　3（a、d）　4（b、c）　5（c、d）

【 問159 】 毛髪用薬の配合成分に関する次の記述の正誤について、正しい組合せはどれか。

a　ヒノキチオールは、ヒノキ科のタイワンヒノキ、ヒバ等から得られた精油成分で、抗菌、抗炎症などの作用を期待して用いられる。

b　カルプロニウム塩化物は、末梢組織において抗コリン作用を示し、頭皮の血管を拡張、毛根への血行を促すことによる発毛効果を期待して用いられる。

c　カシュウは、ウコギ科の生薬で、血行促進、抗炎症などの作用を期待して用いられる。

	a	b	c
1	正	正	正
2	誤	正	正
3	正	正	誤
4	正	誤	誤
5	誤	誤	正

XI　歯や口中に用いる薬

1　歯痛・歯槽膿漏薬

【 問160 】　歯痛・歯槽膿漏及びそれらに用いられる薬に関する記述のうち、正しいものはどれか。

1　歯痛は、多くの場合、歯の齲蝕（むし歯）とそれに伴う歯髄炎によって起こり、歯痛薬には炎症を和らげることを目的として、ジブカイン塩酸塩、テーカイン等の抗炎症成分が用いられる。

2　歯と歯肉の境目にある溝（歯肉溝）では細菌が繁殖しやすく、歯肉に炎症を起こすことがあり、この炎症が歯周組織全体に広がると歯周炎（歯槽膿漏）となる。

3　歯の齲蝕のほか、第三大臼歯（親知らず）の伸長による痛みにも外用歯痛薬は効果がある。

4　歯槽膿漏薬の外用薬に配合される生薬成分であるカミツレは、歯周組織からの出血を抑える作用を期待して用いられる。

【 問161 】　歯や口中に用いる薬の配合成分とその配合目的の関係について、正しいものの組合せを下欄から選びなさい。

	（配合成分）		（配合目的）
a	フィトナジオン	———	止血
b	チョウジ油	———	抗炎症作用
c	銅クロロフィリンナトリウム	—	殺菌消毒
d	アミノ安息香酸エチル	———	組織修復

下欄

1（a、b）　2（a、d）　3（b、c）　4（c、d）

2　口内炎用薬

【問162】

口内炎及び口内炎用薬に関する記述のうち、正しいものの組み合わせはどれか。

a　口内炎や舌炎は、いずれも口腔粘膜に生じる炎症で、口内炎用薬は、これらの症状の緩和を目的として口腔内局所に適用される外用薬である。

b　口内炎は、一般用医薬品の副作用として現れることはない。

c　口腔粘膜の組織修復を促す作用を期待して、アクリノールが配合されている場合がある。

d　口内炎用薬は、口腔内を清浄にしてから使用することが重要であり、口腔咽喉薬、含嗽薬などを使用する場合には、十分な間隔を置くべきである。

1（a、b）　　**2**（a、c）　　**3**（c、d）　　**4**（a、d）

【問163】

口内炎用薬及びその配合成分に関する次の記述の正誤について、正しい組合せはどれか。

a　口腔粘膜の組織修復を促す作用を期待して、アズレンスルホン酸ナトリウム（水溶性アズレン）が配合されている場合がある。

b　茵蔯蒿湯は口内炎の内服薬としても使用されるが、胃腸が弱く下痢をしやすい人には不向きとされる。

c　患部からの細菌感染を防止することを目的として、クロルヘキシジン塩酸塩等の殺菌消毒成分が配合されている場合がある。

d　シコンは、アカネ科のクチナシの果実で、ときには湯通し又は蒸したものを基原とする生薬で、抗炎症作用を期待して用いられる。

	a	b	c	d
1	正	誤	誤	正
2	誤	誤	正	正
3	正	正	正	誤
4	正	誤	誤	誤
5	誤	正	正	誤

XⅡ　禁煙補助剤

【問164】　一般用医薬品の禁煙補助剤に関する記述について、正しいものの組合せを一つ選べ。

a　禁煙補助剤は、鎮咳去痰薬、鼻炎用薬、痔疾用薬等のアドレナリン作動成分が配合された医薬品と併用すると、これら併用された医薬品の作用を増強させるおそれがある。

b　咀嚼剤は、ゆっくりと断続的に噛むことにより口腔内に放出されたニコチンが、主として腸管から吸収されて循環血液中に移行することにより効果を発揮する。

c　咀嚼剤は、口腔内が酸性になるとニコチンの吸収が低下するため、コーヒーや炭酸飲料を摂取した後しばらくは使用を避ける。

d　禁煙補助剤の使用開始から1〜2週間の間に、血中ニコチン濃度の上昇によって生じるニコチン離脱症状（イライラ感、集中困難、落ち着かない等）が現れることがある。

　1（a、b）　　**2**（a、c）　　**3**（b、d）　　**4**（c、d）

【問165】

禁煙補助剤に関する記述の正誤について、正しい組み合わせはどれか。

a　禁煙補助剤は、ニコチン離脱症状を軽減するニコチン置換療法に使用される、ニコチンを有効成分とする医薬品である。

b　咀嚼剤は、菓子のガムのように噛むと唾液が多く分泌され、ニコチンが唾液とともに飲み込まれてしまい、肺からの吸収が十分なされず、吐きけ等の副作用が現れやすくなる。

c　禁煙補助剤は、通常、喫煙の量を徐々に減らしながら使用する。

d　投与経路の異なる他のニコチン含有製剤を併用しても、ニコチンの過剰摂取とはならないため、禁煙達成を早めることができる。

	a	b	c	d
1	正	正	正	誤
2	正	誤	誤	誤
3	正	誤	誤	正
4	誤	正	正	誤
5	誤	誤	誤	誤

XIII　滋養強壮保健薬

【問166】

ビタミン主薬製剤に関する以下の関係の正誤について、正しい組み合わせを下から一つ選びなさい。

	ビタミン成分	主薬	用途
ア	ビタミンB$_2$	シアノコバラミン	貧血用薬
イ	ビタミンB$_6$	ピリドキサールリン酸エステル	口内炎
ウ	ビタミンE	トコフェロール	肩こり
エ	ビタミンA	レチノール酢酸エステル	くる病の予防

	ア	イ	ウ	エ
1	正	正	誤	誤
2	正	誤	正	正
3	誤	正	正	誤
4	誤	正	誤	正
5	誤	誤	誤	正

【問167】 滋養強壮保健薬に関する以下の記述のうち、正しいものを一つ選び、その番号を解答欄に記入しなさい。

1　滋養強壮保健薬は、体調不良を生じやすい状態や体質の改善、特定の栄養素の不足による症状の改善等を目的として、ビタミン成分、カルシウム、アミノ酸、生薬成分等が配合された医薬品である。

2　ビタミン等の補給を目的とするものとして医薬部外品の保健薬があるが、それらの効能・効果の範囲は、滋養強壮、虚弱体質の改善、神経痛や筋肉痛等の症状の緩和等に限定されている。

3　滋養強壮保健薬は、多く摂取したからといって適用となっている症状の改善が早まるものではないが、滋養強壮の効果は高まる。

4　滋養強壮保健薬は、ある程度継続して使用されることによって効果が得られる性質の医薬品であるので、3ヶ月位は使用を継続する必要がある。

【問168】 滋養強壮保健薬に含まれるビタミン成分に関する記述の正誤について、正しい組み合わせはどれか。

a　ビタミンAは、夜間視力を維持したり、皮膚や粘膜の機能を正常に保つために重要な栄養素である。

b　ビタミンDは、腸管でのカルシウム吸収及び尿細管でのカルシウム再吸収を促して、骨の形成を助ける栄養素である。

c　ビタミンEは、タンパク質の代謝に関与し、皮膚や粘膜の健康維持、神経機能の維持に重要な栄養素である。

d　ビタミンB_1は、炭水化物からのエネルギー産生に不可欠な栄養素で、神経の正常な働きを維持する作用がある。

	a	b	c	d
1	正	正	誤	正
2	正	誤	正	誤
3	正	正	誤	誤
4	誤	正	正	正
5	誤	誤	誤	正

【問169】 滋養強壮保健薬に関する記述の正誤について、正しい組み合わせはどれか。

a　カルシウムを含む成分は、胃腸薬等、カルシウムの補給を目的としない医薬品においても配合されており、カルシウム主薬製剤との併用によりカルシウムの過剰摂取を生じることがないように留意する必要がある。

b　補中益気湯は、体力虚弱で、元気がなく、胃腸の働きが衰えて、疲れやすいものの虚弱体質、疲労倦怠、病後・術後の衰弱、食欲不振、ねあせ、感冒に適すとされる。

c　アスパラギン酸ナトリウムは、米油及び米胚芽油から見出された抗酸化作用を示す成分で、ビタミンE等と組み合わせて配合されている場合がある。

d　コンドロイチン硫酸ナトリウムは、肝臓の働きを助け、肝血流を促進する働きがあり、全身倦怠感や疲労時の栄養補給を目的として配合されている場合がある。

	a	b	c	d		a	b	c	d
1	誤	誤	正	正	4	正	正	正	誤
2	正	誤	誤	正	5	誤	正	正	正
3	正	正	誤	誤					

【問170】 滋養強壮保健薬及びその配合成分に関する記述の正誤について、**正しい組み合わせ**を1つ選びなさい。

a　ビオチンは、皮膚や粘膜などの機能を維持することを助ける栄養素として配合されている。

b　グルクロノラクトンは、生体におけるエネルギーの産生効率を高めるとされ、骨格筋に溜まった乳酸の分解を促す等の働きを期待して配合されている。

c　タウリンは、肝臓機能を改善する働きがあるとされる。

d　十全大補湯は、体力虚弱なものの病後・術後の体力低下、疲労倦怠、食欲不振、ねあせ、手足の冷え、貧血に適すとされる。

	a	b	c	d
1	誤	正	正	誤
2	正	誤	誤	正
3	正	誤	正	誤
4	誤	正	誤	正
5	正	誤	正	正

第3章　主な医薬品とその作用

【問171】 滋養強壮保健薬及びその配合成分に関する記述の正誤について、正しい組み合わせはどれか。

a　グルクロノラクトンは、軟骨組織の主成分であり、軟骨成分を形成及び修復する働きがある。

b　ハンピは、クロウメモドキ科のナツメの果実を基原とする生薬で、神経系の興奮や副腎皮質の機能亢進等の作用により、外界からのストレス刺激に対する抵抗力や新陳代謝を高める。

c　システインが主薬として配合された製剤は、しみ・そばかす・日焼けなどの色素沈着症、全身倦怠、二日酔い、にきび、湿疹、蕁麻疹、かぶれ等の症状の緩和に用いられる。

d　ガンマ-オリザノールは、米油及び米胚芽油から見出された抗酸化作用を示す成分である。

	a	b	c	d			a	b	c	d
1	正	正	誤	誤		4	誤	誤	誤	正
2	誤	正	正	誤		5	正	誤	誤	誤
3	誤	誤	正	正						

XIV　漢方処方製剤・生薬製剤

1　漢方処方製剤

【問172】 漢方の特徴や漢方薬の使用における基本的な考え方に関する記述のうち、**正しいものの組み合わせ**を1つ選びなさい。

a　患者の「証」（体質及び症状）に合った漢方処方が選択されれば効果が期待できるが、合わないものが選択された場合には、効果が得られないばかりでなく、副作用を生じやすくなる。

b　漢方薬は、現代中国で利用されている中医学に基づく薬剤と同じものである。

c　漢方処方製剤は、用法用量において適用年齢の下限が設けられていない場合であっても、生後3ヶ月未満の乳児には使用しないこととされている。

d　漢方薬は、すべからく作用が穏やかで、重篤な副作用は起きない。

　　1（a、b）　　2（a、c）　　3（b、d）　　4（c、d）

【 問173 】 漢方処方製剤とその主な適応症の関係について、正しいものの組合せを下欄から選びなさい。

（漢方処方製剤）（主な適応症）

a 芍薬甘草湯 ― 筋肉の痙攣、腹痛

b 抑肝散 ――― 発熱、胃炎

c 六君子湯 ―― 強心作用

d 桔梗湯 ――― 扁桃炎

下欄

1（a、b） **2**（a、d） **3**（b、c） **4**（c、d）

【 問174 】 漢方処方製剤に関する次の記述の正誤について、正しい組合せはどれか。

a 補中益気湯は、体力虚弱で、元気がなく、胃腸の働きが衰えて、疲れやすいものの虚弱体質、疲労倦怠、病後・術後の衰弱、食欲不振、ねあせ、感冒に適すとされる。

b 温経湯は、体力に関わらず使用でき、排尿異常があり、ときに口が渇くものの排尿困難、排尿痛、残尿感、頻尿、むくみに適すとされる。

c 猪苓湯は、体力中等度以下で、手足がほてり、唇が乾くものの月経不順、月経困難、こしけ（おりもの）、更年期障害、不眠、神経症、湿疹・皮膚炎、足腰の冷え、しもやけ、手あれ（手の湿疹・皮膚炎）に適すとされる。

	a	b	c
1	正	正	正
2	誤	誤	正
3	正	誤	誤
4	誤	正	誤

解説 ▶ 別冊 p.70 ▶▶

【 問175 】

次の漢方処方製剤のしばり（使用制限）と適用となる症状に関する記述の正誤について、正しい組合せはどれか。

漢方処方製剤
・・・ しばり（使用制限）
・・・ 適用となる症状

a 防風通聖散
・・・ 体力中等度以下で、口渇があり、尿量少なく、便秘するもの
・・・ 蕁麻疹、口内炎、湿疹・皮膚炎、皮膚のかゆみ

b 防已黄耆湯
・・・ 体力中等度以下で、疲れやすく、汗のかきやすい傾向があるもの
・・・ 肥満に伴う関節の腫れや痛み、むくみ、多汗症、肥満症（筋肉にしまりのない、いわゆる水ぶとり）

c 十全大補湯
・・・ 体力が充実して、脇腹からみぞおちあたりにかけて苦しく、便秘の傾向があるもの
・・・ 胃炎、常習便秘、高血圧や肥満に伴う肩こり・頭痛・便秘、神経症、肥満症

d 清上防風湯
・・・ 体力中等度以上で、赤ら顔で、ときにのぼせがあるもの
・・・ にきび、顔面・頭部の湿疹・皮膚炎、赤鼻（酒さ）

	a	b	c	d
1	誤	正	誤	正
2	正	誤	誤	正
3	誤	正	正	誤
4	正	正	正	誤
5	誤	誤	正	正

【 問176 】

次の漢方処方製剤の適用される証・症状と重篤な副作用の記述について、正しいものの組合せはどれか。

	漢方処方製剤	適用される証・症状	重篤な副作用
a	黄連解毒湯 （おうれんげどくとう）	体力中等度以下で、疲れやすく、汗のかきやすい傾向があるものの肥満に伴う関節の腫れや痛み、むくみ、多汗症、肥満症	肝機能障害、間質性肺炎、偽アルドステロン症
b	防已黄耆湯 （ぼういおうぎとう）	体力中等度以上で、赤ら顔で、ときにのぼせがあるもののにきび、顔面・頭部の湿疹（しん）・皮膚炎、赤鼻（酒さ）	肝機能障害、間質性肺炎、腸間膜静脈硬化症
c	防風通聖散 （ぼうふうつうしょうさん）	体力充実して、腹部に皮下脂肪が多く、便秘がちなものの高血圧や肥満に伴う動悸（き）・肩こり・のぼせ・むくみ・便秘、蓄膿症（副鼻腔（のう）炎）、湿疹（しん）・皮膚炎、ふきでもの（にきび）、肥満症	肝機能障害、間質性肺炎、偽アルドステロン症、腸間膜静脈硬化症
d	大柴胡湯 （だいさいことう）	体力が充実して、脇腹からみぞおちあたりにかけて苦しく、便秘の傾向があるものの胃炎、常習便秘、高血圧や肥満に伴う肩こり・頭痛・便秘、神経症、肥満症	肝機能障害、間質性肺炎

1（a、b）　　**2**（a、c）　　**3**（b、c）　　**4**（b、d）　　**5**（c、d）

2 その他の生薬製剤

【問177】 ブシ（生薬）に関する記述について、（　）の中に入れるべき字句の正しい組み合わせはどれか。

　キンポウゲ科のハナトリカブトまたはオクトリカブトの（ a ）を減毒加工して製したものを基原とする生薬であり、（ b ）の収縮力を高めて血液循環を改善する作用を持つ。

	a	b
1	全草	心筋
2	種子	平滑筋
3	塊根	平滑筋
4	種子	骨格筋
5	塊根	心筋

【問178】 生薬に関する次の記述について、正しいものの組み合わせを下欄から選びなさい。

a　サイコは、セリ科のミシマサイコの根を基原とする生薬で、抗炎症、鎮痛等の作用を期待して用いられる。

b　ボウフウは、セリ科の *Saposhnikovia divaricata* Schischkin の根及び根茎を基原とする生薬で、主に心筋の収縮力を高めて血液循環を改善する作用を期待して用いられる。

c　レンギョウは、モクセイ科のレンギョウの果実を基原とする生薬で、鎮痛、抗菌等の作用を期待して用いられる。

d　サンザシは、サルノコシカケ科のマツホドの菌核で、通例、外層をほとんど除いたものを基原とする生薬で、利尿、健胃、鎮静等の作用を期待して用いられる。

下欄

1（a、b）　**2**（a、c）　**3**（b、d）　**4**（c、d）

【 **問179** 】 一般用医薬品に用いられる生薬成分に関する次の記述の正誤について、正しい組合せはどれか。

a カッコンは、マメ科のクズの周皮を除いた根を基原とする生薬で、解熱、鎮痙等の作用を期待して用いられる。

b サイコは、キンポウゲ科のハナトリカブト又はオクトリカブトの塊根を減毒加工して製したものを基原とする生薬であり、心筋の収縮力を高めて血液循環を改善する作用を期待して用いられる。

c ボウフウは、セリ科の *Saposhnikovia divaricata* Schischkin の根及び根茎を基原とする生薬で、発汗、解熱、鎮痛、鎮痙等の作用を期待して用いられる。

d ブクリョウは、サルノコシカケ科のマツホドの菌核で、通例、外層をほとんど除いたものを基原とする生薬で、利尿、健胃、鎮静等の作用を期待して用いられる。

	a	b	c	d
1	正	誤	誤	正
2	誤	誤	正	誤
3	正	誤	正	正
4	誤	正	誤	誤
5	正	正	誤	誤

XV　公衆衛生用薬

1　消毒薬

【問180】
感染症の防止及び消毒薬に関する記述の正誤について、正しい組み合わせはどれか。

a　滅菌は生存する微生物の数を減らすために行われる処置であり、また殺菌・消毒は物質中のすべての微生物を殺滅又は除去することである。

b　クレゾール石ケン液は、結核菌を含む一般細菌類、真菌類、ウイルス全般に対する殺菌消毒作用を示す。

c　トリクロロイソシアヌル酸等の有機塩素系殺菌消毒成分は、塩素臭や刺激性、金属腐食性が比較的抑えられており、プール等の大型設備の殺菌・消毒に用いられることが多い。

d　消毒薬が微生物を死滅させる仕組み及び効果は、殺菌消毒成分の種類、濃度、温度、時間、消毒対象物の汚染度、微生物の種類や状態などによって異なる。

	a	b	c	d
1	正	正	誤	誤
2	誤	正	正	誤
3	誤	誤	正	正
4	誤	誤	誤	正
5	正	誤	誤	誤

【問181】
消毒薬の誤用・事故による中毒への応急処置に関する以下の記述のうち、正しいものの組み合わせを下から一つ選び、その番号を解答欄に記入しなさい。

ア　誤って飲み込んだ場合、通常は多量の牛乳などを飲ませるが、原末や濃厚液の場合には、すぐに吐き出させる。

イ　誤って酸やアルカリが皮膚に付着した場合、水洗する前に、酸はアルカリで、アルカリは酸で中和する。

ウ　誤って目に入った場合、顔を横に向けて上から水を流すか、水道水の場合には弱い流れの水で洗うなどにより、流水で十分に（15分間以上）洗眼する。

エ　誤って吸入し、意識がない場合は、新鮮な空気の所へ運び出し、人工呼吸などをする。

　1（ア、イ）　　2（ア、エ）　　3（イ、ウ）　　4（ウ、エ）

2　殺虫剤・忌避剤

【 問182 】　次の殺虫剤の配合成分とその分類の組み合わせについて、**正しい
ものを**１つ選びなさい。

　　　　　＜配合成分＞　　　　　　＜分類＞
1　ペルメトリン ──────── カーバメイト系
2　フェンチオン ──────── 有機塩素系
3　メトキサジアゾン ────── オキサジアゾール系
4　ピリプロキシフェン ──── 有機リン系
5　プロポクスル ──────── ピレスロイド系

【 問183 】　殺虫剤及び忌避剤並びにその留意事項に関する次の記述の正誤に
ついて、正しい組合せを下欄から選びなさい。

a　フェノトリンは、シラミを駆除する目的で使用されるが、人体に直接適用
することはできない。

b　プロポクスルは、アセチルコリンエステラーゼと不可逆的に結合すること
により殺虫作用を示す。

c　ディートを含有する忌避剤は、生後６か月未満の乳児への使用を避けるこ
ととされている。

d　有機塩素系殺虫成分は、日本では広く使用され感染症の撲滅に大きな効果
を上げており、現在でも様々な昆虫を対象として使用されている。

下欄

	a	b	c	d
1	正	誤	誤	正
2	誤	正	正	正
3	正	正	誤	誤
4	正	誤	正	誤
5	誤	誤	正	誤

解説▶別冊 p.72 ▶▶

【 問184 】

衛生害虫、殺虫剤・忌避剤及びその配合成分に関する記述のうち、**正しいものの組み合わせ**を1つ選びなさい。

a　トコジラミは、カメムシ目に属する昆虫で、刺されると激しい痒痛を生じる。

b　イエダニは、ヒトを刺すことはないが、ダニの糞や死骸がアレルゲンとなって気管支喘息やアトピー性皮膚炎などを引き起こすことがある。

c　殺虫剤・忌避剤は、衛生害虫の防除を目的とするもので、人体に対する作用が緩和な製品については医薬部外品として製造販売されている。

d　有機リン系殺虫成分は、かつて広く使用されたが、残留性や体内蓄積性の問題から、現在ではオルトジクロロベンゼンが使用されているのみである。

1（a、b）　　**2**（a、c）　　**3**（b、d）　　**4**（c、d）

【 問185 】

殺虫剤に関する次のa〜cの（　　）に入る字句の正しい組み合わせを下表から1つ選びなさい。

フェニトロチオンは（ a ）系殺虫成分であり、殺虫作用は、アセチルコリンを分解する酵素（アセチルコリンエステラーゼ）と（ b ）に結合してその働きを阻害することによる。

高濃度又は多量に曝露した場合（特に、誤って飲み込んでしまった場合）には、神経の異常な興奮が起こり、（ c ）、呼吸困難、筋肉麻痺等の症状が現れるおそれがある。

	a	b	c
1	有機リン	可逆的	散瞳
2	有機リン	不可逆的	縮瞳
3	有機リン	可逆的	縮瞳
4	カーバメイト	不可逆的	散瞳
5	カーバメイト	可逆的	散瞳

XVI　一般用検査薬

1　一般用検査薬とは

【 問186 】　一般用検査薬に関する以下の記述の正誤について、正しい組み合わせを下から一つ選びなさい。

ア　専ら疾病の診断に使用されることが目的とされる医薬品のうち、人体に直接使用されるものを体外診断用医薬品という。

イ　悪性腫瘍、心筋梗塞や遺伝性疾患など重大な疾病の診断にも使用される。

ウ　検体中に対象物質が存在しているにもかかわらず、検出反応が起こらなかった場合を偽陽性という。

エ　正しい方法で検体を採取し、一般用検査薬を正しく使用しても、偽陰性・偽陽性を完全に排除することは困難である。

	ア	イ	ウ	エ
1	正	正	誤	正
2	正	誤	正	誤
3	誤	正	正	正
4	誤	正	正	誤
5	誤	誤	誤	正

解説▶別冊 p.72 ～ 73 ▶▶

2　尿糖・尿タンパク検査薬

【問187】
尿糖・尿タンパク検査薬に関する次の記述の正誤について、正しい組み合わせを下欄から選びなさい。

a　尿糖検査の場合、原則として早朝尿（起床直後の尿）を検体とし、尿タンパク検査の場合、食後2～3時間を目安に採尿を行う。

b　採尿する際は、出始めの尿を採取して検査することが望ましい。

c　検査薬は、尿に浸す時間が短いと正確な検査結果が得られないので、長い時間尿に浸す必要がある。

d　検査結果が陰性となった場合でも、何らかの症状がある場合は、再検査するか医療機関を受診するなどの対応が必要である。

下欄

	a	b	c	d			a	b	c	d
1	正	正	正	正		4	誤	誤	正	正
2	正	誤	正	誤		5	誤	誤	誤	正
3	正	正	誤	誤						

3　妊娠検査薬

【問188】
妊娠検査薬に関する記述の正誤について、正しい組み合わせはどれか。

a　一般的な妊娠検査薬の使用は、月経予定日が過ぎて概ね1週間目以降の検査が推奨されている。

b　ヒト絨毛性性腺刺激ホルモン（hCG）の検出反応は、hCGと特異的に反応する抗体や酵素を用いた反応であるため、温度の影響は受けない。

c　経口避妊薬や更年期障害治療薬などのホルモン剤を使用している人では、妊娠していなくても検査結果が陽性となることがある。

d　妊娠検査薬は、妊娠の早期判定のためhCGの有無を調べるものであり、その結果をもって直ちに妊娠を判断することができる。

	a	b	c	d			a	b	c	d
1	誤	正	正	誤		4	正	正	誤	正
2	誤	正	誤	正		5	正	誤	誤	誤
3	正	誤	正	誤						

第 **4** 章
薬事関係法規・制度

◎実際の試験では、この章からの出題は20問です。

解答用紙は254ページ
解説は別冊74〜88ページ

I 医薬品、医療機器等の品質、有効性及び安全性の確保等に関する法律の目的等

【問1】

次の記述は、医薬品医療機器等法第1条の条文である。（　）にあてはまる字句として、**正しいものの組み合わせ**を1つ選びなさい。なお、同じ記号の（　）内には同じ字句が入る。

この法律は、医薬品、医薬部外品、化粧品、医療機器及び（ a ）（以下「医薬品等」という。）の品質、有効性及び安全性の確保並びにこれらの使用による保健衛生上の危害の発生及び拡大の防止のために必要な規制を行うとともに、（ b ）の規制に関する措置を講ずるほか、医療上特にその必要性が高い医薬品、医療機器及び（ a ）の（ c ）の促進のために必要な措置を講ずることにより、保健衛生の向上を図ることを目的とする。

	a	b	c
1	再生医療等製品	指定薬物	研究開発
2	再生医療等製品	指定薬物	使用
3	再生臓器等製品	危険薬物	使用
4	再生臓器等製品	指定薬物	研究開発
5	再生臓器等製品	危険薬物	研究開発

【問2】

次の記述は、医薬品医療機器等法第1条の5第1項の条文である。（　）に入れるべき字句の正しい組合せを下欄から選びなさい。なお、2つの（ b ）内には同じ字句が入ります。

医師、歯科医師、薬剤師、獣医師その他の（ a ）は、医薬品等の有効性及び安全性その他これらの（ b ）に関する知識と理解を深めるとともに、これらの使用の対象者（略）及びこれらを購入し、又は譲り受けようとする者に対し、これらの（ b ）に関する事項に関する（ c ）な情報の提供に努めなければならない。

下欄

	a	b	c
1	登録販売者	適正な使用	正確かつ適切
2	登録販売者	具体的な使用方法	わかりやすく詳細
3	医薬関係者	適正な使用	わかりやすく詳細
4	医薬関係者	適正な使用	正確かつ適切
5	医薬関係者	具体的な使用方法	正確かつ適切

【 問3 】 登録販売者に関する記述のうち、誤っているものはどれか。

1 購入者等に対して正確かつ適切な情報提供が行えるよう、日々最新の情報の入手、自らの研鑽に努める必要がある。

2 販売従事登録を受けようとする者は、申請書を医薬品の販売又は授与に従事する薬局又は医薬品の販売業の店舗の所在地の都道府県知事（配置販売業にあっては、配置しようとする区域をその区域に含む都道府県の知事）に提出しなければならない。

3 2以上の都道府県において一般用医薬品の販売又は授与に従事しようとする者は、いずれか1の都道府県知事の販売従事登録のみを受けることができる。

4 一般用医薬品の販売又は授与に従事しようとしなくなったときは、60日以内に、登録販売者名簿の登録の消除を申請しなければならない。

【 問4 】 登録販売者の販売従事登録に関する記述の正誤について、正しい組合せを一つ選べ。なお、本設問において、販売従事登録を受けようとする者は、薬局のみで医薬品の販売又は授与に従事するものとする。

a 販売従事登録を受けようとする者は、医薬品の販売又は授与に従事する薬局の所在地の都道府県知事に法施行規則に規定されている販売従事登録申請書を提出しなければならない。

b 二以上の都道府県において販売従事登録を受けようと申請した者は、当該申請を行ったいずれの都道府県知事からも登録を受けることができる。

c 登録販売者の住所地に変更が生じたときには、その旨を登録を受けた都道府県知事に届け出なければならない。

d 登録販売者が死亡し、又は失踪の宣告を受けたときは、戸籍法による死亡又は失踪の届出義務者は、30日以内に、登録販売者名簿の登録の消除を申請しなければならない。

	a	b	c	d			a	b	c	d
1	正	誤	正	誤		**4**	正	正	誤	誤
2	誤	正	正	誤		**5**	正	誤	誤	正
3	誤	誤	正	正						

Ⅱ 医薬品の分類・取扱い等

【 問5 】 医薬品の定義と範囲に関する記述の正誤について、正しい組合せを一つ選べ。

a 「やせ薬」を標榜したもの等、人の身体の構造又は機能に影響を及ぼすことが目的とされている「無承認無許可医薬品」は、医薬品に含まれない。

b 人の疾病の診断に使用されることを目的とする検査薬であって、機械器具等でないものは、医薬品に含まれる。

c 日本薬局方に収められている物は医薬品に該当する。

d 医薬品は、法に基づく医薬品の「製造業」の許可を受けた者でなければ製造をしてはならない。

	a	b	c	d
1	正	誤	正	誤
2	正	誤	誤	正
3	誤	正	正	正
4	誤	正	誤	正
5	誤	誤	正	正

【 問6 】 医薬品の範囲に関する次の記述の正誤について、正しい組合せはどれか。

a 専ら医薬品として使用される成分本質（原材料）が製品から実際に検出されなくても、含有または配合されている旨が標榜・表示されている場合には、医薬品とみなされる。

b 顆粒剤の形状の物は、食品である旨が明示されている場合に限り、当該形状のみをもって医薬品への該当性の判断がなされることはない。

c 外形上、食品として販売されている製品であっても、その成分本質（原材料）に照らして医薬品とみなされることがある。

d 医薬品的な効能効果をパンフレット等の広告宣伝物に記載しただけでは医薬品とみなされることはない。

	a	b	c	d			a	b	c	d
1	正	誤	正	誤		4	正	誤	誤	正
2	正	正	正	誤		5	誤	正	誤	誤
3	誤	正	正	誤						

【 問7 】 要指導医薬品に関する次の記述のうち、正しいものはどれか。

1　医師等の管理・指導の下で患者が自己注射や自己採血を行う医薬品は、要指導医薬品として製造販売されている。

2　患者の容態にあわせて処方量を決めて交付するもののため、薬剤師の対面による情報の提供及び薬学的知見に基づく指導が必要である。

3　都道府県知事が薬事・食品衛生審議会の意見を聴いて指定するものである。

4　医師等の診療によらなければ一般に治癒が期待できない疾患（例えば、がん、心臓病等）に対する効能効果は認められていない。

5　店舗販売業者及び配置販売業者は、要指導医薬品の販売等が認められている。

【 問8 】 一般用医薬品及び要指導医薬品に関する記述の正誤について、正しい組み合わせはどれか。

a　要指導医薬品とは、その効能及び効果において人体に対する作用が著しいものであって、適正な使用のために薬剤師の対面による情報の提供及び薬学的知見に基づく指導が行なわれることが必要なものである。

b　要指導医薬品は、厚生労働大臣が薬事・食品衛生審議会の意見を聴いた上で指定するものである。

c　一般用医薬品及び要指導医薬品には、毒薬又は劇薬に該当するものはない。

d　一般用医薬品及び要指導医薬品は、あらかじめ定められた用量に基づき、適正使用することで効果を期待するものである。

	a	b	c	d			a	b	c	d
1	誤	正	正	誤		4	誤	正	誤	正
2	正	正	誤	正		5	正	誤	正	正
3	正	誤	正	誤						

【 問9 】

要指導医薬品に関する医薬品医療機器等法第4条第5項第3号の規定の抜粋について、（　　）の中に入れるべき字句の正しい組み合わせはどれか。

（　a　）から提供された情報に基づく（　b　）の選択により使用されることが目的とされているものであり、かつ、その適正な使用のために（　c　）の対面による情報の提供及び薬学的知見に基づく指導が行われることが必要なものとして、厚生労働大臣が薬事・食品衛生審議会の意見を聴いて指定するものをいう。

	a	b	c
1	医師	薬剤師その他医薬関係者	薬剤師及び登録販売者
2	薬剤師その他医薬関係者	需要者	薬剤師
3	医師	薬剤師その他医薬関係者	薬剤師
4	薬剤師その他医薬関係者	需要者	薬剤師及び登録販売者
5	医師又は薬剤師	需要者	薬剤師

【 問10 】

登録販売者に関する以下の記述の正誤について、正しい組み合わせを下から一つ選び、その番号を解答欄に記入しなさい。

ア　登録販売者とは、医薬品医療機器等法において「登録販売者試験に合格した者をいう」と規定されている。

イ　登録販売者が店舗管理者になるために必要な従事期間は、一般従事者として薬剤師又は登録販売者の管理及び指導の下に実務に従事した期間又は登録販売者として業務に従事した期間が連続して2年以上なければならない。

ウ　店舗管理者である登録販売者は、店舗販売業者の許可を受ければ、その店舗以外の場所で業として店舗の管理その他薬事に関する実務に従事することができる。

エ　店舗管理者である登録販売者は、保健衛生上支障を生ずるおそれがないよう、店舗販売業者に対して必要な意見を書面により述べなければならない。

	ア	イ	ウ	エ
1	正	正	正	正
2	正	誤	正	誤
3	正	誤	誤	正
4	誤	正	誤	誤
5	誤	誤	誤	正

【 問11 】 医薬品医療機器等法に基づく毒薬及び劇薬に関する次の記述のうち、正しいものの組合せはどれか。

a 毒薬とは、毒性が強いものとして厚生労働大臣が薬事・食品衛生審議会の意見を聴いて指定する医薬品をいう。

b 毒薬又は劇薬は、14歳未満の者その他安全な取扱いに不安のある者に交付することが禁止されている。

c 要指導医薬品で毒薬又は劇薬に該当するものはない。

d 業務上劇薬を取り扱う者は、劇薬を他の物と区別して貯蔵、陳列しなければならず、貯蔵、陳列する場所については、かぎを施さなければならない。

1（a、b） **2**（a、c） **3**（b、c） **4**（b、d） **5**（c、d）

【 問12 】 毒薬・劇薬に関する記述の正誤について、正しい組み合わせはどれか。

a 毒薬及び劇薬は、単に毒性、劇性が強いものだけでなく、薬効が期待される摂取量（薬用量）と中毒のおそれがある摂取量（中毒量）が接近しており安全域が狭いため、その取扱いに注意を要するもの等が指定されている。

b 一般用医薬品で毒薬又は劇薬に該当するものはない。

c 劇薬については、それを収める直接の容器又は被包に赤地に白枠、白字をもって、当該医薬品の品名及び「劇薬」の文字が記載されていなければならない。

d 毒薬を、一般の生活者に対して販売する際には、当該毒薬を譲り受ける者に法第46条第1項に規定される事項が記載された文書を交付しなければならない。

	a	b	c	d
1	正	誤	誤	誤
2	正	正	誤	正
3	正	正	誤	誤
4	誤	誤	正	正
5	誤	正	正	誤

【 問13 】 生物由来の原材料及び生物由来製品に関する記述の正誤について、正しい組み合わせはどれか。

a 一般用医薬品に生物由来の原材料を用いることはできない。

b 生物由来製品には、植物に由来するもののみを原料として製造される医薬品も含まれる。

c 生物由来の原材料（有効成分に限らない。）が用いられるものであっても、現在の科学的知見において、感染症の発生リスクの蓋然性が極めて低いものについては、生物由来製品として指定の対象とならない。

d 生物由来製品は、厚生労働大臣が薬事・食品衛生審議会の意見を聴いて指定する。

	a	b	c	d
1	正	正	誤	誤
2	誤	正	正	誤
3	誤	誤	正	正
4	誤	誤	誤	正
5	正	誤	誤	誤

【 問14 】 医薬品の容器・外箱等への記載事項に関する以下の記述の正誤について、正しい組み合わせはどれか。

a 指定第二類医薬品は、その直接の容器又は被包に、枠の中に「2」の数字が記載されていなければならない。

b 「製造販売業者等の氏名又は名称及び住所」が記載されていなければならない。

c 医薬品の法定表示事項は、邦文又は英文で記載されていなければならない。

d 記載禁止事項として虚偽又は誤解を招くおそれのある事項が定められている。

	a	b	c	d
1	正	正	誤	誤
2	誤	誤	誤	正
3	正	正	誤	正
4	正	誤	正	誤
5	誤	正	正	正

【 問15 】 医薬品医療機器等法第50条に規定する医薬品の直接の容器又は直接の被包への記載事項の正誤について、**正しい組み合わせ**を1つ選びなさい。

a 製造販売業者の氏名又は名称及び住所
b 効能又は効果
c 重量、容量又は個数等の内容量
d 製造番号又は製造記号

	a	b	c	d			a	b	c	d
1	正	正	正	正		4	正	誤	正	正
2	正	正	正	誤		5	誤	正	正	正
3	正	正	誤	正						

【 問16 】 医薬品の容器等（直接の容器又は被包）又は外箱等（外部の容器又は被包）への記載事項に関する以下の記述の正誤について、正しい組み合わせを下から一つ選び、その番号を解答欄に記入しなさい。

ア 医薬品の容器等が小売りのために包装されている場合において、医薬品医療機器等法で定められた容器等への記載が、外箱等を透かして容易に見ることができないときには、その外箱等にも同様の事項が記載されていなければならない。

イ 医薬品の法定表示事項は、邦文を原則とするが、海外で製造された医薬品はこの限りでない。

ウ 要指導医薬品、一般用医薬品は、これに添付する文書又は容器等若しくは外箱等に、当該医薬品に関する最新の論文その他により得られた知見に基づき、用法用量その他使用及び取扱い上必要な注意等が記載されていなければならない。

エ 医薬品に添付する文書、その容器等又は外箱等に記載されていてはならない事項の一つに「保健衛生上危険がある用法、用量又は使用期間」がある。

	ア	イ	ウ	エ			ア	イ	ウ	エ
1	正	正	正	正		4	誤	誤	正	誤
2	正	正	誤	誤		5	誤	誤	誤	正
3	正	誤	正	正						

【 問17 】 医薬部外品に関する次の記述の正誤について、正しい組合せはどれか。

a 医薬部外品を製造販売する場合には、医薬部外品製造販売業の承認が必要であり、品目ごとに許可を得る必要がある。

b 医薬部外品を販売する場合には、医薬部外品販売業の届出が必要である。

c 医薬部外品には、ねずみ、蚊などの防除の目的のために使用される機械器具も含まれる。

d かつて医薬品であったが、医薬部外品へ移行された製品群がある。

	a	b	c	d		a	b	c	d
1	正	誤	誤	誤	4	誤	誤	誤	正
2	誤	正	誤	誤	5	正	正	正	正
3	正	誤	正	正					

【 問18 】 保健機能食品等の食品に関する次の記述の正誤について、正しい組合せはどれか。

a 食品衛生法において、食品とは、医薬品及び医薬部外品以外のすべての飲食物であると規定されている。

b 機能性表示食品は、事業者の責任において、科学的根拠に基づいた機能性を表示し、販売後に安全性及び機能性の根拠に関する情報などが、消費者庁長官へ届け出られたものである。

c ビタミンEを栄養成分として含有している栄養機能食品に栄養表示する場合は、「ビタミンEは、抗酸化作用により、体内の脂質を酸化から守り、細胞の健康維持を助ける栄養素です。」と栄養成分の機能の表示をしなければならない。

d 葉酸を栄養成分として含有している栄養機能食品は、「多量に摂取すると軟便（下痢）になることがあります。」という注意喚起表示が必須である。

	a	b	c	d		a	b	c	d
1	正	正	誤	誤	4	誤	正	正	誤
2	誤	誤	正	誤	5	正	誤	正	正
3	誤	正	誤	正					

【 問19 】 保健機能食品等に関する次の記述の正誤について、正しい組合せはどれか。

a 特定保健用食品は、健康増進法に基づく許可又は承認を受けて、食生活において特定の保健の目的で摂取をする者に対し、その摂取により当該保健の目的が期待できる旨の表示をする食品である。

b 特別用途食品（特定保健用食品を除く。）は、乳児、幼児、妊産婦又は病者の発育又は健康の保持若しくは回復の用に供することが適当な旨を医学的・栄養学的表現で記載し、かつ、用途を限定したもので、健康増進法に基づく許可又は承認を受け、特別の用途に適する旨の表示をする食品である。

c 機能性表示食品は、安全性及び機能性に関する審査を受け、消費者庁長官の許可を受けた食品である。

d 特定保健用食品、特別用途食品、機能性表示食品を総称して、保健機能食品という。

	a	b	c	d		a	b	c	d
1	誤	誤	誤	正	4	正	誤	正	誤
2	誤	正	正	誤	5	正	正	誤	正
3	正	正	誤	誤					

【 問20 】 栄養機能食品の栄養成分とその栄養機能表示の関係について、正しいものの組み合わせはどれか。

栄養成分	栄養機能表示
a 葉酸	葉酸は、赤血球の形成を助ける栄養素です。葉酸は、胎児の正常な発育に寄与する栄養素です。
b マグネシウム	マグネシウムは、夜間の視力の維持を助ける栄養素です。 マグネシウムは、皮膚や粘膜の健康維持を助ける栄養素です。
c ビオチン	ビオチンは、皮膚や粘膜の健康維持を助ける栄養素です。
d ビタミンD	ビタミンDは、赤血球の形成を助ける栄養素です。

1（a、b）　**2**（a、c）　**3**（b、d）　**4**（c、d）

【 問21 】 医薬部外品に関する記述の正誤について、正しい組み合わせはどれか。

a その効能効果があらかじめ定められた範囲内であって、成分や用法等に照らして人体に対する作用が緩和であることを要件として、医薬品的な効能効果を表示・標榜することが認められている。

b 化粧品としての使用目的を有する製品について、医薬品的な効能効果を表示・標榜しようとする場合には、その効能効果があらかじめ定められた範囲内であって、人体に対する作用が緩和であるものに限り、薬用化粧品類等として承認されている。

c 医薬品から医薬部外品へ移行された製品の容器等には、識別表示はされていない。

d 医薬部外品を製造販売する場合には、製造販売業の許可が必要である。

	a	b	c	d		a	b	c	d
1	正	誤	誤	誤	4	誤	誤	正	正
2	正	正	誤	正	5	誤	正	正	誤
3	正	正	正	正					

【 問22 】 化粧品に関する次の記述の正誤について、正しい組み合わせを下欄から選びなさい。

a 化粧品の直接の容器又は直接の被包には、「化粧品」の文字の表示が義務付けられている。

b 化粧品を業として製造販売する場合は、製造販売業の許可が必要である。

c 化粧品を業として販売する場合は、販売業の許可が必要である。

d 化粧品として販売する場合、その化粧品が無承認無許可医薬品として、医薬品医療機器等法に基づく取締りの対象となることはない。

下欄

	a	b	c	d		a	b	c	d
1	誤	正	誤	誤	4	正	正	正	誤
2	誤	誤	正	正	5	正	誤	誤	正
3	誤	正	誤	正					

【 **問23** 】 化粧品の効能効果の範囲に関する次の事項のうち、正しいものの組合せはどれか。

a ひび、あかぎれの改善

b カミソリまけを防ぐ

c ムシ歯を防ぐ（使用時にブラッシングを行う歯みがき類）

d 毛髪につやを与える

1（a、b）　**2**（a、c）　**3**（a、d）　**4**（b、c）　**5**（c、d）

Ⅲ 医薬品の販売業の許可

【 **問24** 】 医薬品医療機器等法施行規則第1条第2項第2号に規定されている薬剤師不在時間に関する記述の正誤について、正しい組み合わせはどれか。

a 薬局の開店時間のうち、当該薬局において調剤に従事する薬剤師が学校薬剤師の業務やあらかじめ予定されている定期的な業務のため恒常的に薬剤師が不在となる時間を薬剤師不在時間という。

b 薬局開設者は、薬剤師不在時間内は、調剤室を閉鎖するとともに、調剤に従事する薬剤師が不在のため調剤に応じることができない旨等を掲示しなければならない。

c 薬剤師不在時間内は、医薬品医療機器等法第7条第1項または第2項の規定による薬局の管理を行う薬剤師が、薬剤師不在時間内に当該薬局において勤務している従事者と連絡ができる体制を備えていなければならない。

d 薬剤師不在時間内であっても、薬局に登録販売者が勤務している場合には、第一類医薬品を販売することができる。

	a	b	c	d
1	誤	正	正	誤
2	正	正	誤	正
3	正	誤	正	誤
4	誤	正	誤	正
5	正	誤	正	正

解説▶別冊 p.78 ▶▶

【 問25 】 医薬品の販売に関する許可の種類と許可行為の範囲に関する以下の記述の正誤について、正しい組み合わせはどれか。

a 一般の生活者に対して医薬品を販売するには、店舗販売業、配置販売業又は卸売販売業の許可を受けなければならない。

b 薬剤師不在時間内は、その薬局の管理を行う薬剤師が、薬剤師不在時間内に当該薬局において勤務している従事者と連絡ができる体制を備えなければならない。

c 薬局開設者は、薬剤師不在時間内であっても、登録販売者が常駐する場合は、調剤室、要指導医薬品陳列区画又は第一類医薬品陳列区画を閉鎖する必要はない。

d 店舗販売業の店舗管理者は、その店舗の所在地の都道府県知事の許可を受けた場合を除き、その店舗以外の場所で業として店舗の管理その他薬事に関する実務に従事する者であってはならない。

	a	b	c	d			a	b	c	d
1	誤	誤	正	誤		4	誤	正	正	誤
2	正	誤	正	正		5	正	誤	誤	正
3	誤	正	誤	正						

【 問26 】 医薬品の販売業の許可に関する次の記述の正誤について、医薬品医療機器等法の規定に照らし、正しい組み合わせはどれか。

a 法第25条において、医薬品の販売業の許可は、特定販売業の許可、店舗販売業の許可、配置販売業の許可または卸売販売業の許可の4種類に分けられている。

b 医薬品の販売業の許可は、6年ごとに、その更新を受けなければ、その期間の経過によって、その効力を失う。

c 店舗販売業者は店舗による販売または授与以外の方法により、医薬品を販売し、授与してはならない。

d 卸売販売業は、特定の購入者の求めに応じて医薬品の包装を開封して分割販売することができる。

	a	b	c	d			a	b	c	d
1	正	正	誤	誤		4	正	誤	誤	正
2	誤	正	正	正		5	誤	正	正	誤
3	正	誤	正	正						

【 問27 】 医薬品の分割販売（いわゆる「量り売り」、「零売」と呼ばれることもある。）に関する次の記述の正誤について、正しい組合せを下欄から選びなさい。

a 薬局において分割販売する場合には、販売の都度、説明することにより、法第 50 条の規定に基づく容器等への記載事項については省略することができる。

b 薬局において分割販売する場合には、当該薬局の名称や所在地を記載する必要はない。

c 店舗販売業においては、特定の購入者の求めに応じて医薬品の包装を開封する分割販売は認められるが、あらかじめ小分けすることは認められない。

d 卸売販売業においては、分割販売は認められていない。

下欄

	a	b	c	d		a	b	c	d
1	正	誤	正	正	4	誤	正	正	正
2	正	正	誤	誤	5	誤	誤	正	誤
3	誤	誤	誤	正					

【 問28 】 薬局に関する記述の正誤について、正しい組み合わせはどれか。

a 薬局開設者が薬剤師でないときは、その薬局で薬事に関する実務に従事する薬剤師のうちから管理者を指定して実地に管理させなければならない。

b 医薬品を取り扱う場所であって、薬局として開設の許可を受けていないものについては、病院又は診療所の調剤所を除き、薬局の名称を付してはならない。

c 薬局における医薬品の販売行為は、薬局の業務に付随して行われる行為であるので、医薬品の販売業の許可は必要としない。

d 健康サポート薬局とは、患者が継続して利用するために必要な機能及び個人の主体的な健康の保持増進への取組を積極的に支援する機能を有する薬局である。

	a	b	c	d		a	b	c	d
1	正	正	正	誤	4	誤	正	正	正
2	正	正	誤	正	5	正	正	正	正
3	正	誤	正	正					

解説 ▶ 別冊 p.79 ▶▶

【 問29 】 医薬品の購入等の記録等に関する次の記述のうち、正しいものはどれか。

1　薬局開設者は、医療用医薬品（体外診断用医薬品を除く。）を購入したときは、購入した医薬品のロット番号（ロットを構成しない医薬品については製造番号又は製造記号）を書面に記載しなければならない。

2　薬局開設者は、医療用医薬品（体外診断用医薬品を除く。）を購入したときは、購入した医薬品の製造年月日を書面に記載しなければならない。

3　店舗販売業者は、医薬品を病院の開設者に販売したときは、販売した病院の開設者の氏名又は名称を書面に記載する必要はない。

4　薬局開設者は、医薬品を購入したとき、その販売等に関する事項を書面に記載し、その書面を記載の日から5年間保存しなければならない。

【 問30 】 薬局に関する記述の正誤について、正しい組み合わせはどれか。

a　第2類医薬品又は第3類医薬品の販売に関しては、薬剤師のほかに、登録販売者が購入者への情報提供や相談対応を行える。

b　都道府県知事（その所在地が保健所を設置する市又は特別区の区域にある場合においては、市長又は区長。）は、調剤や医薬品の販売等を行うために必要な構造設備（薬局等構造設備規則）が備えられていないときには、薬局の開設の許可を与えないことができる。

c　医薬品を取り扱う場所であって、薬局として開設の許可を受けていないものについては、病院又は診療所の調剤所を除き、薬局の名称を付してはならない。

d　薬局開設者が薬剤師でないときは、その薬局で薬事に関する実務に従事する薬剤師のうちから管理者を指定して、その薬局を実地に管理させなければならない。

	a	b	c	d		a	b	c	d
1	正	正	正	誤	4	誤	正	正	正
2	正	正	誤	正	5	正	正	正	正
3	正	誤	正	正					

【 問31 】
薬局における薬剤師不在時間に関する記述の正誤について、正しい組合せを一つ選べ。

a あらかじめ予定されている定期的な在宅対応により薬剤師が不在となる時間は、薬剤師不在時間として認められる。

b 恒常的に薬剤師が不在となる時間であっても、学校薬剤師の業務に従事する時間であれば、薬剤師不在時間として認められる。

c 薬剤師不在時間内であっても、調剤室を閉鎖する必要はなく、登録販売者は第二類医薬品又は第三類医薬品を販売できる。

d 薬剤師不在時間内は、薬局の管理を行う薬剤師が、薬剤師不在時間内に当該薬局において勤務している従事者と連絡ができる体制を備えている必要がある。

	a	b	c	d			a	b	c	d
1	正	誤	正	正		4	誤	誤	誤	正
2	正	誤	正	誤		5	正	正	誤	正
3	誤	正	正	誤						

【 問32 】
店舗販売業に関する以下の記述の正誤について、正しい組み合わせはどれか。

a 店舗販売業の許可を受けた店舗では、薬剤師が従事していれば、調剤を行うことができる。

b 店舗管理者は、保健衛生上支障を生ずるおそれがないよう、その店舗の業務につき、店舗販売業者に対して必要な意見を書面により述べなければならない。

c 店舗販売業の許可は、店舗ごとに、その店舗の所在地の都道府県知事（その所在地が保健所を設置する市又は特別区の区域にある場合においては、市長又は区長。）が与える。

d 店舗販売業者が、配置による販売又は授与の方法で医薬品を販売等しようとする場合には、別途、配置販売業の許可を受ける必要がある。

	a	b	c	d			a	b	c	d
1	正	誤	誤	正		4	正	正	正	正
2	誤	正	正	正		5	誤	誤	正	誤
3	誤	正	誤	誤						

【 問33 】 店舗販売業者が第一類医薬品を販売したとき、医薬品医療機器等法施行規則第146条第3項の規定に基づき、書面に記載しなければならない事項として、正しいものの組合せはどれか。

a 数量
b 購入者の氏名
c 購入者の症状
d 医薬品の購入者が情報提供の内容を理解したことの確認の結果

1（a、b）　2（a、d）　3（b、c）　4（b、d）　5（c、d）

【 問34 】 医薬品医療機器等法の規定に基づき、薬局開設者が、その薬局に従事する薬剤師等に行わせる医薬品のリスク区分に応じた情報提供等に関する次の記述の正誤について、正しい組合せはどれか。

a 要指導医薬品を販売する場合は、その薬局において医薬品の販売又は授与に従事する薬剤師に、書面を用いて、必要な情報を提供させなければならない。

b 第一類医薬品を販売する場合は、その薬局において医薬品の販売又は授与に従事する薬剤師又は登録販売者に、書面を用いて、必要な情報を提供させなければならない。

c 第一類医薬品を使用しようとする者が薬剤服用歴その他の情報を一元的かつ経時的に管理できる手帳を所持しない場合は、その所持を勧奨させなければならない。

d 第二類医薬品を販売する場合は、その薬局において医薬品の販売又は授与に従事する薬剤師又は登録販売者に、書面を用いて、必要な情報を提供させなければならない。

	a	b	c	d
1	誤	正	誤	誤
2	誤	誤	正	正
3	正	誤	誤	誤
4	正	正	誤	正
5	正	誤	正	正

【 問35 】　店舗販売業者に関する以下の記述の正誤について、正しい組み合わせはどれか。なお、本設問において、「都道府県知事」とは、「都道府県知事（その店舗の所在地が保健所を設置する市又は特別区の区域にある場合においては、市長又は区長）」とする。

a　店舗ごとに、その店舗の所在地の都道府県知事の許可を受けなければならない。

b　薬剤師にのみ調剤を行わせることができる。

c　その店舗を、自ら実地に管理し、又はその指定する者に実地に管理させなければならない。

d　要指導医薬品及び一般用医薬品以外の医薬品（専ら動物のために使用されることが目的とされているものを除く。）を販売する場合は、都道府県知事へ届け出なければならない。

	a	b	c	d
1	正	正	正	正
2	誤	誤	正	誤
3	正	誤	誤	正
4	正	誤	正	誤
5	正	正	正	誤

【 問36 】　医薬品医療機器等法施行規則第149条の10の規定に基づき、配置販売業者が、一般用医薬品を配置するときに添える書面に記載しなければならない事項として、誤っているものはどれか。

1　区域管理者の氏名
2　取り扱う一般用医薬品の区分
3　配置に従事する登録販売者の外部研修の受講履歴
4　第一類医薬品、第二類医薬品及び第三類医薬品の情報の提供に関する解説
5　個人情報の適正な取扱いを確保するための措置

【 問37 】 配置販売業に関する記述について、正しいものの組み合わせはどれか。

a 配置販売業とは、購入者の居宅等に医薬品をあらかじめ預けておき、購入者がこれを使用した後でなければ代金請求権を生じないといった販売形態である。

b 配置販売業者は、薬剤師が区域管理者として配置販売に従事していれば、配置販売品目基準に適合するもの以外の医薬品を含め、全ての一般用医薬品を販売することができる。

c 配置販売業者は、その業務に係る都道府県の区域を、自ら管理し、または当該都道府県の区域内において配置販売に従事する配置員のうちから指定したものに管理させなければならない。

d 薬局開設者または店舗販売業者は、配置による販売または授与の方法で医薬品を販売等しようとする場合には、別途、配置販売業の許可を受ける必要はない。

1（a、b） **2**（a、c） **3**（b、d） **4**（c、d）

【 問38 】 配置販売業に関する記述のうち、**正しいものの組み合わせ**を1つ選びなさい。

a 配置販売業の許可は、申請者が居住する都道府県から許可を受ければ、全国で配置販売を行うことができる。

b 配置販売業者又はその配置員は、配置販売業者の氏名及び住所、配置販売に従事する者の氏名及び住所並びに区域及びその期間を、配置販売に従事している区域の都道府県知事に対し、配置販売を始めた日から30日以内に届け出なければならない。

c 配置販売業者は、一般用医薬品のうち経年変化が起こりにくいこと等の基準（配置販売品目基準（平成21年厚生労働省告示第26号））に適合するもの以外の医薬品を販売等してはならない。

d 配置販売業者又はその配置員は、その住所地の都道府県知事が発行する身分証明書の交付を受け、かつ、これを携帯しなければ、医薬品の配置販売に従事してはならない。

1（a、b） **2**（a、c） **3**（b、d） **4**（c、d）

【 問39 】 薬局または店舗における掲示に関する記述の正誤について、正しい組み合わせはどれか。

a 販売制度に関する事項として、個人情報の適正な取扱いを確保するための措置を掲示しなければならない。

b 管理および運営に関する事項として、薬局開設者または店舗販売業者の住所および氏名、許可証の記載事項を掲示しなければならない。

c 販売制度に関する事項として、要指導医薬品を販売しない場合、要指導医薬品の表示に関する解説を掲示する必要はない。

d 管理および運営に関する事項として、相談時および緊急時の電話番号その他連絡先を掲示しなければならない。

	a	b	c	d
1	正	正	誤	誤
2	正	誤	正	誤
3	誤	正	正	正
4	正	誤	誤	正
5	誤	正	誤	正

【 問40 】 一般用医薬品のリスク区分に関する記述のうち、正しいものの組み合わせはどれか。

a 一般用医薬品は、その保健衛生上のリスクに応じて、要指導医薬品、第一類医薬品、第二類医薬品及び第三類医薬品に区分される。

b リスク区分は、一般用医薬品に配合されている成分又はその使用目的等に着目して分類されている。

c 第二類医薬品のうち、「特別の注意を要するものとして厚生労働大臣が指定するもの」を「特定第二類医薬品」としている。

d 第一類医薬品等の分類については、安全性に関する新たな知見や副作用の発生状況等を踏まえ、適宜見直しが図られている。

1（a、b） 2（a、c） 3（b、c） 4（b、d） 5（c、d）

【 問41 】 次の表は、薬局開設者、店舗販売業者又は配置販売業者が、一般用医薬品を販売又は授与する場合に行う、リスク区分に応じた情報提供について、簡略的に記載したものである。（　　）の中に入れるべき字句の正しい組み合わせはどれか。なお、設問中「規定なし」とは「医薬品医療機器等法上の規定は特になし」を指すこととする。

リスク区分	対応する専門家	購入者側から質問等がなくても行う積極的な情報提供	購入者側から相談があった場合の応答
第一類医薬品	薬剤師	書面を用いた情報提供を義務づけ	義務
第二類医薬品	薬剤師又は登録販売者	（ a ）	（ b ）
第三類医薬品	薬剤師又は登録販売者	規定なし	（ c ）

	a	b	c
1	努力義務	義務	努力義務
2	努力義務	義務	義務
3	努力義務	努力義務	努力義務
4	規定なし	努力義務	義務
5	規定なし	義務	規定なし

【 問42 】 医薬品医療機器等法に基づき、店舗販売業者が店舗の見やすい位置に掲示しなければならない次の事項のうち、正しいものの組合せはどれか。

a 店舗に勤務する者の名札等による区別に関する説明
b 店舗に勤務する者の薬剤師名簿登録番号又は販売従事登録番号
c 取り扱う要指導医薬品及び一般用医薬品の区分
d 店舗に勤務する登録販売者の実務経験年数及び研修の受講履歴

1 （a、b）　　2 （a、c）　　3 （a、d）　　4 （b、c）　　5 （c、d）

【 問43 】 薬局開設者又は店舗販売業者が、その薬局又は店舗に従事する薬剤師等に行わせる医薬品のリスク区分に応じた情報提供に関する記述の正誤について、正しい組み合わせはどれか。

a 第一類医薬品を販売する際、購入者側から質問等がなければ、書面を用いた情報提供は必要ない。

b 指定第二類医薬品については、薬剤師又は登録販売者による積極的な情報提供の機会がより確保されるよう、陳列方法を工夫する等の対応が求められる。

c 第三類医薬品を販売するにあたっては、販売した薬剤師又は登録販売者の氏名、当該薬局又は店舗の名称及び電話番号その他連絡先を、第三類医薬品を購入しようとする者に伝えさせなければならない。

d 第三類医薬品を販売するにあたっては、法律上の規定は特にないが、購入者から質問等がない場合であっても、薬剤師又は登録販売者に必要な情報提供をさせることが望ましい。

	a	b	c	d
1	誤	正	正	正
2	正	正	誤	誤
3	誤	正	正	誤
4	誤	誤	誤	正
5	正	誤	正	正

【 問44 】 店舗販売業における一般用医薬品の陳列に関する記述のうち、正しいものの組み合わせはどれか。

a 鍵をかけた陳列設備に第一類医薬品を陳列する場合は、第一類医薬品陳列区画の内部の陳列設備に陳列しなくてもよい。

b 第三類医薬品は、薬局等構造設備規則に規定する「情報提供を行うための設備」から7メートル以内の範囲に陳列しなければならない。

c 第一類医薬品陳列区画内であれば、第一類医薬品、第二類医薬品及び第三類医薬品を混在して陳列してもよい。

d 医薬品を販売する店舗と同一店舗で併せて、食品（保健機能食品を含む。）、医薬部外品等の販売が行われる場合には、医薬品と他の物品を区別して貯蔵又は陳列することが求められる。

1（a、b）　2（a、c）　3（a、d）　4（b、c）　5（b、d）

【 問45 】 医薬品の陳列に関する以下の記述の正誤について、正しい組み合わせはどれか。

a 店舗販売業者は、要指導医薬品及び一般用医薬品を混在させて陳列してよい。

b 薬局開設者は、鍵をかけた陳列設備に陳列する場合又は第一類医薬品を購入しようとする者等が直接手の触れられない陳列設備に陳列する場合を除き、第一類医薬品を陳列する陳列設備から7メートル以内の範囲に、医薬品を購入しようとする者が進入することができないよう必要な措置を採らなければならない。

c 薬局開設者は、要指導医薬品又は一般用医薬品を販売し、又は授与しない時間は、要指導医薬品又は一般用医薬品を通常陳列し、又は交付する場所を閉鎖しなければならない。

d 配置販売業者は、一般用医薬品を陳列する場合は、第一類医薬品、第二類医薬品、第三類医薬品の区分ごとに陳列しなければならない。

	a	b	c	d
1	正	誤	誤	誤
2	誤	誤	正	正
3	誤	誤	誤	正
4	正	正	正	正
5	正	正	誤	誤

【 問46 】 医薬品等の陳列に関する以下の記述のうち、正しいものはどれか。

1 要指導医薬品と第一類医薬品を鍵のかかる貯蔵設備に陳列している場合は、区別せずに陳列することができる。

2 第三類医薬品と医薬部外品は区別せずに陳列することができる。

3 医薬部外品と化粧品は区別せずに陳列することができる。

4 医薬品と食品は区別せずに陳列することができる。

【 問47 】 特定販売に関する記述の正誤について、正しい組み合わせはどれか。

a 特定販売とは、その薬局または店舗におけるその薬局または店舗以外の場所にいる者に対する一般用医薬品または医療用医薬品（毒薬および劇薬であるものを除く。）の販売または授与をいう。

b 特定販売を行うことについてインターネットを利用して広告するときは、一般用医薬品の区分ごとの陳列の状況を示す写真を見やすく表示しなければならない。

c 特定販売を行うことについてインターネットを利用して広告するときは、医薬品による健康被害の救済制度に関する解説を見やすく表示しなければならない。

d 特定販売を行うことについてインターネットを利用して広告をするときは、都道府県知事および厚生労働大臣が容易に閲覧することができるホームページで行わなければならない。

	a	b	c	d
1	正	誤	正	誤
2	正	誤	正	正
3	正	正	誤	誤
4	誤	正	正	正
5	誤	正	誤	正

【 **問48** 】 医薬品医療機器等法に基づく薬局における特定販売に関する次の記述の正誤について、正しい組合せはどれか。

a 特定販売を行う場合は、当該薬局以外の場所に貯蔵し、又は陳列している一般用医薬品を販売又は授与することができる。

b 特定販売を行うことについてインターネットを利用して広告する場合には、ホームページに薬局の主要な外観の写真及び薬局の位置を示す地図を表示しなければならない。

c 特定販売を行うことについてインターネットを利用して広告する場合には、ホームページに特定販売を行う医薬品の使用期限を表示しなければならない。

d 薬局製造販売医薬品（毒薬及び劇薬であるものを除く。）は、特定販売の方法により販売することができる。

	a	b	c	d		a	b	c	d
1	正	正	誤	正	4	誤	誤	正	正
2	誤	正	正	正	5	誤	正	誤	誤
3	正	誤	正	誤					

【 **問49** 】 特定販売に関する記述の正誤について、正しい組み合わせはどれか。

a 在庫がない場合には、特定販売を行う他店から直接発送することができる。

b ホームページの利用の履歴の情報に基づき、自動的に特定の医薬品の購入、譲受けを勧誘する方法により、医薬品に関して広告をしてはならない。

c 特定販売を行う場合であっても、一般用医薬品を購入しようとする者等から、対面又は電話により相談応需の希望があった場合には、薬局開設者又は店舗販売業者は、その薬局又は店舗において医薬品の販売又は授与に従事する薬剤師又は登録販売者に、対面又は電話により情報提供を行わせなければならない。

	a	b	c		a	b	c
1	誤	誤	正	4	正	誤	正
2	誤	正	正	5	正	誤	誤
3	誤	正	誤				

【 問50 】 特定販売を行うことについて広告をするときに、当該広告に表示しなければならない事項のうち、正しいものの組み合わせはどれか。

a 薬局又は店舗の主要な外観の写真
b 一般用医薬品の陳列の状況を示す写真
c 特定販売を行う一般用医薬品の製造番号又は製造記号
d 勤務する薬剤師又は登録販売者の氏名及びその写真

1（a、b） 2（a、c） 3（a、d） 4（b、c） 5（b、d）

【 問51 】 店舗販売業者の遵守事項に関する以下の記述の正誤について、正しい組み合わせはどれか。

a 店舗販売業者は、医薬品を購入したときは、品名、数量、購入等の年月日等を書面に記載しなければならないが、他の医薬品販売業者に医薬品を販売したときは書面に記載する必要はない。
b 同一法人が複数の店舗で店舗販売業の許可を受けている場合には、その店舗間の医薬品の移転に係る記録について、記載の日から2年間保存しなければならない。
c 店舗販売業者は、医薬品の貯蔵設備を設ける区域に立ち入ることができる者を特定しなければならない。
d その店舗において医薬品の販売等に従事する薬剤師、登録販売者又は一般従事者であることが容易に判別できるよう、その店舗に勤務する者に名札を付けさせること等の必要な措置を講じなければならない。

	a	b	c	d
1	正	正	誤	正
2	誤	正	正	正
3	誤	誤	正	正
4	誤	正	誤	誤
5	正	誤	誤	誤

解説▶別冊 p.84 ▶▶

Ⅳ　医薬品販売に関する法令遵守

【　問52　】　医薬品の販売広告に関する以下の記述のうち、正しいものを１つ選びなさい。

1　医薬品の広告に該当するか否かについては、（1）顧客を誘引する（顧客の購入意欲を昂進（こう）させる）意図が明確であること、（2）特定の医薬品の商品名（販売名）が明らかにされていること、（3）一般人が認知できる状態であることのいずれか一つの要件を満たす場合は、広告に該当するものと判断されている。

2　医薬品の販売広告に関しては、医薬品医療機器等法による保健衛生上の観点からの規制のほか、不当な表示による顧客の誘引の防止等を図るため、「不当景品類及び不当表示防止法」や「特定商取引に関する法律」の規制もなされている。

3　一般用医薬品の販売広告としては、製薬企業等の依頼によりマスメディアを通じて行われるものが含まれるが、薬局、店舗販売業又は配置販売業において販売促進のため用いられるチラシやダイレクトメール（電子メールを含む）、POP広告（小売店に設置されているポスター、ステッカーなどによる店頭・店内広告）等は含まれない。

4　医薬品医療機器等法第66条（誇大広告）及び第68条（承認前の医薬品に係る広告）に関する規定は、広告等の依頼主だけが対象であり、その他の広告等に関与する者は対象外である。

【　問53　】　次の記述は、法第66条第1項の条文である。（　　）の中に入れるべき字句の正しい組合せを一つ選べ。

　第66条　（　a　）、医薬品、医薬部外品、化粧品、医療機器又は再生医療等製品の名称、（　b　）、効能、効果又は性能に関して、明示的であると暗示的であるとを問わず、虚偽又は誇大な記事を広告し、記述し、又は（　c　）してはならない。

	a	b	c
1	医薬関係者は	製造方法	掲示
2	医薬関係者は	使用方法	流布
3	何人も	製造方法	流布
4	何人も	使用方法	流布
5	何人も	使用方法	掲示

【 問54 】 医薬品の広告に関する次の記述について、正しいものの組み合わせを下欄から選びなさい。

a 医薬品の広告に関する規制は、医薬品医療機器等法に定められているので、他の法律の規制は適用されない。

b 承認された医薬品については、誇大広告等の禁止が医薬品医療機器等法で規定されているが、承認前の医薬品については、同法に基づく広告の禁止の規定はない。

c 医薬関係者が推薦している旨の医薬品の広告については、仮に事実であったとしても、原則として、不適当とされている。

d 誇大広告等の禁止は、依頼主だけでなく、テレビ、ラジオ、新聞又は雑誌で宣伝広告を行っている人にも適用される。

下欄

1（a、b）　　**2**（a、c）　　**3**（b、d）　　**4**（c、d）

【 問55 】 医薬品等適正広告基準に関する記述の正誤について、正しい組合せを一つ選べ。

a 医薬品の効能効果又は安全性について、使用前・使用後を示した図面・写真等を掲げて、確実であることを保証する広告をすることができる。

b 一般用医薬品について、糖尿病の自己治療が可能であるかのような広告表現は認められない。

c 漢方処方製剤の広告を作成する場合、配合されている個々の生薬の作用を個別に挙げて説明しなければならない。

d 医薬品において、「天然成分を使用しているので副作用がない」といった事実に反する広告表現は、過度の消費や乱用を助長するおそれがあるだけでなく、虚偽誇大な広告にも該当する。

	a	b	c	d
1	誤	正	正	誤
2	正	誤	正	正
3	誤	正	誤	正
4	正	誤	正	誤
5	正	正	誤	正

【 問56 】 医薬品の広告に関する次の記述のうち、正しいものの組合せはどれか。

a チラシやパンフレット等の同一紙面に、一般用医薬品と、食品、化粧品、雑貨類等の医薬品ではない製品を併せて掲載してはならない。

b 漢方処方製剤等で、効能効果に一定の前提条件（いわゆる「しばり表現」）が付されている一般用医薬品について、しばり表現を省いて広告することが認められている。

c 医薬品の販売広告に関しては、不当な表示による顧客の誘因の防止等を図るため「不当景品類及び不当表示防止法」や「特定商取引に関する法律」の規制もなされている。

d 医薬関係者、医療機関、公的機関、団体等が、公認、推薦、選用等している旨の広告については、原則として不適当である。

1（a、b）　**2**（a、c）　**3**（a、d）　**4**（b、c）　**5**（c、d）

【 問57 】 医薬品等適正広告基準に関する以下の記述の正誤について、正しいものの組み合わせはどれか。

a 漢方処方製剤の効能効果について、その構成生薬の作用を個別に挙げて説明することは不適当である。

b 一般用医薬品の広告では、心臓病について自己治療が可能であることの広告表現が認められている。

c 一般用医薬品の効能効果として、同じ有効成分を含有する医療用医薬品の効能・効果をそのまま標榜することは、その一般用医薬品が承認されている内容を正確に反映した広告とは言えない。

d 一般用医薬品の広告には、その有効性又は安全性について、それが確実であることを保証する表現を行わなければならない。

1（a、b）　**2**（a、c）　**3**（b、d）　**4**（c、d）

【 問58 】 医薬品の広告に関する記述の正誤について、**正しい組み合わせ**を 1つ選びなさい。

a 医薬品の効能、効果が事実である場合には、承認 1 ヶ月前から広告を行う ことができる。

b 特定の医薬品の商品名が明らかにされている場合、顧客を誘引する意図が 明確でなくても、広告に該当する。

c チラシやパンフレット等において、医薬品について食品的又は化粧品的な 用法が強調されているような場合には、不適正な広告とみなされることがある。

d 誇大広告等を禁止する医薬品医療機器等法上の規定は、広告等の依頼主だ けでなく、その広告に関与するすべての人が対象となる。

	a	b	c	d
1	正	正	誤	正
2	正	正	誤	誤
3	正	誤	正	誤
4	誤	誤	正	正
5	誤	正	正	誤

【 問59 】 医薬品医療機器等法に基づき、薬局開設者が、一般用医薬品のうち、濫用のおそれのあるものとして厚生労働大臣が指定している医薬品を販売する場合、薬剤師又は登録販売者に確認させなければならないとされている次の事項の正誤について、正しい組合せはどれか。

a 当該医薬品を購入し、又は譲り受けようとする者が若年者である場合にあっては、当該者の年齢及び保護者連絡先

b 当該医薬品を購入し、又は譲り受けようとする者及び当該医薬品を使用しようとする者の他の薬局開設者、店舗販売業者又は配置販売業者からの当該医薬品及び当該医薬品以外の濫用等のおそれのある医薬品の購入又は譲受けの状況

c 当該医薬品を購入し、又は譲り受けようとする者が、適正な使用のために必要と認められる数量を超えて当該医薬品を購入し、又は譲り受けようとする場合は、その理由

	a	b	c		a	b	c
1	正	正	誤	4	誤	正	正
2	誤	誤	正	5	正	誤	誤
3	誤	正	誤				

【 問60 】 一般用医薬品のうち、濫用のおそれがあるものとして指定されている医薬品に関する記述の正誤について、正しい組み合わせはどれか。

a 厚生労働大臣が指定する。

b 販売し、又は授与するときは、必ず薬剤師が必要な事項を確認することとされている。

c 購入し、又は譲り受けようとする者が若年者である場合にあっては、当該者の氏名及び住所を書面で記録しなければならない。

	a	b	c		a	b	c
1	誤	正	正	4	誤	正	誤
2	正	誤	正	5	誤	誤	誤
3	正	誤	誤				

【 問61 】 医薬品等適正広告基準に基づき、過度の消費や乱用を助長するおそれのある広告として、保健衛生上の観点から必要な監視指導が行われている場合の記述の正誤について、正しい組み合わせはどれか。

a 安易な使用を促すおそれがある広告
b 医薬品が不必要な人にまで使用を促す広告
c 生活者の不安を煽って購入を促す広告
d 商品名を連呼する音声広告

	a	b	c	d
1	正	正	正	誤
2	正	正	誤	正
3	正	誤	正	正
4	誤	正	正	正
5	正	正	正	正

【 問62 】 医薬品の販売方法等に関する次の記述の正誤について、正しい組合せはどれか。

a 医薬品を多量に購入する者に対しても、プライバシーに配慮し、積極的に事情を尋ねることは避けるべきである。
b 医薬品を懸賞や景品として授与することは、原則として認められていない。
c 配置販売業において、医薬品を先用後利によらず現金売りを行うことは、顧客の求めに応じたものであれば医薬品医療機器等法違反には当たらない。
d 組み合わせ販売においては、個々の医薬品等の外箱等に記載された医薬品医療機器等法に基づく記載事項が、組み合わせ販売のため使用される容器の外から見えない状態でも販売することが認められる。

	a	b	c	d
1	正	正	正	誤
2	誤	正	誤	誤
3	正	誤	誤	正
4	誤	正	誤	正
5	誤	誤	正	正

【 問63 】

濫用のおそれのあるものとして厚生労働大臣が指定する医薬品（平成26年厚生労働省告示第252号）に該当する有効成分として、正しいものの組み合わせはどれか。

a　エフェドリン
b　インドメタシン
c　プレドニゾロン
d　ブロモバレリル尿素

　　1（a、b）　　2（a、d）　　3（b、c）　　4（b、d）　　5（c、d）

【 問64 】

薬局開設者又は医薬品販売業者の遵守事項に関する以下の記述の正誤について、正しい組み合わせを下から一つ選び、その番号を解答欄に記入しなさい。

ア　薬局開設者、店舗販売業者又は配置販売業者は、その薬局、店舗又は区域において医薬品の販売等に従事する薬剤師、登録販売者又は一般従事者であることが容易に判別できるようその薬局、店舗又は区域に勤務する者に名札を付けさせることその他必要な措置を講じなければならない。

イ　薬局開設者、店舗販売業者又は配置販売業者は、一般用医薬品のうち、濫用のおそれのあるものとして厚生労働大臣が指定する医薬品を購入し、又は譲り受けようとするものが若年者である場合は、医薬品の販売又は授与に従事する薬剤師又は登録販売者に当該者の氏名及び年齢を確認させなければならない。

ウ　薬局開設者又は店舗販売業者は、医薬品を競売に付してはならない。

エ　薬局開設者、店舗販売業者又は配置販売業者は、医薬品の直接の容器又は直接の被包に表示された使用の期限を超過した医薬品を、正当な理由なく、販売し、授与し、販売若しくは授与の目的で貯蔵し、若しくは陳列し、又は広告してはならない。

	ア	イ	ウ	エ			ア	イ	ウ	エ
1	正	正	正	正		4	誤	正	誤	正
2	正	正	正	誤		5	誤	誤	正	誤
3	正	誤	誤	誤						

【 **問65** 】 医薬品の販売方法等に関する記述の正誤について、正しい組合せ
を一つ選べ。

a 効能効果が重複する医薬品を組合わせて販売することは、購入者の利便性
のため、推奨されている。

b 薬局及び店舗販売業において、許可を受けた薬局又は店舗以外の場所に医
薬品を販売若しくは授与の目的で貯蔵又は陳列する行為は、一般用医薬品に
限り認められている。

c 医薬品を懸賞や景品として授与することは、原則として認められていない。

d 配置販売業において、医薬品を先用後利によらず現金売りを行うことは、
配置による販売行為に当たらないため、取締りの対象となる。

	a	b	c	d
1	正	誤	正	誤
2	正	誤	誤	正
3	誤	正	正	正
4	誤	正	誤	正
5	誤	誤	正	正

【問66】

一般の生活者からの医薬品の苦情及び相談に関する記述の正誤について、正しい組み合わせはどれか。

a 医薬品の販売関係の業界団体・職能団体においては、一般用医薬品の販売等に関する苦情を含めた様々な相談を購入者等から受けつける窓口を設置し、自主的なチェックと自浄的是正を図る取り組みがなされている。

b 独立行政法人国民生活センターでは、医薬品に関する相談は受けつけていない。

c 薬事監視員を任命している行政庁の薬務主管課、保健所、薬事監視事務所等では、生活者からの苦情等の内容から、薬事に関する法令への違反、不遵守につながる情報が見出された場合は、立入検査等によって事実関係を確認のうえ、問題とされた薬局開設者又は医薬品の販売業者等に対して、必要な指導、処分等を行っている。

d 生活者からの医薬品の苦情等は、消費者団体等の民間団体にも寄せられることがあるが、これらの団体では生活者へのアドバイスは行ってはならないとされている。

	a	b	c	d			a	b	c	d
1	正	誤	誤	正		4	正	誤	正	誤
2	誤	誤	正	誤		5	誤	正	誤	誤
3	誤	正	誤	正						

【問67】

医薬品医療機器等法に基づく行政庁による監視指導及び処分に関する以下の記述のうち、誤っているものを一つ選びなさい。なお、本設問において、「都道府県知事」とは、「都道府県知事（薬局又は店舗販売業にあっては、その薬局又は店舗の所在地が保健所設置市又は特別区の区域にある場合においては、市長又は区長。）」とする。

（選択肢は次ページに記載）

1　都道府県知事は、配置販売業者に対して、その構造設備が薬局等構造設備規則に適合せず、その構造設備によって不良医薬品を生じるおそれがある場合は、その構造設備の改善を命ずることができる。

2　厚生労働大臣又は都道府県知事は、医薬品を業務上取り扱う者（薬局開設者、医薬品の販売業者を含む。）に対し、不正表示医薬品、不良医薬品、無承認無許可医薬品等について、廃棄、回収その他公衆衛生上の危険の発生を防止するに足りる措置をとるべきことを命ずることができる。

3　薬局及び医薬品販売業に従事する薬剤師や登録販売者を含む従業員が、薬事監視員の質問に正当な理由なく答弁しなかったり、虚偽の答弁を行った場合には、その者に対して、罰金が科せられる。

4　厚生労働大臣は、医薬品による保健衛生上の危害の発生又は拡大を防止するため必要があると認めるときは、薬局開設者又は医薬品の販売業者に対して、医薬品の販売又は授与を一時停止すること、その他保健衛生上の危害の発生又は拡大を防止するための応急措置をとるべきことを命ずることができる。

【　問68　】　行政庁の監視指導や処分に関する記述の正誤について、**正しい組み合わせ**を１つ選びなさい。

a　都道府県知事は、配置販売業の配置員が、その業務に関し、法若しくはこれに基づく命令又はこれらに基づく処分に違反する行為があったときは、その配置販売業者に対して、期間を定めてその配置員による配置販売の業務の停止を命ずることができる。

b　都道府県知事（薬局及び店舗販売業にあっては、その薬局又は店舗の所在地が保健所設置市又は特別区の区域にある場合においては、市長又は区長。以下「都道府県知事等」という。）は、薬局開設者又は医薬品の販売業者が禁錮以上の刑に処せられたときは、その許可を取り消さなければならない。

c　都道府県知事等は、薬事監視員に薬局開設者又は医薬品の販売業者が医薬品を業務上取り扱う場所に立ち入り、帳簿書類を収去させることができる。

d　医薬品の販売業者が、命ぜられた報告を怠った場合であっても、薬事監視員による立入検査や収去を拒まない限り、その行為に対する医薬品医療機器等法に基づく罰金を科せられることはない。

	a	b	c	d			a	b	c	d
1	正	誤	誤	誤		4	誤	誤	正	正
2	誤	正	正	誤		5	正	誤	誤	正
3	正	正	誤	誤						

解説▶別冊 p.88 ▶▶

【 問69 】 医薬品医療機器等法第６９条に基づく立入検査に係る罰則に関する記述の正誤について、正しい組み合わせはどれか。

a 薬事監視員による立入検査を拒んだ者に対する罰則が規定されている。

b 薬事監視員による立入検査を妨げた者に対する罰則が規定されている。

c 立入検査の際に、薬事監視員からの質問に対して正当な理由なく答弁しない者に対する罰則が規定されている。

d 立入検査の際に、薬事監視員からの質問に対して虚偽の答弁をした者に対する罰則が規定されている。

	a	b	c	d		a	b	c	d
1	正	正	正	誤	4	誤	正	正	正
2	正	正	誤	正	5	正	正	正	正
3	正	誤	正	正					

【 問70 】 医薬品医療機器等法の規定に関する以下の記述の正誤について、正しい組み合わせはどれか。

a 都道府県知事、保健所を設置する市の市長及び特別区の区長は、薬事監視員に、医薬品の販売業者から不良医薬品の疑いのある物を、試験のため必要な最少分量に限り、収去させることができる。

b 都道府県知事は、区域管理者について、その者に薬事に関する法令又はこれに基づく処分に違反する行為があったとき、又はその者が区域管理者として不適当であると認めるときは、その配置販売業者に対して、その変更を命ずることができる。

c 厚生労働大臣は、医薬品による保健衛生上の危害の発生又は拡大を防止するため必要があると認めるときは、都道府県知事に対して、保健衛生上の危害の発生又は拡大を防止するための応急措置を採るべきことを命ずることができる。

d 都道府県知事、保健所を設置する市の市長及び特別区の区長は、医薬品の販売業者が禁錮以上の刑に処せられたときは、医薬品販売業の許可を取り消さなければならない。

	a	b	c	d		a	b	c	d
1	誤	誤	誤	正	4	正	誤	正	誤
2	誤	正	正	誤	5	正	正	誤	誤
3	正	正	誤	正					

解説▶別冊 p.88 ▶▶

第5章
医薬品の適正使用・安全対策

◎実際の試験では、この章からの出題は20問です。

解答用紙は255ページ
解説は別冊89〜105ページ

I 医薬品の適正使用情報

【問1】 医薬品の適正使用情報に関する記述の正誤について、**正しい組み合わせ**を1つ選びなさい。

a 医薬品は、効能・効果、用法・用量、起こり得る副作用等、その適正な使用のために必要な情報（適正使用情報）を伴って初めて医薬品としての機能を発揮する。

b 添付文書や製品表示に記載されている適正使用情報は、その適切な選択、適正な使用を図る上で特に重要である。

c 要指導医薬品は、登録販売者から提供された情報に基づき、一般の生活者が購入し、自己の判断で使用するものである。

d 添付文書や製品表示に記載されている適正使用情報は、一般の生活者に理解しやすい平易な表現でなされているが、その内容は一般的・網羅的なものとならざるをえない。

	a	b	c	d			a	b	c	d
1	正	正	正	誤		4	誤	誤	誤	誤
2	誤	正	正	正		5	正	誤	正	正
3	正	正	誤	正						

【問2】 一般用医薬品の添付文書に関する記述について、正しいものの組合せを一つ選べ。

a 添付文書中、販売名の上部に、「使用にあたって、この説明文書を必ず読むこと。また、必要なときに読めるよう大切に保存すること。」等の文言が記載されている。

b 添付文書の内容は、医薬品の有効性・安全性等に係る新たな知見、使用に係る情報に基づき、必ず1年に1回、改訂される。

c 添付文書は、実際に使用する人やその時の状態によって留意されるべき事項が異なってくるため、必要なときにいつでも取り出して読むことができるように保管する。

d 薬効名とは、その医薬品の薬効又は性質が簡潔な分かりやすい表現で示されたもので、販売名に薬効名が含まれているような場合であっても、薬効名は必ず記載されている。

1（a、b）　**2**（a、c）　**3**（b、c）　**4**（c、d）

【 **問3** 】 一般用医薬品の使用上の注意に関する以下の記述の正誤について、正しい組み合わせはどれか。

a 添付文書の「次の部位には使用しないこと」の項には、使用を避けるべき患部の状態、適用部位等に分けて、簡潔に記載されている。

b 添付文書の「本剤を使用（服用）している間は、次の医薬品を使用（服用）しないこと」の項には、併用すると作用の増強、副作用等のリスクの増大が予測されるものについて注意を喚起し、使用を避ける等適切な対応が図られるよう記載されている。

c 一般用医薬品は、単一有効成分の場合が多く、使用方法や効能・効果が異なる医薬品同士であれば、同一成分又は類似の作用を有する成分が重複することはない。

d 医療用医薬品との併用については、医療機関で治療を受けている人が、治療のために処方された医薬品の使用を自己判断で控えることは適当でないため、添付文書の「相談すること」の項には、「医師（又は歯科医師）の治療を受けている人」等として記載されている。

	a	b	c	d
1	正	正	誤	正
2	正	正	正	誤
3	正	誤	誤	正
4	誤	誤	誤	誤
5	誤	正	正	正

第5章

医薬品の適正使用・安全対策

【 問4 】 医薬品の添付文書及び外部の容器又は外部の被包に関する記述のうち、正しいものの組み合わせはどれか。

a　毒薬若しくは劇薬の表示又は要指導医薬品に該当する医薬品における表示や、その一般用医薬品が分類されたリスク区分を示す識別表示等が行われている。

b　添付文書の消費者相談窓口の項目には、消費生活センターにおいて購入者等からの相談に応じるための窓口担当部門の名称、電話番号、受付時間等が記載されている。

c　副作用や事故等が起きる危険性を回避するため、「次の人は使用（服用）しないこと」、「次の部位には使用しないこと」等が記載されている。

d　医薬品医療機器等法で規定されている法定表示事項以外は記載してはならない。

　1（a、c）　　2（b、c）　　3（b、d）　　4（a、d）

【 問5 】 一般用医薬品の添付文書に記載される内容に関する以下の記述の正誤について、正しい組み合わせを下から一つ選び、その番号を解答欄に記入しなさい。

ア　「用法及び用量」の項には、年齢区分、1回用量、1日の使用回数等について記載されている。

イ　「成分及び分量」の項には、有効成分のほか、それ自体に積極的な薬効を期待して配合されている添加物の成分も掲げられている。

ウ　「消費者相談窓口」の項には、製造販売元の製薬企業において購入者等からの相談に応じるための窓口担当部門の名称、電話番号、受付時間等が記載されている。

エ　「効能又は効果」の項には、一般の生活者が自ら判断できる症状、用途等が示されている。

	ア	イ	ウ	エ			ア	イ	ウ	エ
1	正	正	正	正		4	誤	正	正	誤
2	正	誤	正	正		5	誤	正	誤	正
3	正	誤	誤	誤						

【 問6 】　以下の項目のうち、一般用医薬品の添付文書を構成する項目として正しいものの組み合わせを下から一つ選びなさい。

ア　製造年月日
イ　製品の特徴
ウ　製造所の許可番号
エ　製造販売業者の名称及び所在地

1（ア、イ）　　2（ア、ウ）　　3（イ、エ）　　4（ウ、エ）

【 問7 】　一般用医薬品の添付文書に例示されている標識的マークの使い方として、正しいものはどれか。

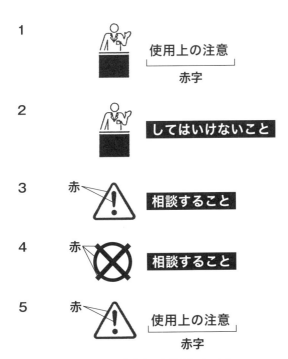

※本試験は一部赤色で印刷されています。

解説▶別冊 p.89〜90 ▶▶

【**問8**】 一般用検査薬に関する記述のうち、**正しいものの組み合わせを**１つ選びなさい。

a　添付文書においては、検査結果が陰性であっても何らかの症状がある場合は、再検査するか又は医師に相談する旨等が記載されている。

b　添付文書においては、効能又は効果、使用方法、キットの内容及び成分・分量等が記載されている。

c　添付文書においては、一般用検査薬の検査結果のみで確定診断はできないので、判定が陽性であれば速やかに医師の診断を受ける旨が記載されている。

d　誤判定により健康被害が生じた場合は、医薬品副作用被害救済制度による救済を受けることができる。

　　1（a、b）　　**2**（a、c）　　**3**（b、d）　　**4**（c、d）

【**問9**】 一般用医薬品の添付文書等の副作用の記載に関する次の記述について、（　　）の中に入れるべき字句の正しい組合せはどれか。

副作用については、まず一般的な副作用について（　a　）に症状が記載され、そのあとに続けて、（　b　）発生する重篤な副作用について（　c　）に症状が記載されている。

	a	b	c
1	副作用名ごと	連用により	関係部位別
2	副作用名ごと	高頻度に	関係部位別
3	副作用名ごと	まれに	関係部位別
4	関係部位別	連用により	副作用名ごと
5	関係部位別	まれに	副作用名ごと

【 問10 】 一般用医薬品の添付文書の「してはいけないこと」に関する記述の正誤について、正しい組み合わせはどれか。

a 小児に使用される医薬品において、「服用後、乗物又は機械類の運転操作はしないこと」等、小児では通常当てはまらない内容であっても、配合成分に基づく一般的な注意事項として記載されている。

b 併用すると作用の増強、副作用等のリスクの増大が予測される医薬品について、使用（服用）を避ける等適切な対応が図られるよう「本剤を使用（服用）している間は、次の医薬品を使用（服用）しないこと」の項目に記載されている。

c 局所に適用する医薬品において、患部の状態によっては症状を悪化させたり、誤った部位に使用すると副作用を生じたりするおそれがある場合、使用を避けるべき患部の状態、適用部位等が記載されている。

d 体に吸収されると一部が乳汁中に移行して、乳児に悪影響を及ぼすおそれがあることが知られている成分が含まれる場合、「授乳中の人は本剤を服用しないか、本剤を服用する場合は授乳を避けること」と記載されている。

	a	b	c	d
1	正	正	正	誤
2	正	正	誤	正
3	正	誤	正	正
4	誤	正	正	正
5	正	正	正	正

【 問11 】 使用（服用）しないこととなっている「次の症状がある人」と「主な成分・薬効群等」の組み合わせについて、誤っているものはどれか。

	[次の症状がある人]	[主な成分・薬効群等]
1	胃酸過多	カフェイン、無水カフェイン、カフェインクエン酸塩等のカフェインを含む成分を主薬とする眠気防止薬
2	前立腺肥大による排尿困難	グリチルレチン酸
3	激しい腹痛または吐き気・嘔吐	ヒマシ油が配合された瀉下薬
4	患部が化膿している人	ステロイド性抗炎症成分が配合された外用薬

【 問12 】 以下の漢方処方製剤のうち、一般用医薬品の添付文書において、「本剤を使用している間は、次の医薬品を使用しないこと」とされるもののうち、他の瀉下薬（下剤）との併用を避ける注意がなされているものとして、誤っているものを一つ選びなさい。

1 大柴胡湯
  だいさいことう
2 防風通聖散
  ぼうふうつうしょうさん
3 大黄甘草湯
  だいおうかんぞうとう
4 茵蔯蒿湯
  いんちんこうとう
5 麦門冬湯
  ばくもんどうとう

【 問13 】 医薬品成分等と、それを含有する一般用医薬品の添付文書等において、「次の人は使用（服用）しないこと」と記載することとされている基礎疾患等に関する次の記述について、正しいものの組合せを下欄から選びなさい。

（医薬品成分等）　　　　　（基礎疾患等）
a　スクラルファート ─── 透析療法を受けている人
b　カフェイン ───── 糖尿病
c　インドメタシン ─── 甲状腺機能障害
d　芍薬甘草湯 ───── 心臓病

下欄
1（a、b）　2（a、d）　3（b、c）　4（c、d）

222

【 問14 】

一般用医薬品の添付文書等の「使用上の注意」の項目中に、「服用後、乗物又は機械類の運転操作をしないこと」と記載することとされている成分の正しいものの組合せを一つ選べ。

a 合成ヒドロタルサイト
b ジフェンヒドラミン塩酸塩
c ブロモバレリル尿素
d テオフィリン

1（a、b）　　**2**（a、d）　　**3**（b、c）　　**4**（c、d）

【 問15 】

一般用医薬品の添付文書の「してはいけないこと」の項において、「次の人は使用（服用）しないこと」の項目欄に「妊婦又は妊娠していると思われる人」と記載されている主な成分・薬効群等と、その理由に関する次の組合せの正誤のうち、正しい組合せはどれか。

主な成分・薬効群等	理由
a センノシド	子宮収縮が抑制されるため
b ヒマシ油類	腸の急激な動きに刺激されて流産・早産を誘発するおそれがあるため
c エチニルエストラジオール	妊娠中の女性ホルモン成分の摂取によって、胎児の先天性異常の発生が報告されているため
d オキセサゼイン	妊娠中における安全性は確立されていないため

	a	b	c	d
1	誤	正	正	誤
2	正	誤	正	誤
3	正	正	誤	誤
4	正	誤	誤	正
5	誤	正	正	正

第5章 医薬品の適正使用・安全対策

【 問16 】 一般用医薬品の添付文書の「してはいけないこと」の項において、「次の人は使用（服用）しないこと」の項目欄に「授乳中の人は本剤を服用しないか、本剤を服用する場合は授乳を避けること」と記載されている一般用医薬品と、その理由に関する次の組み合わせのうち、正しいものはどれか。

	一般用医薬品	理由
1	テオフィリンが配合された鎮咳去痰薬 ———	乳児に神経過敏を起こすことがあるため。
2	センノシドが配合された内服薬 ———	乳児に昏睡を起こすことがあるため。
3	ロートエキスが配合された内服薬 ———	乳児に貧血を起こすことがあるため。
4	イブプロフェンが配合された解熱鎮痛薬 ———	乳児に頻脈を起こすことがあるため。

【 問17 】 1～5で示される漢方処方製剤のうち、うっ血性心不全の副作用が現れることがあるため、添付文書の「してはいけないこと」の項目に、「症状があるときのみの服用にとどめ、連用しないこと」と記載されているものはどれか。

1 酸棗仁湯
2 柴胡桂枝湯
3 五積散
4 響声破笛丸
5 芍薬甘草湯

【 問18 】 一般用医薬品の使用上の注意において、「服用後、乗物または機械類の運転操作をしないこと」とされている成分の正誤について、正しい組み合わせはどれか。

a ジフェンヒドラミン塩酸塩
b タンニン酸アルブミン
c ピレンゼピン塩酸塩水和物
d アスピリン

	a	b	c	d
1	誤	正	正	誤
2	正	正	誤	正
3	正	誤	正	誤
4	誤	正	誤	正
5	正	誤	正	正

【 問19 】 ある一般用医薬品を薬局で購入し、使用した者が、以下の症状を訴えている。この者が購入した一般用医薬品に含まれていたと考えられる医薬品の成分として正しいものはどれか。

【症状】

肘が痛かったので、この貼付剤を使っていたが、貼付した部位に沿って、かぶれ症状が現れた。購入する際に登録販売者の方に、「使用中と貼付後も当分の間は、貼付部を紫外線に当てないように」と言われていたが、暑かったので半袖になって、貼付部をサポーター等で覆わずに一日外出していた。

1 ロペラミド
2 アセトアミノフェン
3 ケトプロフェン
4 メキタジン

【 問20 】 次の医薬品成分のうち、一般用医薬品の添付文書等において、「次の人は使用しないこと」の項目中に「喘息を起こしたことがある人」と記載することとされている外皮用薬の成分として、正しいものの組合せはどれか。

a デキサメタゾン
b テルビナフィン塩酸塩
c ピロキシカム
d フェルビナク

1 （a、b） 2 （a、c） 3 （a、d） 4 （b、d） 5 （c、d）

【 問21 】 一般用医薬品の添付文書の「してはいけないこと」の項目における「連用に関する注意」及びその理由に関する記述の正誤について、正しい組み合わせはどれか。

a 解熱鎮痛薬は、一定期間又は一定回数使用しても症状の改善がみられない場合は、ほかに原因がある可能性があるため、「長期連用しないこと」と記載されている。
b 浣腸薬は、感受性の低下（いわゆる"慣れ"）が生じて、習慣的に使用される傾向があるため、「連用しないこと」と記載されている。
c 外用痔疾用薬は、アルミニウム脳症を生じるおそれがあるため、「長期連用しないこと」と記載されている。
d 駆虫薬は、海外において、長期連用した場合に精神神経症状が現れたとの報告があるため、「1週間以上継続して服用しないこと」と記載されている。

	a	b	c	d
1	誤	誤	正	正
2	正	誤	誤	正
3	正	正	誤	誤
4	正	正	正	誤
5	誤	正	正	正

【 問22 】 一般用医薬品の使用上の注意において、透析療法を受けている人は使用（服用）しないことと記載されている成分について、正しいものの組合せを一つ選べ。

a 水酸化アルミニウムゲル
b セトラキサート塩酸塩
c ジメチルポリシロキサン
d 合成ヒドロタルサイト

 1 （a、b）　2 （a、d）　3 （b、c）　4 （c、d）

【 問23 】 一般用医薬品の添付文書の「してはいけないこと」の項に関する次の記述のうち、適当でないものはどれか。

1 液体絆創膏は、湿潤した患部に用いると、分泌液が貯留して症状を悪化させることがあるため、ただれ、化膿している患部には使用しない。

2 みずむし・たむし用薬は、強い刺激や痛みを生じるおそれがあるため、目の周囲、粘膜には使用しない。

3 うおのめ・いぼ・たこ用薬は、誤って目に入ると障害を与える危険性があるため、目の周囲には使用しない。

4 バシトラシンが配合された化膿性皮膚疾患用薬の使用中は、光線過敏症が現れることがあるため、戸外での活動を避ける。

【 問24 】 一般用医薬品の添付文書の使用上の注意において、「次の人は使用（服用）しないこと」の項目中に、「小児における年齢制限」として、「6歳未満の小児」と記載することとされているものはどれか。

 1 サリチル酸ナトリウム
 2 アスピリン
 3 オキセサゼイン
 4 アミノ安息香酸エチル

【 **問25** 】 次のa～cは登録販売者と購入者の会話である。購入者からの相談に対する登録販売者の説明の正誤について、正しい組み合わせを下表から一つ選び、その番号を解答用紙に記入しなさい。

a	購入者	「眠気防止薬を服用していますが、とてもよく効くので毎日使い続けてもよいですか。」
	登録販売者	「一時的に緊張を要する場合に居眠りを防止するための薬です。そのため短期間の服用にとどめて、適切な睡眠を摂るようにしてください。」
b	購入者	「乗物に酔いやすいので、乗物酔い防止薬を飲んだ上で自動車を運転しても問題ありませんか。」
	登録販売者	「乗物に酔わないための薬のため、服用後に自動車の運転をしても全く問題ありません。」
c	購入者	「出産予定日12週以内の妊婦ですが、アスピリンが配合された解熱鎮痛薬を服用してもよいですか。」
	登録販売者	「妊娠期間の延長、胎児の動脈管の収縮・早期閉鎖、子宮収縮の抑制、分娩時出血の増加のおそれがありますので、服用しないでください。」

	a	b	c
1	誤	誤	正
2	正	誤	正
3	正	正	正
4	誤	正	誤
5	正	誤	誤

228

【 問26 】 次の表は、ある一般用医薬品の鎮咳去痰薬（内服液剤）に含まれている成分の一覧である。この鎮咳去痰薬（内服液剤）の添付文書等において、「使用上の注意」の項目中に「過量服用・長期連用しないこと」と記載することとされている理由として、正しいものの組合せはどれか。

60mL 中	
ジヒドロコデインリン酸塩	30mg
グアイフェネシン	170mg
クロルフェニラミンマレイン酸塩	12mg
無水カフェイン	62mg

a 腸管粘膜への刺激が大きくなり、腸管粘膜に炎症を生じるおそれがあるため。

b 依存性・習慣性がある成分が配合されており、乱用事例が報告されているため。

c 倦怠感や虚脱感等が現れることがあるため。

d 副腎皮質の機能低下を生じるおそれがあるため。

1（a、b） **2**（a、c） **3**（a、d） **4**（b、c） **5**（b、d）

【 問27 】 次の表は、ある制酸薬に含まれている成分の一覧である。

3包中	
スクラルファート水和物	1,500mg
ケイ酸アルミン酸マグネシウム	1,125mg
ロートエキス	30mg
アズレンスルホン酸ナトリウム	6mg
Ｌ－グルタミン	400mg
合成ヒドロタルサイト	270mg

次のうち、この制酸薬の添付文書の「相談すること」の項において、「次の診断を受けた人」の項目欄に記載されている事項として、正しいものはどれか。

1 腎臓病 **2** てんかん **3** 糖尿病 **4** 胃・十二指腸潰瘍

【 問28 】 次の表は、ある一般用医薬品の解熱鎮痛薬に含まれている成分の一覧である。この解熱鎮痛薬の添付文書等において、「使用上の注意」の項目中に記載することとされている事項として、正しいものの組合せはどれか。

2錠中	
イブプロフェン	150mg
アリルイソプロピルアセチル尿素	60mg
無水カフェイン	80mg

a 15歳未満の小児は使用しないこと。
b 服用前後は飲酒しないこと。
c てんかんの診断を受けた人は、服用前に専門家に相談すること。
d 緑内障の診断を受けた人は、服用前に専門家に相談すること。

1（a、b）　　2（a、c）　　3（b、c）　　4（b、d）　　5（c、d）

【 問29 】 次のうち、一般用医薬品のスクラルファートが配合された胃腸薬の添付文書の「使用上の注意」の項目中に、「長期連用しないこと」の旨が記載される理由として、正しいものを1つ選びなさい。

1 倦怠感が現れることがあるため
2 眠気を生じることがあるため
3 アルミニウム脳症及びアルミニウム骨症を生じるおそれがあるため
4 副腎皮質の機能低下を生じるおそれがあるため
5 うっ血性心不全、心室頻拍の副作用が現れることがあるため

【 問30 】 次の医薬品成分と、その成分を含む一般用医薬品の添付文書等に「相談すること」と記載することとされている対象者との関係について、正しいものの組合せを一つ選べ。

	医薬品成分	対象者
a	アスピリン	甲状腺機能亢進症の診断を受けた人
b	アセトアミノフェン	肝臓病の診断を受けた人
c	メチルエフェドリン塩酸塩	心臓病の診断を受けた人
d	ロペラミド塩酸塩	てんかんの診断を受けた人

1（a、b）　　**2**（a、d）　　**3**（b、c）　　**4**（c、d）

【 問31 】 一般用医薬品の添付文書の「相談すること」の項目に関する次のa〜cの記述の正誤について、正しい組み合わせを下表から1つ選びなさい。

a　次硝酸ビスマスを配合した一般用医薬品の添付文書には、「次の診断を受けた人」の項目内に、「胃・十二指腸潰瘍」が記載されている。

b　グリチルリチン酸二カリウムを配合した一般用医薬品の添付文書には、「次の診断を受けた人」の項目内に、「腎臓病」が記載されている。

c　dl-メチルエフェドリン塩酸塩（メチルエフェドリン塩酸塩）を配合した一般用医薬品の添付文書には、「次の診断を受けた人」の項目内に、「甲状腺機能障害」が記載されている。

	a	b	c
1	正	正	正
2	正	正	誤
3	誤	正	誤
4	誤	誤	正
5	正	誤	正

231　　　　　　　　　　　　　　　解説 ▶ 別冊 p.95 〜 96 ▶▶

【 問32 】 次の疾患等のうち、イブプロフェンを主な成分とする一般用医薬品の添付文書の「相談すること」の項目に「次の診断を受けた人」として記載することとされているものの正しい組み合わせはどれか。

a　てんかん
b　貧血
c　腎臓病
d　混合性結合組織病

　1（a、b）　　2（a、c）　　3（b、d）　　4（c、d）

【 問33 】 次の成分のうち、その成分を主な成分とする一般用医薬品の添付文書の「相談すること」の項目に「次の診断を受けた人」として「心臓病」と記載されているものはどれか。

　1　ヨウ化カリウム
　2　酸化マグネシウム
　3　硫酸ナトリウム
　4　水酸化アルミニウムゲル
　5　スクラルファート

【 問34 】 一般用医薬品の添付文書の使用上の注意において、「相談すること」の項目中に、「次の診断を受けた人」と記載される基礎疾患等と主な成分の組み合わせのうち、正しいものはどれか。

　　　　【診断された基礎疾患等】　　　【主な成分】
　1　胃・十二指腸潰瘍 ──────── パパベリン塩酸塩
　2　肝臓病 ──────────── ヨウ化カリウム
　3　緑内障 ──────────── スコポラミン臭化水素酸塩水和物
　4　甲状腺機能障害 ──────── リドカイン塩酸塩
　5　高血圧 ──────────── ロペラミド塩酸塩

【 問35 】 医薬品の保管及び取扱いに関する記述の正誤について、**正しい組み合わせ**を1つ選びなさい。

a 錠剤、カプセル剤、散剤等の医薬品を、直射日光の当たらない涼しい場所に保管することが望ましいので、冷蔵庫内に保管している。

b 小児の手が届かない、目につきにくい場所に医薬品を保管している。

c 点眼薬は、家族間であっても共用していない。

d 旅行へ携行するために医薬品を別の容器に移し替え、旅行後もそのまま携行用の医薬品として保管している。

	a	b	c	d
1	正	正	正	誤
2	正	正	誤	正
3	正	誤	誤	誤
4	誤	誤	正	正
5	誤	正	正	誤

【 問36 】 医薬品の添付文書情報等に関する次の記述の正誤について、正しい組合せはどれか。

a 令和3年8月1日から、医療用医薬品への紙の添付文書の同梱は廃止されたが、一般用医薬品には引き続き紙の添付文書が同梱されている。

b 医療用医薬品の最新の添付文書は、全て厚生労働省のホームページで公表されている。

c 一般用医薬品の添付文書に「使用上の注意」として記載される内容は、配合成分等の記載からある程度読み取ることが可能である。

	a	b	c
1	誤	正	誤
2	正	誤	誤
3	正	誤	正
4	誤	誤	正
5	誤	正	正

【 問37 】 一般用医薬品の製品表示に関する記述のうち、正しいものの組み合わせはどれか。

a すべての一般用医薬品は、医薬品医療機器等法により使用期限の表示が義務付けられている。

b 1回服用量中0.1mLを超えるアルコールを含有する内服液剤（滋養強壮を目的とするもの）については、アルコールを含有する旨及びその分量が記載されている。

c 表示された「使用期限」までは、いったん開封されたものについても品質が保証される。

d 配置販売される医薬品の使用期限は、「配置期限」として記載される場合がある。

1（a、b） **2**（a、c） **3**（b、d） **4**（c、d）

【 問38 】 一般用医薬品の添付文書における製品表示に関する次の記述について、（　　）に入れるべき字句の正しい組み合わせを下欄から選びなさい。

医薬品の添付文書や外箱等には、（ a ）に該当する医薬品における表示や、その一般用医薬品が分類された（ b ）区分を示す識別表示等の法定表示事項のほかにも、購入者等における適切な医薬品の選択、適正な使用に資する様々な情報が記載されている。

例えば、エアゾール製品では、高圧ガス保安法に基づいた注意事項として、使用ガスの名称や（ c ）などの注意事項が記載されている。

下欄

	a	b	c
1	毒薬又は劇薬	リスク	「火気厳禁」
2	毒物又は劇物	リスク	「高温に注意」
3	毒薬又は劇薬	リスク	「高温に注意」
4	毒物又は劇物	薬理作用	「高温に注意」
5	毒薬又は劇薬	薬理作用	「火気厳禁」

【 問39 】 安全性情報の提供に関する次の記述について、正しい組合せを下欄から選びなさい。

a 医薬品の製造販売業者は、医薬品の適正使用に必要な情報について薬局開設者等へ提供するよう努めなければならない。

b 安全性速報は、医薬品等について一般的な使用上の注意の改訂情報よりも迅速な注意喚起が必要な場合に作成され、イエローレターとも呼ばれる。

c 医薬品・医療機器等安全性情報は、厚生労働省が医薬品等による重要な副作用、不具合等に関する情報をとりまとめ、医薬関係者向けに情報提供するものである。

d 医薬品医療機器情報配信サービス（ＰＭＤＡメディナビ）は、医薬品の専門家のみ利用できる。

下欄

1（a、b）　**2**（a、c）　**3**（b、d）　**4**（c、d）

【 問40 】 緊急安全性情報に関する以下の記述のうち、正しいものの組み合わせを下から１つ選びなさい。

ア 製造販売業者から医療機関や薬局等への直接配布、ダイレクトメール、ファックス、電子メール等により情報伝達される。

イ 製造販売業者の自主決定に基づいて作成されることはない。

ウ Ａ４サイズの青色地の印刷物で、ブルーレターとも呼ばれる。

エ 医薬品又は医療機器について緊急かつ重大な注意喚起や使用制限に係る対策が必要な状況にある場合に作成される。

1（ア、イ）　**2**（ア、エ）　**3**（イ、ウ）　**4**（ウ、エ）

第5章

医薬品の適正使用・安全対策

解説▶別冊 p.98〜99 ▶▶

【 問41 】 医薬品・医療機器等安全性情報に関する記述の正誤について、正しい組み合わせはどれか。

a 厚生労働省においては、医薬品、医療機器等による重要な副作用、不具合等に関する情報を原則、毎月とりまとめ、広く一般消費者向けに情報提供を行っている。

b 一般用医薬品に関する情報も含まれる。

c 各都道府県等へ冊子が送付され、厚生労働省ホームページ及び「総合機構ホームページ」にも掲載される。

	a	b	c
1	正	誤	誤
2	正	誤	正
3	誤	正	正
4	誤	誤	正
5	誤	正	誤

【 問42 】 購入者等に対する情報提供への活用に関する次の記述について、正しいものの組み合わせを下欄から選びなさい。

a 医薬品の販売等に従事する専門家は、医薬品の適正な使用を確保するため、製造販売業者等から提供される情報の活用、その他必要な情報の収集、検討及び利用に努めなければならない旨が法律に記載されている。

b 添付文書の「してはいけない」の項に記載された内容のうち、医薬品の使用者に当てはまると思われる事項は、医薬品の販売等に従事する専門家からの積極的な情報提供のポイントとなる。

c 医薬品の使用者は、購入時に医薬品の販売等に従事する専門家から必要な情報提供を受けていれば、購入した医薬品を使い終わるまで、添付文書等を保管しておく必要はない。

d 「総合機構ホームページ」には、要指導医薬品や一般用医薬品の添付文書情報は掲載されていない。

下欄
1 （a、b） 2 （a、d） 3 （b、c） 4 （c、d）

【　問43　】　登録販売者に関する次の a ～ c の記述の正誤について、正しい組み合わせを下表から一つ選び、その番号を解答用紙に記入しなさい。

a　医薬品の適正な使用を確保するため、製造販売業者等から提供される情報の活用に努めなければならない。

b　医薬品・医療機器等安全性情報報告制度に基づく報告を行う医薬関係者として位置づけられている。

c　購入者等に対して、常に最新の知見に基づいた適切な情報提供を行うため、得られる情報を積極的に収集し、専門家としての資質向上に努めることが求められる。

	a	b	c
1	正	正	誤
2	誤	誤	正
3	正	正	正
4	正	誤	誤
5	誤	正	誤

【　問44　】　以下の情報のうち、「総合機構ホームページ」に掲載されているものとして、誤っているものを一つ選び、その番号を解答欄に記入しなさい。

1　患者向医薬品ガイド
2　医薬品等の製品回収に関する情報
3　医薬品の承認情報
4　医薬品製造販売業の許可を取得している業者名一覧
5　一般用医薬品・要指導医薬品の添付文書情報

Ⅱ 医薬品の安全対策

1 医薬品の副作用情報等の収集、評価及び措置

【 問45 】 副作用情報等の収集に関する次の記述の正誤について、正しい組み合わせはどれか。

a 製造販売業者は、製造販売をし、又は承認を受けた医薬品について、その副作用等によるものと疑われる健康被害の発生を知ったときは、その旨を定められた期限までに都道府県知事に報告することが義務づけられている。

b 薬局開設者、医療施設の開設者、医薬品の販売業者又は医師、歯科医師、薬剤師その他の医薬関係者は、製造販売業者が行う情報収集に協力するよう努めなければならない。

c 登録販売者には医薬品・医療機器等安全性情報報告制度に基づく副作用等の報告義務はない。

d 血液製剤等の生物由来製品を製造販売する企業に対して、当該企業が製造販売する生物由来製品の安全性について評価し、その成果を定期的に国へ報告する制度が導入されている。

	a	b	c	d
1	正	誤	正	誤
2	正	正	誤	正
3	正	誤	正	正
4	誤	正	誤	正
5	誤	正	正	誤

【 問46 】 医薬品の副作用情報等の収集、評価及び措置に関する以下の記述の正誤について、正しい組み合わせはどれか。

a　1961年のサリドマイド薬害事件を契機として、WHO国際医薬品モニタリング制度が確立した。

b　一般用医薬品は、その効能及び効果において、人体に対する作用が著しくないため、承認後の調査は不要とされている。

c　収集された副作用等の情報は、その医薬品の製造販売業者等において評価・検討され、必要な安全対策が図られる。

d　厚生労働大臣が行う安全対策上必要な行政措置には、効能・効果や用法・用量の一部変更、調査・実験の実施の指示、製造・販売の中止、製品の回収等がある。

	a	b	c	d			a	b	c	d
1	誤	正	正	正		4	正	正	誤	誤
2	正	誤	誤	正		5	誤	誤	誤	誤
3	正	誤	正	正						

【 問47 】 医薬品・医療機器等安全性情報報告制度に関する次の記述の正誤について、正しい組み合わせはどれか。

a　薬局開設者は、医薬品の副作用等によるものと疑われる健康被害の発生を知った際、その医薬品と健康被害の因果関係が明確であり危害発生の防止のために必要であると認めた場合に限って、その旨を厚生労働大臣に報告しなければならない。

b　登録販売者は、医薬品の副作用等によるものと疑われる健康被害の発生について、報告を行う医薬関係者として位置づけられている。

c　世界保健機関（WHO）加盟国の一員として、日本が対応した安全対策に係る制度の一つである。

	a	b	c
1	誤	正	正
2	正	誤	誤
3	正	誤	正
4	正	正	正
5	誤	正	誤

2 医薬品による副作用等が疑われる場合の報告の仕方

【 問48 】 医薬品・医療機器等安全性情報報告制度に関する次の記述の正誤について、正しい組み合わせはどれか。

a 報告様式の記入欄すべてに記入がなされる必要はなく、購入者等（健康被害を生じた本人に限らない）から把握可能な範囲で報告がなされればよい。

b 医薬部外品や化粧品の使用によるものと疑われる健康被害についても、自発的な報告が求められている。

c 安全対策上必要があると認めるときは、医薬品の過量使用や誤用等によるものと思われる健康被害についても、報告する必要がある。

	a	b	c		a	b	c
1	誤	正	誤	4	正	正	誤
2	誤	誤	正	5	正	正	正
3	正	誤	正				

【 問49 】 企業からの副作用の報告に関する以下の表について、（　）の中に入れるべき字句の正しい組み合わせはどれか。

○企業からの副作用症例報告			報告期限	
		重篤性	国内事例	外国事例
医薬品によるものと疑われる副作用症例の発生	使用上の注意から予測できないもの	死亡	（ a ）	
		重篤（死亡を除く）	15日以内	
		非重篤	定期報告	
	使用上の注意から予測できるもの	死亡	15日以内	
		重篤（死亡を除く）：新有効成分含有医薬品として承認後（ b ）	15日以内	
		市販直後調査などによって得られたもの	15日以内	
		重篤（死亡を除く）：上記以外	（ c ）	
		非重篤		

	a	b	c
1	7日以内	2年以内	15日以内
2	7日以内	3年以内	30日以内
3	15日以内	2年以内	30日以内
4	15日以内	3年以内	15日以内
5	15日以内	3年以内	30日以内

【 問50 】 企業からの副作用等の報告制度に関する以下の記述のうち、正しいものの組み合わせを下から一つ選びなさい。

ア 製造販売業者等には、その製造販売をし、又は承認を受けた医薬品について、その副作用等によるものと疑われる健康被害の発生、その使用によるものと疑われる感染症の発生等を知ったときは、その旨を20日以内に厚生労働大臣に報告することが義務づけられている。

イ 実務上、副作用等の報告制度に基づく報告書は独立行政法人医薬品医療機器総合機構に提出することとされている。

ウ 医薬品によるものと疑われる副作用症例が日本国内で発生し、それが使用上の注意から予測できる非重篤なものである場合、報告することが義務づけられている。

エ 医療用医薬品で使用されていた有効成分を一般用医薬品で初めて配合したものについては、承認条件として承認後の概ね3年、安全性に関する調査及び調査結果の報告が求められている。

1（ア、イ）　　**2**（ア、ウ）　　**3**（イ、エ）　　**4**（ウ、エ）

【 問51 】 医薬品等による副作用等が疑われる場合の報告の仕方に関する以下の記述のうち、正しいものの組み合わせはどれか。

a 報告すべき副作用は、使用上の注意に記載されているものに限定される。

b 登録販売者を含む医薬関係者は、医薬部外品又は化粧品による健康被害についても、自発的な情報提供が要請されている。

c 無承認無許可医薬品又は健康食品によると疑われる健康被害については、最寄りの保健所に連絡することとなっている。

d 副作用の症状が、その医薬品の適応症状と見分けがつきにくい場合は、報告の対象とはなっていない。

1（a、b）　　**2**（a、d）　　**3**（b、c）　　**4**（c、d）

第5章

医薬品の適正使用・安全対策

Ⅲ　医薬品の副作用等による健康被害の救済

【　問52　】　医薬品副作用被害救済制度に関する記述の正誤について、正しい組み合わせはどれか。

a　この制度は、医薬品を適正に使用したにもかかわらず発生した副作用による被害者の迅速な救済を図るため、国の社会的責任に基づく公的制度として運営が開始された。

b　救済給付業務に必要な費用のうち、給付費については、製造販売業者から年度ごとに納付される拠出金が充てられる。

c　救済給付業務に必要な費用のうち、事務費については、その2分の1相当額は国庫補助により賄われている。

d　救済給付を受けようとする場合の請求先窓口は、各都道府県である。

	a	b	c	d
1	正	正	誤	誤
2	誤	正	正	誤
3	誤	誤	正	正
4	誤	誤	誤	正
5	正	誤	誤	誤

【　問53　】　次の医薬品副作用被害救済制度による給付の種類、給付額および請求期限の組み合わせについて、正しいものはどれか。

	[給付の種類]	[給付額]	[請求期限]
1	医療費	定額でない	請求期限なし
2	医療手当	定額	請求期限あり
3	障害年金	定額でない	請求期限なし
4	障害児養育年金	定額でない	請求期限あり
5	葬祭料	定額	請求期限なし

【 問54 】 医薬品副作用被害救済制度の給付の種類に関する以下の記述の正誤について、正しい組み合わせはどれか。

a 医療費は、医薬品の副作用による疾病（入院治療を必要とする程度の場合）の治療に要した費用を実費補償するもの（ただし、健康保険等による給付の額を差し引いた自己負担分。）である。

b 医療手当は、医薬品の副作用による疾病（入院治療を必要とする程度の場合）の治療に伴う医療費以外の費用の負担に着目して給付されるものである。

c 障害年金は、医薬品の副作用により一定程度の障害の状態にある 18 歳未満の人を養育する人に対して給付されるものである。

d 遺族年金は、生計維持者が医薬品の副作用により死亡した場合に、その遺族の生活の立て直し等を目的として給付されるものである。

	a	b	c	d
1	誤	正	正	誤
2	正	正	誤	正
3	正	誤	正	誤
4	誤	誤	誤	正
5	誤	正	正	正

【 問55 】 医薬品副作用被害救済制度における給付の種類と請求の期限の関係について、正しい組み合わせを下から 1 つ選びなさい。

	給付の種類	請求の期限
ア	医療手当	請求に係る医療が行われた日の属する月の翌月の初日から 5 年以内
イ	遺族年金	請求期限なし
ウ	医療費	医療費の支給の対象となる費用の支払いが行われたときから 5 年以内
エ	障害年金	医薬品の副作用により一定程度の障害の状態にあると診断を受けたときから 5 年以内

1（ア、イ）　　2（ア、ウ）　　3（イ、エ）　　4（ウ、エ）

第5章

医薬品の適正使用・安全対策

【 問56 】 次の医薬品のうち、**医薬品副作用被害救済制度の対象となるもの**を1つ選びなさい。

1 個人輸入により入手された医薬品
2 一般用検査薬
3 殺菌消毒剤（人体に直接使用するもの）
4 殺鼠剤
5 製薬企業に損害賠償責任がある不良な医薬品

【 問57 】 医薬品副作用被害救済制度の給付に関する次の記述について、正しいものの組み合わせを下欄から選びなさい。

a 医療費は、医薬品の副作用による、その適正使用の有無や健康被害の程度に関わらず、すべての疾病を対象に支払われる。
b 医療費の請求期限は、その支給の対象となる費用の支払いが行われたときから10年以内である。
c 障害年金は、医薬品の副作用により一定程度の障害状態にある18歳以上の人の生活補償等を目的として、定額が給付される。
d 遺族年金は、生計維持者が医薬品の副作用により死亡した場合に、その遺族の生活の立て直し等を目的に、10年間を限度として給付される。

下欄

1 （a、b）　　2 （a、d）　　3 （b、c）　　4 （c、d）

【 問58 】 医薬品を適正に使用して生じた健康被害のうち、医薬品副作用被害救済制度における救済給付の支給対象とならないものはどれか。

1 副作用による疾病のため、入院治療が必要と認められる場合であるが、やむを得ず自宅療養を行った場合
2 副作用により日常生活に著しい制限を受ける程度の障害が残った場合
3 医療機関を受診しなくても自然と寛解した場合
4 皮膚に使用する殺菌消毒薬を使用して入院治療が必要と認められる程度の健康被害が生じた場合

【 問59 】 次の記述は独立行政法人医薬品医療機器総合機構が行っている業務に関するものである。（　　）にあてはまる字句として、**正しいものの組み合わせ**を１つ選びなさい。

　独立行政法人医薬品医療機器総合機構においては、関係製薬企業又は国からの委託を受けて、裁判上の和解が成立した（ a ）に対して健康管理手当や介護費用の支払業務を行っている。また、公益財団法人友愛福祉財団からの委託を受けて、（ b ）による（ c ）に対する健康管理費用の支給等を行っている。

	a	b	c
1	ＣＪＤ患者	血液製剤	ＨＩＶ感染者・発症者
2	ＣＪＤ患者	キノホルム製剤	スモン患者
3	ＨＩＶ感染者・発症者	サリドマイド製剤	スモン患者
4	スモン患者	血液製剤	ＨＩＶ感染者・発症者
5	スモン患者	キノホルム製剤	ＨＩＶ感染者・発症者

【 問60 】 医薬品ＰＬセンターに関する記述の正誤について、正しい組み合わせはどれか。

a　平成７年７月のＰＬ法の施行と同時に、日本製薬団体連合会において開設された。

b　医薬品副作用被害救済制度の対象とならないケースのうち、製薬企業に損害賠償責任がある場合には、医薬品ＰＬセンターへの相談が推奨される。

c　医薬品または医薬部外品に関する苦情のうち、健康被害に関する苦情についてのみ相談を受け付けている。

d　消費者の代理人として、裁判を迅速に終了させることを目的としている。

	a	b	c	d
1	正	正	誤	誤
2	誤	正	正	誤
3	誤	誤	正	正
4	誤	誤	誤	正
5	正	誤	誤	誤

【 問61 】

以下の医薬品ＰＬセンターに関する記述について、（　　）の中に入れるべき字句の正しい組み合わせはどれか。

医薬品ＰＬセンターは、（　a　）において、平成７年７月のＰＬ法の施行と同時に開設された。

消費者が、（　b　）に関する苦情について製造販売元の企業と交渉するに当たって、公平・中立な立場で申立ての相談を受け付け、交渉の仲介や調整・あっせんを行い、裁判によらずに迅速な解決に導くことを目的としている。

	a	b
1	日本製薬団体連合会	医薬品又は医療機器
2	独立行政法人医薬品医療機器総合機構	医薬品又は医薬部外品
3	日本製薬団体連合会	医薬品又は医薬部外品
4	独立行政法人医薬品医療機器総合機構	医薬品又は医療機器
5	日本製薬団体連合会	医薬品又は化粧品

Ⅳ　一般用医薬品に関する主な安全対策

【 問62 】

一般用医薬品の安全対策に関する次の記述について、（　　）の中に入れるべき字句の正しい組合せはどれか。

（　a　）成分としてアミノピリン、スルピリンが配合されたアンプル入りかぜ薬の使用による重篤な（　b　）で、1959 年から 1965 年までの間に計 38 名の死亡例が発生した。

アンプル剤は、他の剤形（錠剤、散剤等）に比べて（　c　）が速く、血中濃度が急速に高値に達するため、通常用量でも副作用を生じやすいことが確認されたことから、1965 年、厚生省（当時）より関係製薬企業に対し、アンプル入りかぜ薬製品の回収が要請された。

	a	b	c
1	解熱鎮痛	副作用（ショック）	吸収
2	解熱鎮痛	副作用（ショック）	代謝
3	鎮咳（がい）	副作用（間質性肺炎）	吸収
4	鎮咳（がい）	副作用（ショック）	代謝
5	鎮咳（がい）	副作用（間質性肺炎）	代謝

【 問63 】 一般用医薬品の安全対策に関する以下の記述について、（　　）の中に入れるべき字句の正しい組み合わせを下から一つ選び、その番号を解答欄に記入しなさい。なお、同じ記号の（　　）内には同じ字句が入ります。

　小柴胡湯による（ア）については、1991年4月以降、使用上の注意に記載されていたが、その後、小柴胡湯と（イ）の併用例による（ア）が報告されたことから、1994年1月、（イ）との併用を禁忌とする旨の使用上の注意の改訂がなされた。しかし、それ以降も慢性肝炎患者が小柴胡湯を使用して（ア）が発症し、死亡を含む重篤な転帰に至った例もあったことから、1996年3月、厚生省（当時）より関係製薬企業に対して（ウ）の配布が指示された。

	ア	イ	ウ
1	腎機能障害	インスリン製剤	安全性速報
2	間質性肺炎	インスリン製剤	緊急安全性情報
3	間質性肺炎	インターフェロン製剤	安全性速報
4	間質性肺炎	インターフェロン製剤	緊急安全性情報
5	腎機能障害	インターフェロン製剤	緊急安全性情報

【 問64 】 次の一般用医薬品の安全対策に関する記述のうち、**正しいもの**を1つ選びなさい。

1　解熱鎮痛成分としてアミノピリン、スルピリンが配合されたアンプル入りかぜ薬の使用による重篤な副作用（ショック）で死亡例が発生し、厚生省（当時）は関係製薬企業に対し、アンプル入りかぜ薬製品の回収を要請した。

2　一般用かぜ薬の使用によると疑われるライ症候群の発生事例が、2003年5月までに26例報告されたことを受け、厚生労働省は一般用かぜ薬全般の使用上の注意の改訂を指示した。

3　慢性肝炎患者が、小柴胡湯を使用して緑内障を発症し、死亡を含む重篤な転帰に至ったことから、1996年3月、厚生省（当時）は関係製薬企業に対し、緊急安全性情報の配布を指示した。

4　塩酸フェニルプロパノールアミンは、鼻炎用内服薬、鎮咳去痰薬、かぜ薬等に配合されていたが、間質性肺炎の発生リスクとの関連性が高いことから、プソイドエフェドリン塩酸塩等への切替えが行われた。

【　問65　】　一般用医薬品の安全対策に関する以下の記述について、（　　　）の中に入れるべき字句の正しい組み合わせはどれか。なお、2箇所の（　a　）内はいずれも同じ字句が入る。

　（　a　）は、日本においては鼻充血や結膜充血を除去し、鼻づまり等の症状の緩和を目的として、鼻炎用内服薬、鎮咳去痰薬、かぜ薬等に配合されていたものであったが、2003年8月までに、（　a　）が配合された一般用医薬品による（　b　）等の副作用症例が複数報告され、それらの多くが用法・用量の範囲を超えた使用又は禁忌とされている高血圧症患者の使用によるものであった。そのため、厚生労働省から関係製薬企業等に対して、使用上の注意の改訂、情報提供の徹底等を行うとともに、代替成分として、（　c　）等への速やかな切替えについて指示がなされた。

	a	b	c
1	塩酸フェニルプロパノールアミン	腎不全	プロカイン塩酸塩
2	塩酸フェニルプロパノールアミン	脳出血	プソイドエフェドリン塩酸塩
3	塩酸フェニルプロパノールアミン	脳出血	プロカイン塩酸塩
4	マレイン酸クロルフェニラミン	脳出血	プロカイン塩酸塩
5	マレイン酸クロルフェニラミン	腎不全	プソイドエフェドリン塩酸塩

V 医薬品の適正使用のための啓発活動

【 問66 】 薬物乱用防止に関する次の記述の正誤について、正しい組合せはどれか。

a 薬物乱用や薬物依存は、麻薬や覚醒剤等の違法薬物によるものばかりではない。

b 薬物乱用防止を一層推進するため、「ダメ。ゼッタイ。」普及運動が実施されている。

c 薬物乱用は、乱用者自身の健康を害するだけではなく、社会的な弊害を生じるおそれが大きい。

	a	b	c		a	b	c
1	誤	正	正	4	正	誤	誤
2	正	誤	正	5	正	正	正
3	誤	正	誤				

【 問67 】 医薬品の適正使用のための啓発活動に関する記述の正誤について、正しい組み合わせはどれか。

a 医薬品の持つ特質及びその使用・取扱い等について正しい知識を広く生活者に浸透させることにより、保健衛生の維持向上に貢献することを目的とし、毎年10月17日〜23日の1週間を「薬と健康の週間」として、国、自治体、関係団体等による広報活動やイベント等が実施されている。

b 「6・26国際麻薬乱用撲滅デー」を広く普及し、薬物乱用防止を一層推進するため、毎年6月20日〜7月19日までの1ヶ月間、国、自治体、関係団体等により、「ダメ。ゼッタイ。」普及運動が実施されている。

c 医薬品の適正使用の重要性等に関して、小中学生のうちからの啓発が重要である。

d 薬物乱用や薬物依存は、違法薬物（麻薬、覚醒剤、大麻等）によるものであり、一般用医薬品では生じない。

	a	b	c	d		a	b	c	d
1	正	正	正	誤	4	誤	正	正	正
2	正	正	誤	正	5	正	正	正	正
3	正	誤	正	正					

 解説▶別冊 p.105 ▶▶

第1章 医薬品に共通する特性と基本的な知識

解答用紙

※実際の試験では、この章からの出題は20問です。
コピーしてお使いください。

/58問

問1	① ② ③ ④ ⑤	問21	① ② ③ ④	問41	① ② ③ ④
問2	① ② ③ ④ ⑤	問22	① ② ③ ④ ⑤	問42	① ② ③ ④ ⑤
問3	① ② ③ ④ ⑤	問23	① ② ③ ④ ⑤	問43	① ② ③ ④ ⑤
問4	① ② ③ ④	問24	① ② ③ ④	問44	① ② ③ ④
問5	① ② ③ ④ ⑤	問25	① ② ③ ④	問45	① ② ③ ④ ⑤
問6	① ② ③ ④ ⑤	問26	① ② ③ ④ ⑤	問46	① ② ③ ④
問7	① ② ③ ④ ⑤	問27	① ② ③ ④	問47	① ② ③ ④
問8	① ② ③ ④	問28	① ② ③ ④ ⑤	問48	① ② ③ ④
問9	① ② ③ ④ ⑤	問29	① ② ③ ④ ⑤	問49	① ② ③ ④ ⑤
問10	① ② ③ ④ ⑤	問30	① ② ③ ④	問50	① ② ③ ④ ⑤
問11	① ② ③ ④ ⑤	問31	① ② ③ ④	問51	① ② ③ ④
問12	① ② ③ ④ ⑤	問32	① ② ③ ④ ⑤	問52	① ② ③ ④ ⑤
問13	① ② ③ ④	問33	① ② ③ ④	問53	① ② ③ ④
問14	① ② ③ ④ ⑤	問34	① ② ③ ④ ⑤	問54	① ② ③ ④ ⑤
問15	① ② ③ ④ ⑤	問35	① ② ③ ④	問55	① ② ③ ④ ⑤
問16	① ② ③ ④ ⑤	問36	① ② ③ ④ ⑤	問56	① ② ③ ④
問17	① ② ③ ④ ⑤	問37	① ② ③ ④	問57	① ② ③ ④ ⑤
問18	① ② ③ ④ ⑤	問38	① ② ③ ④ ⑤	問58	① ② ③ ④
問19	① ② ③ ④ ⑤	問39	① ② ③ ④ ⑤		
問20	① ② ③ ④ ⑤	問40	① ② ③ ④ ⑤		

第2章　人体の働きと医薬品

解答用紙

※実際の試験では、この章からの出題は20問です。
コピーしてお使いください。

／85問

問1	① ② ③ ④	問30	① ② ③ ④	問59	① ② ③ ④
問2	① ② ③ ④	問31	① ② ③ ④ ⑤	問60	① ② ③ ④ ⑤
問3	① ② ③ ④ ⑤	問32	① ② ③ ④ ⑤	問61	① ② ③ ④
問4	① ② ③ ④	問33	① ② ③ ④ ⑤	問62	① ② ③ ④ ⑤
問5	① ② ③ ④ ⑤	問34	① ② ③ ④ ⑤	問63	① ② ③ ④ ⑤
問6	① ② ③ ④ ⑤	問35	① ② ③ ④ ⑤	問64	① ② ③ ④
問7	① ② ③ ④ ⑤	問36	① ② ③ ④	問65	① ② ③ ④
問8	① ② ③ ④ ⑤	問37	① ② ③ ④	問66	① ② ③ ④
問9	① ② ③ ④ ⑤	問38	① ② ③ ④ ⑤	問67	① ② ③ ④ ⑤
問10	① ② ③ ④ ⑤	問39	① ② ③ ④	問68	① ② ③ ④ ⑤
問11	① ② ③ ④	問40	① ② ③ ④ ⑤	問69	① ② ③ ④ ⑤
問12	① ② ③ ④	問41	① ② ③ ④ ⑤	問70	① ② ③ ④
問13	① ② ③ ④ ⑤	問42	① ② ③ ④ ⑤	問71	① ② ③ ④
問14	① ② ③ ④ ⑤	問43	① ② ③ ④	問72	① ② ③ ④
問15	① ② ③ ④	問44	① ② ③ ④ ⑤	問73	① ② ③ ④ ⑤
問16	① ② ③ ④ ⑤	問45	① ② ③ ④ ⑤	問74	① ② ③ ④ ⑤
問17	① ② ③ ④	問46	① ② ③ ④ ⑤	問75	① ② ③ ④
問18	① ② ③ ④ ⑤	問47	① ② ③ ④	問76	① ② ③ ④ ⑤
問19	① ② ③ ④ ⑤	問48	① ② ③ ④ ⑤	問77	① ② ③ ④ ⑤
問20	① ② ③ ④	問49	① ② ③ ④ ⑤	問78	① ② ③ ④ ⑤
問21	① ② ③ ④	問50	① ② ③ ④ ⑤	問79	① ② ③ ④ ⑤
問22	① ② ③ ④ ⑤	問51	① ② ③ ④ ⑤	問80	① ② ③ ④ ⑤
問23	① ② ③ ④ ⑤	問52	① ② ③ ④	問81	① ② ③ ④
問24	① ② ③ ④ ⑤	問53	① ② ③ ④ ⑤	問82	① ② ③ ④ ⑤
問25	① ② ③ ④ ⑤	問54	① ② ③ ④ ⑤	問83	① ② ③ ④ ⑤
問26	① ② ③ ④ ⑤	問55	① ② ③ ④ ⑤	問84	① ② ③ ④ ⑤
問27	① ② ③ ④ ⑤	問56	① ② ③ ④	問85	① ② ③ ④ ⑤
問28	① ② ③ ④	問57	① ② ③ ④ ⑤		
問29	① ② ③ ④ ⑤	問58	① ② ③ ④ ⑤		

第3章　主な医薬品とその作用

解 答 用 紙

※実際の試験では、この章からの出題は40問です。

コピーしてお使いください。

問 1	① ② ③ ④	問31	① ② ③ ④ ⑤	問61	① ② ③ ④
問 2	① ② ③ ④ ⑤	問32	① ② ③ ④ ⑤	問62	① ② ③ ④ ⑤
問 3	① ② ③ ④	問33	① ② ③ ④ ⑤	問63	① ② ③ ④ ⑤
問 4	① ② ③ ④	問34	① ② ③ ④ ⑤	問64	① ② ③ ④ ⑤
問 5	① ② ③ ④ ⑤	問35	① ② ③ ④ ⑤	問65	① ② ③ ④ ⑤
問 6	① ② ③ ④ ⑤	問36	① ② ③ ④	問66	① ② ③ ④ ⑤
問 7	① ② ③ ④	問37	① ② ③ ④ ⑤	問67	① ② ③ ④ ⑤
問 8	① ② ③ ④ ⑤	問38	① ② ③ ④ ⑤	問68	① ② ③ ④ ⑤
問 9	① ② ③ ④	問39	① ② ③ ④	問69	① ② ③ ④ ⑤
問10	① ② ③ ④ ⑤	問40	① ② ③ ④	問70	① ② ③ ④ ⑤
問11	① ② ③ ④ ⑤	問41	① ② ③ ④ ⑤	問71	① ② ③ ④
問12	① ② ③ ④ ⑤	問42	① ② ③ ④ ⑤	問72	① ② ③ ④ ⑤
問13	① ② ③ ④ ⑤	問43	① ② ③ ④	問73	① ② ③ ④ ⑤
問14	① ② ③ ④	問44	① ② ③ ④ ⑤	問74	① ② ③ ④ ⑤
問15	① ② ③ ④ ⑤	問45	① ② ③ ④ ⑤	問75	① ② ③ ④
問16	① ② ③ ④	問46	① ② ③ ④ ⑤	問76	① ② ③ ④ ⑤
問17	① ② ③ ④ ⑤	問47	① ② ③ ④	問77	① ② ③ ④ ⑤
問18	① ② ③ ④	問48	① ② ③ ④ ⑤	問78	① ② ③ ④ ⑤
問19	① ② ③ ④ ⑤	問49	① ② ③ ④	問79	① ② ③ ④ ⑤
問20	① ② ③ ④ ⑤	問50	① ② ③ ④ ⑤	問80	① ② ③ ④ ⑤
問21	① ② ③ ④ ⑤	問51	① ② ③ ④ ⑤	問81	① ② ③ ④ ⑤
問22	① ② ③ ④ ⑤	問52	① ② ③ ④ ⑤	問82	① ② ③ ④ ⑤
問23	① ② ③ ④ ⑤	問53	① ② ③ ④ ⑤	問83	① ② ③ ④ ⑤
問24	① ② ③ ④	問54	① ② ③ ④	問84	① ② ③ ④ ⑤
問25	① ② ③ ④ ⑤	問55	① ② ③ ④ ⑤	問85	① ② ③ ④ ⑤
問26	① ② ③ ④ ⑤	問56	① ② ③ ④ ⑤	問86	① ② ③ ④
問27	① ② ③ ④ ⑤	問57	① ② ③ ④ ⑤	問87	① ② ③ ④
問28	① ② ③ ④ ⑤	問58	① ② ③ ④ ⑤	問88	① ② ③ ④ ⑤
問29	① ② ③ ④	問59	① ② ③ ④ ⑤	問89	① ② ③ ④
問30	① ② ③ ④ ⑤	問60	① ② ③ ④ ⑤	問90	① ② ③ ④ ⑤

問91	① ② ③ ④ ⑤	問124	① ② ③ ④ ⑤	問157	① ② ③ ④
問92	① ② ③ ④ ⑤	問125	① ② ③ ④	問158	① ② ③ ④ ⑤
問93	① ② ③ ④	問126	① ② ③ ④	問159	① ② ③ ④ ⑤
問94	① ② ③ ④	問127	① ② ③ ④ ⑤	問160	① ② ③ ④ ⑤
問95	① ② ③ ④ ⑤	問128	① ② ③ ④ ⑤	問161	① ② ③ ④
問96	① ② ③ ④	問129	① ② ③ ④	問162	① ② ③ ④
問97	① ② ③ ④ ⑤	問130	① ② ③ ④ ⑤	問163	① ② ③ ④ ⑤
問98	① ② ③ ④ ⑤	問131	① ② ③ ④	問164	① ② ③ ④
問99	① ② ③ ④	問132	① ② ③ ④ ⑤	問165	① ② ③ ④ ⑤
問100	① ② ③ ④ ⑤	問133	① ② ③ ④ ⑤	問166	① ② ③ ④ ⑤
問101	① ② ③ ④ ⑤	問134	① ② ③ ④ ⑤	問167	① ② ③ ④
問102	① ② ③ ④ ⑤	問135	① ② ③ ④	問168	① ② ③ ④ ⑤
問103	① ② ③ ④ ⑤	問136	① ② ③ ④	問169	① ② ③ ④ ⑤
問104	① ② ③ ④ ⑤	問137	① ② ③ ④ ⑤	問170	① ② ③ ④ ⑤
問105	① ② ③ ④ ⑤	問138	① ② ③ ④ ⑤	問171	① ② ③ ④ ⑤
問106	① ② ③ ④	問139	① ② ③ ④	問172	① ② ③ ④
問107	① ② ③ ④ ⑤	問140	① ② ③ ④ ⑤	問173	① ② ③ ④
問108	① ② ③ ④	問141	① ② ③ ④	問174	① ② ③ ④
問109	① ② ③ ④ ⑤	問142	① ② ③ ④	問175	① ② ③ ④ ⑤
問110	① ② ③ ④ ⑤	問143	① ② ③ ④ ⑤	問176	① ② ③ ④ ⑤
問111	① ② ③ ④	問144	① ② ③ ④	問177	① ② ③ ④ ⑤
問112	① ② ③ ④ ⑤	問145	① ② ③ ④	問178	① ② ③ ④
問113	① ② ③ ④	問146	① ② ③ ④	問179	① ② ③ ④ ⑤
問114	① ② ③ ④	問147	① ② ③ ④	問180	① ② ③ ④
問115	① ② ③ ④ ⑤	問148	① ② ③ ④ ⑤	問181	① ② ③ ④
問116	① ② ③ ④ ⑤	問149	① ② ③ ④ ⑤	問182	① ② ③ ④ ⑤
問117	① ② ③ ④	問150	① ② ③ ④ ⑤	問183	① ② ③ ④ ⑤
問118	① ② ③ ④	問151	① ② ③ ④ ⑤	問184	① ② ③ ④
問119	① ② ③ ④ ⑤	問152	① ② ③ ④ ⑤	問185	① ② ③ ④ ⑤
問120	① ② ③ ④ ⑤	問153	① ② ③ ④ ⑤	問186	① ② ③ ④ ⑤
問121	① ② ③ ④ ⑤	問154	① ② ③ ④	問187	① ② ③ ④ ⑤
問122	① ② ③ ④ ⑤	問155	① ② ③ ④	問188	① ② ③ ④ ⑤
問123	① ② ③ ④ ⑤	問156	① ② ③ ④ ⑤		

第4章　薬事関係法規・制度
解答用紙

※実際の試験では、この章からの出題は20問です。
コピーしてお使いください。

／70問

問1	① ② ③ ④ ⑤	問25	① ② ③ ④ ⑤	問49 ① ② ③ ④ ⑤
問2	① ② ③ ④ ⑤	問26	① ② ③ ④ ⑤	問50 ① ② ③ ④ ⑤
問3	① ② ③ ④	問27	① ② ③ ④ ⑤	問51 ① ② ③ ④ ⑤
問4	① ② ③ ④ ⑤	問28	① ② ③ ④ ⑤	問52 ① ② ③ ④
問5	① ② ③ ④ ⑤	問29	① ② ③ ④	問53 ① ② ③ ④ ⑤
問6	① ② ③ ④ ⑤	問30	① ② ③ ④ ⑤	問54 ① ② ③ ④
問7	① ② ③ ④ ⑤	問31	① ② ③ ④ ⑤	問55 ① ② ③ ④ ⑤
問8	① ② ③ ④ ⑤	問32	① ② ③ ④ ⑤	問56 ① ② ③ ④ ⑤
問9	① ② ③ ④ ⑤	問33	① ② ③ ④ ⑤	問57 ① ② ③ ④
問10	① ② ③ ④ ⑤	問34	① ② ③ ④ ⑤	問58 ① ② ③ ④ ⑤
問11	① ② ③ ④ ⑤	問35	① ② ③ ④ ⑤	問59 ① ② ③ ④ ⑤
問12	① ② ③ ④ ⑤	問36	① ② ③ ④ ⑤	問60 ① ② ③ ④ ⑤
問13	① ② ③ ④ ⑤	問37	① ② ③ ④	問61 ① ② ③ ④ ⑤
問14	① ② ③ ④ ⑤	問38	① ② ③ ④	問62 ① ② ③ ④ ⑤
問15	① ② ③ ④ ⑤	問39	① ② ③ ④ ⑤	問63 ① ② ③ ④ ⑤
問16	① ② ③ ④ ⑤	問40	① ② ③ ④ ⑤	問64 ① ② ③ ④ ⑤
問17	① ② ③ ④ ⑤	問41	① ② ③ ④ ⑤	問65 ① ② ③ ④ ⑤
問18	① ② ③ ④ ⑤	問42	① ② ③ ④ ⑤	問66 ① ② ③ ④ ⑤
問19	① ② ③ ④ ⑤	問43	① ② ③ ④ ⑤	問67 ① ② ③ ④
問20	① ② ③ ④	問44	① ② ③ ④ ⑤	問68 ① ② ③ ④ ⑤
問21	① ② ③ ④ ⑤	問45	① ② ③ ④ ⑤	問69 ① ② ③ ④ ⑤
問22	① ② ③ ④ ⑤	問46	① ② ③ ④	問70 ① ② ③ ④ ⑤
問23	① ② ③ ④ ⑤	問47	① ② ③ ④ ⑤	
問24	① ② ③ ④ ⑤	問48	① ② ③ ④ ⑤	

第5章 医薬品の適正使用・安全対策
解答用紙

※実際の試験では、この章からの出題は20問です。
コピーしてお使いください。

／67問

問1 ①②③④⑤	問24 ①②③④	問47 ①②③④⑤
問2 ①②③④	問25 ①②③④⑤	問48 ①②③④⑤
問3 ①②③④⑤	問26 ①②③④⑤	問49 ①②③④⑤
問4 ①②③④	問27 ①②③④	問50 ①②③④
問5 ①②③④⑤	問28 ①②③④⑤	問51 ①②③④
問6 ①②③④	問29 ①②③④⑤	問52 ①②③④⑤
問7 ①②③④⑤	問30 ①②③④	問53 ①②③④⑤
問8 ①②③④	問31 ①②③④⑤	問54 ①②③④⑤
問9 ①②③④⑤	問32 ①②③④	問55 ①②③④
問10 ①②③④⑤	問33 ①②③④⑤	問56 ①②③④⑤
問11 ①②③④	問34 ①②③④⑤	問57 ①②③④
問12 ①②③④⑤	問35 ①②③④⑤	問58 ①②③④
問13 ①②③④	問36 ①②③④⑤	問59 ①②③④⑤
問14 ①②③④	問37 ①②③④	問60 ①②③④⑤
問15 ①②③④⑤	問38 ①②③④⑤	問61 ①②③④⑤
問16 ①②③④	問39 ①②③④	問62 ①②③④⑤
問17 ①②③④⑤	問40 ①②③④	問63 ①②③④⑤
問18 ①②③④⑤	問41 ①②③④⑤	問64 ①②③④
問19 ①②③④	問42 ①②③④⑤	問65 ①②③④⑤
問20 ①②③④⑤	問43 ①②③④⑤	問66 ①②③④⑤
問21 ①②③④⑤	問44 ①②③④⑤	問67 ①②③④⑤
問22 ①②③④	問45 ①②③④⑤	
問23 ①②③④	問46 ①②③④⑤	

本書の正誤情報等は、下記のアドレスでご確認ください。
http://www.s-henshu.info/thkm2312/

上記掲載以外の箇所で正誤についてお気づきの場合は、**書名・発行日・質問事項**（**該当ページ・行数・問題番号**などと**誤りだと思う理由**）・**氏名・連絡先**を明記のうえ、お問い合わせください。
・webからのお問い合わせ：上記アドレス内【正誤情報】へ
・郵便またはFAXでのお問い合わせ：下記住所またはFAX番号へ
※電話でのお問い合わせはお受けできません。

コンデックス情報研究所『超重要！登録販売者過去問題集 '24年版』係
住　　　所：〒359-0042　所沢市並木 3-1-9
ＦＡＸ番号：04-2995-4362（10:00 〜17:00　土日祝日を除く）

※本書の正誤に関するご質問以外はお受けできません。また受験指導などは行っておりません。
※ご質問の受付期限は、2024 年度の各試験日の 10 日前必着といたします。
※回答日時の指定はできません。また、ご質問の内容によっては回答まで 10 日前後お時間をいただく場合があります。
あらかじめご了承ください。

■編著：コンデックス情報研究所
1990 年 6 月設立。法律・福祉・技術・教育分野において、書籍の企画・執筆・編集、大学および通信教育機関との共同教材開発を行っている研究者・実務家・編集者のグループ。

超重要！ 登録販売者過去問題集 '24年版
2024年 2 月20日発行

編　著　コンデックス情報研究所
発行者　深見公子
発行所　成美堂出版
　　　　〒162-8445　東京都新宿区新小川町1-7
　　　　電話(03)5206-8151 FAX(03)5206-8159
印　刷　大盛印刷株式会社

'24年版
超重要！
登録販売者
過去問題集

別冊

解答・解説編

矢印の方向に引くと
解答・解説編が取り外せます。

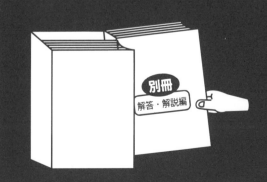

別冊
解答・解説編

成美堂出版

別冊 解答・解説

CONTENTS

第1章：医薬品に共通する特性と基本的な知識

I 医薬品概論

問1 正解 3

a ×　医薬品は、人の疾病の診断、治療若しくは予防に使用されること、又は人の身体の構造や機能に影響を及ぼすことについて有用性が認められたものであるが、保健衛生上のリスクを伴うものである。

b ×　一般用医薬品の保健衛生上のリスクは、医療用医薬品と比較すれば相対的に低いが、医療用医薬品と同様、リスク区分や承認基準の見直し等が行われる。

c ×　一般用医薬品は一般の生活者が自ら選択して使用するものであるが、医薬品を適切に選択し、適正に使用するためには、専門家が関与し、適切な情報提供を行うことが不可欠である。

d ○　製造販売業者による製品回収等の措置がなされることもあるので、製造販売業者等からの情報に日頃から留意しておくことが重要である。

問2 正解 1

a ×　人体に対して使用されない医薬品、例えば殺虫剤の中には誤って人体が曝されれば健康を害するおそれがあるものもある。また、検査薬では結果について正しい解釈や判断がなされなかったことにより医療機関で適切な治療を受ける機会を失うおそれがある。

b ○　主作用以外の反応であっても、特段の不都合を生じないものであれば、通常、副作用として扱われることはないが、好ましくないものについては一般に副作用という。

c ×　一般の生活者は、添付文書や製品表示に記載された内容を見ただけで

は、効能効果や副作用等について誤解や認識不足を生じることもあるため、販売には専門家が関与し、適切な情報提供を行うことが大切である。

d ×　医薬品は、人の疾病の診断、治療若しくは予防に使用されるものである。

問3 正解 3

a ○　医薬品は、人の疾病の診断、治療若しくは予防に使用されること、又は人の身体の構造や機能に影響を及ぼすことを目的とする生命関連製品である。

b ○　医薬品は、効能効果、用法用量、副作用等の必要な情報が適切に伝達されることを通じて、購入者等が適切に使用することにより、初めてその役割を十分に発揮するものである。

c ×　法では、異物等の混入、変質等がある医薬品を販売等してはならない旨を定めており、製造販売業者による製品回収等の措置がなされることもある。

d ○　医薬品は、随時新たな情報が付加されるものであり、一般用医薬品の販売に従事する専門家は、これらに円滑に対応できるよう常に新しい情報の把握に努める必要がある。

問4 正解 4

a ×　少量の投与でも、長期投与されれば慢性的な毒性が発現する場合もある。

b ×　「中毒量」を超えると、「最小致死量」を経て「致死量」に至る。

c ×　国際的に制定されている、ヒトを対象とした臨床試験の実施の基準はGood Clinical Practice（GCP）である。

問5　正解　5

a：用量－反応

b：動物実験

c：50

　動物実験により求められる50％致死量（LD50）は、薬物の毒性の指標として用いられる。動物実験で医薬品の安全性が確認されると、ヒトを対象とした臨床試験が行われる。

問6　正解　5

1　×　GLP（Good Laboratory Practice）は、「医薬品の安全性に関する非臨床試験の基準」である。

2　×　GCP（Good Clinical Practice）は、「ヒトを対象とした臨床試験の実施の基準」である。

3　×　GMP（Good Manufacturing Practice）は、厚生労働省で定める「医薬品及び医薬部外品の製造管理及び品質管理の基準」である。「手引き」の記載外である。

4　×　GPSP（Good Post-marketing Study Practice）は、「製造販売後の調査及び試験の実施の基準」である。

5　○　GVP（Good Vigilance Practice）は、「医薬品の製造販売後安全管理の基準」である。

問7　正解　4

a：Good Laboratory Practice

b：医薬品毒性試験法

c：臨床

d：Good Clinical Practice

　新規に開発される医薬品のリスク評価は、個々の医薬品の「用量-反応関係」に基づいて、GLP：Good Laboratory Practice（医薬品の安全性に関する非臨床試験の基準）の他に、医薬品毒性試験法ガイドラインに沿って、「毒性試験」が厳格に実施されている。

　動物実験で医薬品の安全性が確認されると、ヒトを対象とした臨床試験が行われ、実施の基準として、国際的にGCP：Good Clinical Practiceが制定されている。

GCP	ヒトを対象とした臨床試験の実施の基準
GVP	製造販売後安全管理の基準
GPSP	製造販売後の調査及び試験の実施の基準
GLP	医薬品の安全性に関する非臨床試験の基準

問8　正解　3

a　×　機能性表示食品は、事業者の責任で科学的根拠をもとに、疾病に罹患していない者の健康維持及び増進に役立つ機能（効能・効果）を商品のパッケージに表示するものとして国に届出された商品である。

b　○　栄養機能食品は、身体の健全な成長や発達、健康維持に必要な栄養成分（ビタミン、ミネラルなど）の補給を目的としたもので、国が定めた規格基準に適合したものであれば、その栄養成分の健康機能を表示できる。

c　×　特定保健用食品は、身体の生理機能などに影響を与える保健機能成分を含むものであるが、国への届出が必要なものではなく、個別に（一部は規格基準に従って）特定の保健機能を示す有効性や安全性などに関する国の審査を受け、許可されたものである。

d　○　いわゆる健康食品は、医薬品との相互作用で薬物治療の妨げになることもあるため、一般用医薬品の販売時にも健康食品の摂取の有無について確認することが重要である。

問9　正解　3

a　○　購入者等の健康に関する意識を尊重しつつも、必要があればそれらの

摂取についての**指導も行うべきであ**る。

b 〇 いわゆる健康食品は、摂取しやすいように錠剤やカプセル等の**医薬品に類似した形状**で販売されているものが多く、注意が必要である。

c × 事業者の責任で科学的根拠をもとに疾病に罹患していない者の健康維持及び増進に役立つ機能を商品のパッケージに表示するものとして国に届出された商品は、**機能性表示食品**である。

d × いわゆる「健康食品」は、法的にも、また安全性や効果を担保する**科学的データ**の面でも医薬品とは**異なる**ものである。

問10 正解 1
a：著しくないもの
b：薬剤師
c：要指導医薬品

法第4条5項4号において、一般用医薬品は、次のように定義されている。

「医薬品のうち、その効能及び効果において人体に対する作用が**著しくないもの**であって、**薬剤師**その他の医薬関係者から提供された情報に基づく需要者の選択により使用されることが目的とされているもの（**要指導医薬品**を除く。）」

II 医薬品の効き目や安全性に影響を与える要因

問11 正解 1
a：予防
b：通常用いられる
c：意図しない

医薬品の副作用について世界保健機関（WHO）では、「疾病の**予防**、診断、治療のため、又は身体の機能を正常化するために、人に**通常用いられる**量で発現する医薬品の有害かつ**意図しない**反応」と定義している。

問12 正解 3
a：軽度
b：一般の生活者が自ら
c：使用を中止

一般用医薬品は、**軽度**な疾病に伴う症状の改善等を図るためのものであり、重度の疾病に対する対処として用いることは適切ではない。また、医師ではなく、**一般の生活者が自ら**の判断で使用するものであり、通常は、その使用を中断することによる不利益よりも、重大な**副作用**を回避することが優先される。したがって、その兆候が現れたときには基本的に**使用を中止**することとされている。

問13 正解 3
a × 一般用医薬品の副作用には、眠気や口渇などの軽微なものだけでなく、日常生活に支障を来すような**重大な健康被害**を生じることもある。

b 〇 医薬品を継続して使用する場合には、**特段の異常**が感じられなくても**医療機関を受診する**よう促すことが必要である。

c × 一般用医薬品の使用中に副作用が現れたときは、通常は、その使用を中断することによる不利益よりも、重大な副作用を回避することが優先される。そのため、用量を減らすのではなく、基本的に**使用を中止**する。

d 〇 医薬品が人体に及ぼす作用は、全てが解明されているわけではないため、副作用が起きる仕組みや起こしやすい要因、それらに影響を及ぼす体質や体調等を把握していたとしても、全ての副作用を防ぐことはできない。

問14 正解 1
a 〇 一般用医薬品は、通常は、使用の中断による**不利益**よりも、重大な**副作用**を回避することが優先され、その

兆候が現れたときには基本的に使用を中止することとされている。

b ○ 医薬品を使用する人が副作用を**初期段階**で認識し、速やかに適切に処置・対応することにより、重篤化の回避を図ることが重要である。

c × 一般用医薬品の販売等に従事する専門家は、副作用の状況によっては、購入者等に対して、速やかに適切な**医療機関の受診を勧奨する**。

d ○ 副作用は明確な自覚症状として現れないこともあるので、医薬品を**継続**して使用する場合は、特に異変を感じなくても**医療機関を受診する**ように促していくことが大切である。

問15 正解 4

a ○ 医薬品の副作用は、発生原因の観点から、**薬理作用**による副作用と**アレルギー（過敏反応）**によるものに大別することができる。

b × 医薬品の副作用は、容易に異変を**自覚**できるものばかりではない。血液や内臓機能への影響等のように、明確な**自覚症状**として現れないこともある。

c ○ そのため、**複数の疾病**を有する人に医薬品を販売する際には、注意が必要である。

d × **眠気**や**口渇**等の比較的よく見られる軽微と思われる症状も、医薬品の副作用に含まれる。

問16 正解 2

a ○ アレルギーは、一般的にあらゆる物質によって起こり得るものであるため、医薬品の**薬理作用**等とは関係なく起こり得る。

b ○ アレルギーは、一般的にあらゆる物質によって起こり得るものであり、**外用薬**等でも引き起こされること

がある。

c ○ 黄色4号（タートラジン）、カゼイン、亜硫酸塩（亜硫酸ナトリウム、ピロ硫酸カリウム等）等が**アレルゲン**となり得る。

d × 医薬品の中には、鶏卵や牛乳等を原材料として作られているものがあり、それらに対するアレルギーがある人は**使用を避けなければならない**場合もある。

問17 正解 2

a ○ 必要な過程であるが、アレルギーにおいては組織に過剰な**刺激**を与える場合も多く、引き起こされた炎症自体が過度の苦痛を与える。

b ○ 免疫は、本来、細菌やウイルスなどが人体に取り込まれたときに人体を**防御**するために生じる反応だが、免疫機構が**過敏**に反応して好ましくない症状が引き起こされるものを**アレルギー**という。

c × アレルギーには体質的な要素に加え**遺伝的**な要素もあるため、近い**親族**にアレルギー体質の人がいる場合には、注意が必要である。

d ○ 添加物とは、有効成分を医薬品として製剤化する際、**安定性・安全性・均質性**を保ち、有効成分の**溶解促進・放出**制御等の目的で添加される物質をいう。

問18 正解 5

a ○ 普段は医薬品にアレルギーを起こしたことがない人でも、病気等に対する**抵抗力**が低下している状態などの場合には、医薬品がアレルゲンになることがあり、思わぬ**アレルギー**を生じることがある。

b ○ 医薬品を使用してアレルギーを起こしたことがある人は、その原因と

なった医薬品の**使用を避ける**ことが原則である。

c ○ 医薬品の中には、**鶏卵や牛乳**等を原材料として作られているものがあるため、それらに対するアレルギーがある人は注意が必要である。

d ○ アレルギーには**体質的・遺伝的**な要素もあり、アレルギーを起こしやすい**体質**の人や、近い**親族**にアレルギー体質の人がいる場合には、注意が必要である。

問 19　正解　1

a ○ 例えば、多く飲めば早く効くと**短絡的**に考えて定められた用量を超えて服用したり、小児への使用を避けるべき医薬品を**大人の半分量**にして小児に使用するなど、適切に使用されないことがある。

b ○ 身近に入手できる一般用医薬品は乱用されることがあるため、必要以上の**大量購入や頻回購入**を試みる不審な者等には慎重に対処する。

c × 一般用医薬品にも**習慣性や依存性**がある成分を含むものがある。

d ○ 医薬品を本来の目的以外の意図で大量に服用したり、みだりに他の医薬品や酒類等と一緒に摂取する等の乱用がなされると、過量摂取による**急性中毒**等を生じる危険性が高くなる。

問 20　正解　3

a ○ 医薬品は、その目的とする効果に対して副作用が生じる危険性が**最小限**となるよう、使用する量や使い方が定められているため、定められたとおりに適切に用いる必要がある。

b ○ 医薬品を乱用すると過量摂取による**急性中毒**等を生じる危険性が高くなり、また、乱用の繰り返しによって慢性的な**臓器障害**等を生じるおそれも

ある。

c ○ 薬物依存とは、ある薬物の精神的な作用を体験するために、その薬物を連続的、あるいは周期的に摂取することへの**強迫（欲求）**を常に伴っている行動等によって特徴づけられる**精神的・身体的**な状態をいう。

d × 保護者等に対して、小児には必ず年齢に応じた**用法用量**が定められているものを使用し、成人用の医薬品の量を減らして小児へ与えるような安易な使用は避けるよう説明がなされることが重要である。

問 21　正解　2

a ○ 一般用医薬品の不適正な使用には、使用する人の**誤解**や認識不足に起因するもの、医薬品を本来の**目的以外**の意図で使用するものに大別できる。

b × 一般用医薬品にも**習慣性・依存性**がある成分を含んでいるものがあり、そうした医薬品がしばしば**乱用**されることが知られている。

c ○ 医薬品をみだりに他の医薬品や酒類等と一緒に摂取するといった乱用がなされると、過量摂取による**急性中毒**等を生じる危険性が高くなる。

d × 一般用医薬品であっても、乱用の繰り返しによって慢性的な**臓器障害**等を生じるおそれがある。

問 22　正解　5

a × 医薬品は、その目的とする効果に対して**副作用**が生じる危険性が**最小限**となるよう、使用する量や使い方が定められている。

b ○ 医薬品を本来の目的以外の意図で、定められた**用量**を意図的に超えて服用するなど**乱用**がなされると、過量摂取による急性中毒等を生じる危険性が高くなる。

c ○ 特に**青少年**は、好奇心から身近に入手できる薬物（一般用医薬品を含む）を**興味本位**で乱用することがあるので、注意が必要である。

問23 正解 4

a × 医薬品の相互作用により、作用が増強したり、**減弱**したりする。

b ○ 医薬品を使用している期間だけでなく、その**前後**にも注意する。

c ○ 相互作用には、医薬品が吸収、分布、代謝または排泄される過程で起こるものと、医薬品が**薬理作用**をもたらす**部位**において起こるものがある。

問24 正解 3

a × かぜ薬、解熱鎮痛薬、鎮静薬では、成分や作用が重複することが**多く**、通常、これらの薬効群に属する医薬品の併用は**避ける**こととされている。

b ○ 相互作用は、医薬品同士だけでなく、医薬品と**食品**を一緒に摂取した場合にも起こる。

c ○ 複数の疾病を有する人では、医薬品の**併用**については特に注意を払うべきである。

d × **外用薬や注射薬**であっても、食品によって医薬品の作用や代謝に影響を受ける可能性がある。

問25 正解 4

1 ○ 治療を行っている医師に一般用医薬品を併用しても問題ないかどうか確認する際には、使用している一般用医薬品の**添付文書**等を持参して見せるよう説明する。

2 ○ 特に**他の医療機関**で処方された医薬品については、併用の可否について治療を行っている医師に確認する必要がある。

3 ○ 一般用医薬品には**複数の成分**が配合されることが多く、他の医薬品と併用した場合に、同様な作用を持つ成分が**重複**することがある。

4 × 作用が減弱する場合にも、**相互作用**という。

問26 正解 3

a：高まっている

b：されやすく

c：十分な薬効が得られなくなる

酒類（アルコール）をよく摂取する者では、肝臓の代謝機能が**高まっている**ことが多く、肝臓で代謝されるアセトアミノフェンなどでは、通常よりも**代謝されやすく**なり、体内から医薬品が速く消失して**十分な薬効が得られなくなる**ことがある。

問27 正解 3

a ○ 生薬成分については、医薬品的な**効能効果**が標榜または暗示されていなければ食品（ハーブ等）として流通可能なものもあり、注意が必要である。

b ○ カフェインやビタミンA等のように、食品中に医薬品の成分と同じ物質が存在するために、それらを含む医薬品（例：総合感冒薬）と食品（例：**コーヒー**）を一緒に服用すると過剰摂取となるものがある。

c × 外用薬や注射薬であっても、食品によって医薬品の作用や代謝に影響を受ける**可能性**がある。

問28 正解 4

a：1歳

b：7歳

c：15歳

「医療用医薬品の添付文書等の記載要領の留意事項」においては、おおよその目安として次の区分が示されている。

新生児	乳児	幼児	小児
生後4週未満	生後4週以上1歳未満	1歳以上7歳未満	7歳以上15歳未満

問29　正解　3

a　×　小児は**肝臓や腎臓**の機能が未発達で、医薬品の成分の代謝・排泄に**時間がかかり**、作用が強く出過ぎたり、副作用がより**強く出る**ことがある。

b　×　保護者に対して、成人用の医薬品の量を減らして小児へ与えるような安易な使用は避け、必ず**年齢に応じた用法用量**が定められているものを使用するよう説明することが重要である。

c　○　基本的には医師の診療を受けることが優先されるべきであり、一般用医薬品による対処は、夜間等、医師の診療を受けることが困難な場合など**最小限**にとどめることが望ましい。

d　○　小児の誤飲・誤用事故では、通常の使用状況から著しく異なり想定しがたい事態につながるおそれがあるので、**未然に防ぐ**ことが大切である。

問30　正解　2

1　×　小児は、大人と比べて身体の大きさに対して腸が**長く**、服用した医薬品の吸収率が相対的に**高い**。

2　○　小児は、血液脳関門が未発達であるため、吸収されて循環血液中に移行した医薬品の成分が脳に達しやすく、**中枢神経系に影響を与える医薬品**で副作用を起こしやすい。

3　×　小児には、必ず年齢に応じた**用法用量**が定められているものを使用し、成人用の医薬品の量を減らして小児へ与えるような安易な使用を避けなければならない。

4　×　小児は、大人と比べて**肝臓や腎臓**の機能が未発達であるため、医薬品の成分の代謝・排泄に時間がかかり、作用が強く出過ぎたり、副作用がより強く出たりすることがある。

問31　正解　4

a　×　小児が医薬品を使用する場合においては、保健衛生上のリスク等に関して、**成人と別**に考える必要がある。

b　×　「医療用医薬品の添付文書等の記載要領の留意事項」において、小児とは、おおよその目安として、7歳以上15歳未満をいう。

c　○　医薬品が喉につかえると、咳き込んで苦しむことになり、その体験から医薬品の服用に対する**拒否意識**を持つようになることがある。

d　○　小児は**血液脳関門**が未発達であるため、吸収されて循環血液中に移行した医薬品の成分が脳に達しやすく、**中枢神経系**に影響を及ぼす医薬品で副作用を起こしやすい。

問32　正解　3

a　○　医療機関で治療を受けている人については、一般用医薬品の使用により問題を生じるおそれがある場合は、**使用を避ける**ことができるよう情報提供がなされることが重要であり、必要に応じ、いわゆる**お薬手帳**を活用する必要がある。

b　×　罹患している疾患の種類や程度によっては、一般用医薬品を使用することでその症状が**悪化**したり、治療が**妨げられる**こともある。

c　×　登録販売者が、医療機関・薬局で交付された薬剤と一般用医薬品との併用の可否を判断することは**困難**なことが多く、その薬剤を処方した医師若しくは歯科医師又は調剤を行った薬剤師に**相談する**よう説明する。

d　○　登録販売者は、注意すべき医薬

品の種類や配合成分等についての知識
をもって対応にあたる。

問33　正解　1

a ○　また、高齢者は、生理機能の衰
えのほか、喉の筋肉が衰えて飲食物を
飲み込む力が弱まっている場合があ
り、内服薬を喉に詰まらせやすい。

b ○　また、複数の医薬品が長期間に
わたって使用される場合には、副作用
を生じるリスクも高い。

c ×　「医療用医薬品の添付文書等の
記載要領の留意事項」等において「高
齢者」という場合には、おおよその目
安として65歳以上を指す。

d ×　一般に高齢者は生理機能が衰え
つつあり、特に、肝臓や腎臓の機能が
低下していると医薬品の作用が強く現
れやすく、若年時と比べて副作用を生
じるリスクが高くなる。

問34　正解　3

a ○　一般用医薬品の販売等に際して
は、実際にその医薬品を使用する高齢
者の個々の状況に即して、適切に情報
提供や相談対応がなされることが重要
である。

b ○　高齢者に対しては、家族や周囲
の人（介護関係者等）の理解や協力も
含めて、医薬品の安全使用の観点から
の配慮が重要となることもある。

c ○　一般に高齢者は生理機能が衰え
つつあり、特に、肝臓や腎臓の機能が
低下していると医薬品の作用が強く現
れやすい。

d ×　高齢者は持病（基礎疾患）を抱
えていることが多く、一般用医薬品で
あっても複数の医薬品が長期間にわ
たって使用される場合には、副作用を
生じるリスクが高い。

問35　正解　4

1 ○　一般用医薬品では、多くの場合、
妊婦の使用についての安全性の評価が
困難であり、妊婦の使用については「相
談すること」としているものが多い。

2 ○　流産や早産を誘発するおそれが
ある医薬品については、十分注意して
適正に使用するか、または使用そのも
のを避ける必要がある。

3 ○　胎盤には、胎児の血液と母体の
血液とが混ざらない血液－胎盤関門と
いう仕組みがある。

4 ×　妊娠中に生じる睡眠障害は、ホ
ルモンのバランスや体型の変化等が原
因であり、睡眠改善薬の適用対象では
ない。また、妊婦又は妊娠していると
思われる女性は睡眠改善薬の使用を避
ける。

問36　正解　4

a ○　血液－胎盤関門は、胎児の血液
と母体の血液とが混ざらない仕組みと
して胎盤に備わっている。

b ○　一般用医薬品によって対処する
ことが適当であるかどうかを含めて慎
重に考えるべきである。

c ×　ビタミンA含有製剤のように、
胎児に先天異常を起こす危険性がある
ものや、便秘薬のように、配合成分や
使用する用量によっては流産や早産を
誘発するおそれがあるものがある。

d ○　乳幼児に好ましくない影響が及
ぶとされる医薬品は、授乳期間中の使
用を避けるか、使用後しばらくの間は
授乳を行わないようにする。

問37　正解　3

a ×　妊娠前後の一定期間に通常の用
量を超えて摂取すると胎児に先天異常
を起こす危険性が高まるとされている
のは、ビタミンA含有製剤である。

b ○ 購入者等の症状等だけでなく、**プライベート**な事柄にも配慮が必要である。

c × 妊婦が一般用医薬品を使用する際には**胎児**に影響を及ぼすことがないよう配慮する必要があり、そもそも一般用医薬品による対処が**適当か**どうかを含めて慎重に考慮するべきである。

d ○ ダイオウ、センナ、センノシド、カサントラノールについては、吸収された成分の一部が**乳汁中**に移行することが知られている。乳児に**下痢**を生じるおそれがあるため、母乳を与える女性では使用を避けるか、又は使用期間中の授乳を避ける必要がある。

問38 正解 4

a ○ 吸収された医薬品の一部が乳汁中に移行することが知られていても、**通常**の使用では具体的な悪影響が明らかでないものもあるため、購入者等に対して適切な説明をする必要がある。

b ○ 医薬品の種類によっては、**母乳**を介して、**乳児**が医薬品の成分を摂取することになる場合がある。

c × 授乳期間中は、乳幼児に好ましくない影響が及ぶことが知られている医薬品の使用を避けるか、使用後しばらくの間、**授乳**を避ける。

d ○ そのため、購入者等から相談があったときには、乳汁に移行する成分やその作用等について**適切な説明**が行われる必要がある。

問39 正解 1

a：薬理作用
b：偽薬
c：自然発生的

医薬品を使用したとき、結果的又は偶発的に**薬理作用**によらない作用を生じることをプラセボ効果（**偽薬**効果）という。

プラセボ効果は、医薬品を使用したこと自体による楽観的な結果への期待（暗示効果）や、条件付けによる生体反応、時間経過による**自然発生的**な変化等が関与して生じると考えられている。

問40 正解 5

a ○ 医薬品を使用したときにもたらされるさまざまな反応や変化には、薬理作用によるもののほか、プラセボ効果によるものも**含まれている**。

b × プラセボ効果は、医薬品を使用したこと自体による**楽観的**な結果への期待（**暗示**効果）等が関与して生じると考えられている。

c × プラセボ効果によってもたらされる反応や変化には望ましいもの（効果）もあるが、不都合なもの（**副作用**）もあり、それを**目的**として医薬品が使用されるべきではない。

d × プラセボ効果は、主観的な変化だけでなく、**客観的**に測定可能な変化として現れることもあるが、**不確実**である。

問41 正解 1

a ○ さらに、医薬品は、品質の劣化を起こさないよう、適切に**保管・陳列**が行われなければならない。

b ○ **液剤**等では、いったん開封されると記載の期日まで品質が保証されないことがある。

c × 医薬品に配合されている成分（有効成分及び添加物成分）には、高温や多湿、光（紫外線）等によって品質の劣化（変質・変敗）を**起こしやすい**ものが多い。

d × 医薬品は、適切な保管・陳列がなされなければ、医薬品の効き目が低下したり、人体に**好ましくない**作用をもたらす物質を生じることがある。

問42　正解　2

a　×　湿度は、医薬品の品質劣化を引き起こす因子である。

b　○　医薬品が保管・陳列される場所については、清潔性を保つとともに、その品質が十分保持される環境となるよう、**高温、多湿**、直射日光等の下に置かれることのないよう留意する。

c　×　医薬品は、適切な保管・陳列がなされなければ、人体に好ましくない作用をもたらす物質を生じるだけでなく、効き目が**低下**することがある。

d　○　表示された「使用期限」は、**未開封状態**で保管された場合に品質が保持される期限であり、いったん開封されたものについては記載されている期日まで品質が保証されない場合がある。

Ⅲ　適切な医薬品選択と受診勧奨

問43　正解　3

a：著しくない

b：薬剤師

c：要指導医薬品

　一般用医薬品は、医薬品のうち、その効能及び効果において人体に対する作用が**著しくない**ものであって、**薬剤師**等から提供された情報に基づく需要者の選択により使用されることが目的とされているものであり、**要指導医薬品**は除かれる。

問44　正解　4

a　×　重度な疾病ではなく、**軽度な疾病**に伴う症状の改善が、一般用医薬品の役割である。

b　×　疾病の治療ではなく、疾病に伴う**症状発現の予防**が、一般用医薬品の役割である。

c、d　○　一般用医薬品の6つの役割を覚えておこう。

●一般用医薬品の6つの役割

① **軽度な疾病**に伴う症状の改善

② **生活習慣病等の疾病**に伴う症状発現の**予防**

③ **生活の質（QOL）の改善・向上**

④ **健康状態の自己検査**

⑤ 健康の維持・増進

⑥ その他保健衛生

問45　正解　1

a：健康

b：軽度

c：手当て

　世界保健機関（WHO）では、セルフメディケーションを、「自分自身の**健康**に責任を持ち、**軽度**な身体の不調は自分で**手当て**する」こととしている。

問46　正解　4

1　○　登録販売者は、薬剤師や医師、看護師など地域医療を支える医療スタッフや行政などとも**連携**をとって、地域住民の**健康維持・増進**、生活の質（QOL）の改善・向上などに携わることが望まれる。

2　○　**セルフメディケーション税制**は、2017（平成29）年1月から導入された。

3　○　セルフメディケーション税制は、対象となる**OTC医薬品**の購入の対価について、条件を満たした場合に、**一定の金額**をその年分の総所得金額等から控除する制度である。

4　×　制度の導入時はスイッチOTC医薬品が対象とされていたが、2022（令和4）年1月の見直しにより、スイッチOTC医薬品以外にも腰痛や肩こり、風邪やアレルギーの諸症状に対応する**一般用医薬品**が税制の対象となっている。

問47　正解　3

a　×　一般用医薬品で対処可能な範囲は、乳幼児や妊婦では**限られてくる**。

b　○　購入者等は、**宣伝広告や販売価格**等によって漠然と選択していることもあるため、使用する人や症状の相談を受けた上で、使用する人に適した一般用医薬品を勧めることが望ましい。

c　×　症状が重いとき（高熱や激しい腹痛がある、患部が広範囲である）に一般用医薬品を使用することは、一般用医薬品の役割にかんがみて**適切な対処とはいえない**。

d　○　情報提供は、必ずしも医薬品の販売に結びつけるのではなく、**受診勧奨**や医薬品の使用によらない対処を勧めたりすることが適切な場合がある。

問48　正解　3

1　×　一般用医薬品は、**一般の生活者**がその選択や使用を判断する主体であり、登録販売者は、生活者のセルフメディケーションに対して支援していくという姿勢で臨むことが基本である。

2　×　医薬品の販売に従事する専門家は、可能な限り、購入者等の**個々の状況**の把握に努めることが重要である。

3　○　「その医薬品を使用するのは情報提供を受けている**当人**か、またはその**家族**等が想定されるか」は、確認しておきたい基本的なポイントである。

4　×　一般用医薬品は、すぐに使用する必要に迫られて購入されるとは限らず、家庭における**常備薬**として購入されることも多いため、「その医薬品がすぐに使用される状況にあるか」、把握に努めることが望ましい。

問49　正解　5

a　○　医療機関で治療を受けている人の場合、**一般用医薬品**を使用すること

によってその症状が悪化したり、治療が妨げられることもある。

b　○　医薬品を使用してアレルギーや副作用を起こしたことがある人は、その医薬品の使用を**避ける**必要がある。

c　○　小児や高齢者等が医薬品を使用する場合の保健衛生上のリスク等は、**成人と別**に考える必要がある。また、妊婦については、胎児に**先天異常**を起こす危険性が高まるとされているものや、**流産や早産**を誘発するおそれがあるものがあるため、注意が必要である。

d　○　適切な医薬品を選択するために必要な情報であり、また、医薬品を**本来の目的以外**の意図で使用する不適正な使用についても注意を払う必要がある。

問50　正解　2

a　○　生活者のセルフメディケーションを支援していく姿勢で臨むことが基本である。

b　○　その医薬品を使用する人として**小児**、**高齢者**、**妊婦**等が想定される場合は、それぞれに対応した情報提供が必要となる。

c　×　購入者とコミュニケーションを図りづらいこともあるが、医薬品の販売等に従事する専門家は、コミュニケーション技術を高め、購入者から**医薬品の使用状況**に関する情報を引き出すように努める。

Ⅳ　薬害の歴史

問51　正解　3

a　×　医薬品の副作用被害やいわゆる薬害は、医薬品が十分注意して使用されたとしても**起こり得る**ものである。

b　○　医薬品等行政評価・監視委員会は、医師、薬剤師、法律家、薬害被害者などがそれぞれの専門性を活かして

医薬品行政を監視し、施策の実施状況を評価することにより、安全性の確保や薬害の**再発防止**を図る。

c ×　サリドマイド製剤は催眠鎮静剤等として、**キノホルム製剤**は整腸剤として、過去に一般用医薬品として販売されていたこともある。

d ○　登録販売者は、薬害事件を過去のものとして留めるだけでなく、医薬品による健康被害の**拡大防止**の観点から、十分に理解しておく必要がある。

問52　正解　3

a：血液－胎盤関門
b：催眠鎮静剤
c：市販後

サリドマイド薬害は、サリドマイドが配合された**催眠鎮静剤**（その鎮静作用を目的として、胃腸薬にも配合された）を妊娠している女性が摂取したことにより、**血液－胎盤関門**を通して胎児に移行し、出生児に先天異常（サリドマイド胎芽症）が発生したものである。この事件を契機に、**市販後**の副作用情報の収集の重要性が改めて認識され、各国における副作用情報の収集体制の整備が図られることとなった。

問53　正解　1

ア ○　1963年6月に製薬企業を被告として、さらに翌年12月には国及び**製薬企業**を被告として提訴され、1974年10月に和解が成立した。

イ ○　**血管新生**が妨げられると細胞分裂が正常に行われず、器官が十分に成長しないことから、四肢欠損、視聴覚等の感覚器や心肺機能の障害等の**先天異常**が発生する。

ウ ×　血管新生を妨げる作用は、サリドマイドの光学異性体のうち、一方の異性体（*S*体）のみが有し、もう一方の異性体（*R*体）にはなく、また、鎮静作用は*R*体のみが有するとされている。サリドマイドが摂取されると、*R*体と*S*体は体内で相互に転換するため、*R*体のサリドマイドを分離して製剤化しても**催奇形性**は避けられない。

エ ×　日本では、1961年12月に西ドイツ企業から勧告が届き、かつ翌年になって警告が発せられていたにもかかわらず、**出荷停止**は1962年5月まで行われず、**販売停止及び回収措置**は同年9月になって行われた。

●主な薬害訴訟における薬害（副作用）の発生原因と内容

訴訟	原因	薬害（副作用）
サリドマイド訴訟	催眠鎮静剤等として販売されたサリドマイド製剤を妊婦が使用	出生児に四肢欠損、耳の障害等の**先天異常**が発生した
スモン訴訟	整腸剤として販売されていたキノホルム製剤を使用	亜急性脊髄視神経症に罹患した
HIV訴訟	ヒト免疫不全ウイルス（HIV）が混入した原料血漿から製造された**血液凝固因子製剤**を血友病患者に投与	HIVに感染した
CJD訴訟	脳外科手術等で、プリオンに汚染された**ヒト乾燥硬膜**を使用	クロイツフェルト・ヤコブ病（CJD）に罹患した
C型肝炎訴訟	出産や手術での大量出血などの際に特定のフィブリノゲン製剤や血液凝固第IX因子製剤を投与	C型肝炎ウイルスに感染した

問54　正解　3

a　×　スモン訴訟は、キノホルム製剤により**亜急性脊髄視神経症**に罹患したことに対する損害賠償訴訟である。

b　○　スモンの症状である麻痺は下半身だけでなく上半身にも拡がる場合があり、また、視覚障害を起こして**失明**に至ることもある。

c　○　スモン患者に対する施策や救済制度として、治療研究施設の整備、治療法の開発調査研究の推進、施術費及び医療費の自己負担分の**公費負担**、世帯厚生資金貸付による生活資金の貸付のほか、重症患者に対する**介護事業**が講じられている。

d　○　**医薬品副作用被害救済制度**は、スモン訴訟、サリドマイド訴訟が契機となって、1979 年に創設された。

問55　正解　4

a　×　HIV 訴訟は、国及び**製薬企業**を被告として提訴された。

b　○　副作用等による健康被害の**再発防止**の取り組みのひとつである。

c　○　記述のとおり。

d　○　エイズ治療・研究開発センターでは、ＨＩＶ感染者に対する高度で最先端な**医療**を提供するとともに、新たな診断・治療法開発のための研究等を行っている。

問56　正解　1

a　○　2002 年に行われた薬事法改正に伴い、生物由来製品の**安全対策強化**、生物由来製品による**感染等被害救済制度**の創設等がなされた。

b　○　CJD は、プリオンが脳の組織に感染することで**認知症**に似た症状が現れ、やがて死に至る重篤な神経難病である。

c　×　問題文のような症状が現れるのは、キノホルム製剤を使用したことによる**亜急性脊髄視神経症（スモン）**である。

d　×　プリオンは、細菌でもウイルスでもない**タンパク質**の一種である。

問57　正解　5

a：医薬品の副作用
b：健康
c：安全性確保

　HIV 訴訟は、**血友病患者**が、**ヒト免疫不全ウイルス（HIV）**が混入した原料血漿から製造された**血液凝固因子製剤**の投与により、**HIV** に感染したことに対する損害賠償訴訟である。大阪地裁、東京地裁で提訴され、1995 年、1996 年に和解が成立した。これを契機に 1996 年、改正薬事法が成立し、また血液製剤の安全確保対策が図られるとともに、薬事行政組織の再編、情報公開の推進、健康危機管理体制の確立等がなされた。

問58　正解　1

a　○　一般用医薬品の販売等に従事する者は、薬品の情報提供、副作用報告等を通じて、その**責務の一端を担って**いることを肝に銘じておく必要がある。

b　○　出産や手術での大量出血などの際に特定の**フィブリノゲン製剤**や**血液凝固第IX因子製剤**の投与を受けたことにより、C 型肝炎ウイルスに感染したことに対する損害賠償訴訟である。

c　○　この法律に基づく給付金の支給の仕組みに沿って、国は**和解**を進めることとなった。

第2章：人体の働きと医薬品

Ⅰ 人体の構造と働き

1 胃・腸、肝臓、肺、心臓、腎臓など の内臓器官

問1 正解 2

ア ○ 唾液には、リゾチーム等の殺菌・抗菌物質が含まれており、口腔粘膜の保護・洗浄、殺菌等の作用がある。

イ × 胃酸は、胃内を強酸性に保って内容物が腐敗や発酵を起こさないようにしている。

ウ ○ 胃液による消化作用から胃自体を保護するため、胃の粘膜表皮を覆う細胞から粘液が分泌されているが、胃液分泌と粘液分泌のバランスが崩れると、胃液により胃の内壁が損傷を受けて胃痛等の症状を生じることがある。

エ × 膵液は、デンプンを分解するアミラーゼ（膵液アミラーゼ）、脂質を分解するリパーゼ、消化管内でタンパク質を分解するトリプシンに変換されるトリプシノーゲンなど、多くの消化酵素を含んでいる。

問2 正解 4

a × 消化管には、口腔、咽頭、食道は含まれるが、胆嚢は消化管でなく、消化腺に含まれる。

b ○ 消化管には口腔、咽頭、食道のほか胃、小腸、大腸、肛門が含まれる。

c × 唾液腺は消化腺に含まれるが、腎臓は含まれない。

d ○ 消化腺には、唾液腺のほか、肝臓、胆嚢、膵臓などが含まれる。

●消化管と消化腺

消化管	口腔、咽頭、食道、胃、小腸、大腸、肛門
消化腺	唾液腺、肝臓、胆嚢、膵臓など

問3 正解 1

a：口腔
b：肛門
c：消化

消化器系は、飲食物を消化して生命を維持するために必要な栄養分として吸収し、その残滓を体外に排出する器官系である。口腔から肛門まで続く消化管は平均的な成人で全長約9mある。

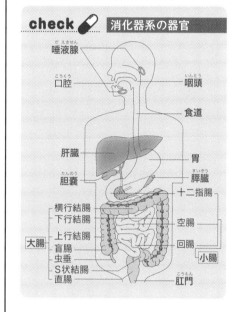

check 消化器系の器官

唾液腺
口腔
咽頭
食道
肝臓
胆嚢
胃
膵臓
十二指腸
横行結腸
下行結腸
上行結腸
盲腸
虫垂
S状結腸
直腸
大腸
空腸
回腸
小腸
肛門

問4 正解 1

a ○ 舌は味覚を感じとるほかにも、咀嚼された飲食物を撹拌して唾液と混和させる働きがある。

b ○ エナメル質は、体のなかで最も硬い部分である。

c × 唾液には、デンプンをデキストリンや麦芽糖に分解する消化酵素のプチアリン（唾液アミラーゼともいう）が含まれる。

d × 口腔内のpHは唾液によってほぼ中性に保たれ、酸による歯の齲蝕を防いでいる。

問5 正解 2

a ○ 歯は、歯周組織（歯肉、歯根膜、歯槽骨、セメント質）によって、上下の**顎の骨**に固定されている。

b ○ 歯槽骨の中に埋没している歯の部分を**歯根**、**歯頸**（歯肉線のあたり）を境に口腔に露出する部分を**歯冠**という。

c × 歯冠の表面は、象牙質ではなく**エナメル質**で覆われ、体で最も硬い部分となっている。

d × エナメル質の下には、石灰質ではなく**象牙質**と呼ばれる硬い骨状の組織があり、神経や血管が通る歯髄を取り囲んでいる。

●歯の構造

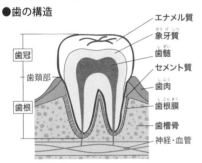

問6 正解 2

a ○ 口腔から食道に通じる食物路と、呼吸器の気道とが交わるところを**咽頭**という。

b × 飲食物を飲み込む運動（嚥下）が起きるときには、喉頭の入り口にある弁（喉頭蓋）が反射的に**閉じる**ことにより、飲食物が喉頭や気管に流入せずに食道へと送られる。

c × 食道は喉もとから上腹部のみぞおち近くまで続く、直径1～2cmの管状の器官である。消化液の分泌腺はなく、消化液は分泌しない。

d ○ 胃液が食道に逆流すると、むねやけが起きる。

問7 正解 4

a × 横紋筋ではなく、**平滑筋が弛緩**し、容積が拡がる。これを**胃適応性弛緩**という。

b ○ 胃液分泌と粘液分泌のバランスが崩れると、**胃液**により胃の内壁が損傷して胃痛等が生じることがある。

c ○ 胃内容物の**滞留時間**は、食品の持つ性質によって異なる。炭水化物主体の食品の場合には比較的**短く**、脂質分の多い食品の場合には比較的**長い**。

d × 胃酸は、胃内を**強酸性**に保って内容物の腐敗や発酵を**防いで**いる。

問8 正解 1

a：ペプシノーゲン
b：ペプシン
c：ペプトン

胃粘膜の表面には無数の微細な孔があり、胃腺につながって塩酸（胃酸）のほか、ペプシノーゲンなどを分泌している。ペプシノーゲンは胃酸によってペプシンとなり、胃酸とともに胃液として働く。タンパク質がペプシンによって半消化された状態をペプトンという。

問9 正解 4

a：ブドウ糖
b：グリコーゲン
c：脂質

ブドウ糖からのグリコーゲン生成は、骨格筋の組織でも行われ、骨格筋もその収縮のエネルギー源として**グリコーゲン**を蓄えている。グリコーゲンはエネルギー源としての貯蔵効率が脂質に比べて低いため、グリコーゲンとして蓄えられたのち、消費されない余剰分は徐々に**脂質**へと転換される。

問10 正解 3

a × アンモニアではなく、ビリルビ

ンである。肝機能障害や胆管閉塞など
を起こすとビリルビンが循環血液中に
滞留して、黄疸を生じる。

b ○ 皮下組織等に蓄えられた脂質は
肝臓に運ばれ、そこでエネルギー源と
して利用可能な形に代謝される。

c ○ 肝臓では、**脂溶性ビタミン**（ビ
タミンA、Dなど）や**水溶性ビタミン**（ビ
タミンB$_6$、B$_{12}$など）が貯蔵される。

d ○ 肝臓では、胆汁酸のほか、コレ
ステロール（ホルモンなどの生合成の
出発物質）、血液凝固因子（フィブリ
ノゲンなど）、アルブミンなど、生命
維持に必須な役割を果たす種々の**生体
物質**（生物の体内に存在する化学物質
の総称）が産生される。

問11　正解　1

a ○ これを、**腸肝循環**という。

b ○ ビリルビン（胆汁色素）は、糞
便を**茶褐色**にする色素となる。

c × 小腸で吸収されたブドウ糖は、
血液によって肝臓に運ばれて**グリコー
ゲン**として蓄えられる。

d × 二日酔いの症状は、体内での中
間代謝物である**アセトアルデヒド**の毒
性によるものと考えられている。

問12　正解　1

a：トリプシン
b：トリプシノーゲン
c：アミラーゼ
d：リパーゼ

膵液は、**トリプシン**に変換されるトリ
プシノーゲン、デンプンを分解する**アミ
ラーゼ**（膵液アミラーゼ）、脂質を分解
する**リパーゼ**など多くの消化酵素を含
み、炭水化物、タンパク質、脂質のそれ
ぞれを消化する役割を担っている。

問13　正解　4

a × 膵臓は、膵液を、大腸ではなく
十二指腸へ分泌する。

b ○ 膵液は**弱アルカリ性**で、胃で酸
性となった内容物を中和する。

c ○ 膵臓は、炭水化物、タンパク質、
脂質のそれぞれを消化するすべての**酵
素**を供給している。

d × 膵臓は消化管ではなく、**消化腺**
であるとともに内分泌腺でもある。

問14　正解　4

a × 小腸のうち十二指腸に続く部分
の、概ね上部40％が空腸、残り約60％
が回腸である。

b ○ 十二指腸は、胃から連なる約
25cmの**C字型**に彎曲した部分で、彎
曲部には膵臓からの膵管と胆嚢からの
胆管の**開口部**があり、それぞれ膵液と
胆汁を腸管内へ送り込んでいる。

c ○ 十二指腸の上部を除く小腸の内
壁には輪状のひだがあり、その粘膜表
面は**絨毛**に覆われてビロード状になっ
ている。

d ○ 空腸で分泌される**腸液**（粘液）
に、腸管粘膜上の**消化酵素**（エレプシ
ン、マルターゼ、ラクターゼ等）が加
わり、**消化液**として働く。

問15　正解　3

ア × 十二指腸で分泌される腸液の成
分の働きによって、膵液中の**トリプシ
ノーゲン**が**トリプシン**になる。

イ ○ 消化酵素の作用によって、炭水
化物は**単糖類**に、タンパク質は**アミノ
酸**に分解されて吸収される。

ウ × 大腸は盲腸、虫垂、上行結腸、
横行結腸、下行結腸、S状結腸、直腸
からなる管状の臓器で、内壁粘膜に**絨
毛がない点**で小腸と区別される。

エ ○ 大腸内に多く存在する腸内細菌

は、腸管内の食物繊維（難消化性多糖類）を発酵分解したり、血液凝固や骨へのカルシウム定着に必要なビタミンKを産生している。

問16　正解　5

a　×　大腸の腸内細菌は、血液凝固や骨へのカルシウム定着に必要なビタミンK等の物質を産生している。

b　×　通常、糞便の成分の大半は**水分**で、そのほか、はがれ落ちた腸壁上皮細胞の残骸（15〜20％）や腸内細菌の死骸（10〜15％）が含まれ、食物の残滓は約5％にすぎない。

c　×　通常、糞便は**下行結腸**、S状結腸に滞留し、直腸は**空**になっている。S状結腸に溜まった糞便が直腸へ送られてくると、その刺激に反応して便意が起こる。

d　○　直腸粘膜が皮膚へと連なる体外への開口部が**肛門**であり、直腸粘膜と皮膚の境目になる部分には**歯状線**と呼ばれるギザギザの線がある。

問17　正解　4

1　○　鼻腔から気管支までの呼気及び吸気の通り道を**気道**といい、そのうち、咽頭・喉頭までの部分を**上気道**、気管から気管支、肺までの部分を**下気道**という。

2　○　咽頭の後壁には**扁桃**があり、粘膜表面が凸凹している。

3　○　喉頭は、咽頭と気管の間にある軟骨に囲まれた**円筒状**の器官で、軟骨の突起した部分（喉頭隆起）がいわゆる「のどぼとけ」である。

4　×　気管支は肺の内部で細かく枝分かれし、末端はブドウの房のような構造となっており、その球状の袋部分を**肺胞**という。また、肺胞と毛細血管を取り囲んで支持している組織を**間質**と

いう。

問18　正解　3

a　×　**扁桃**は、咽頭の後壁にある。扁桃はリンパ組織（白血球の一種であるリンパ球が密集する組織）が集まってできていて、気道に侵入してくる細菌、ウイルス等に対する免疫反応が行われる。

b　○　吸い込まれた粉塵、細菌等の異物は、気道粘膜から分泌される粘液にからめ取られ、**線毛運動**によって気道内部から**咽頭**へ向けて排出され、唾液とともに**嚥下**される。

c　○　**肺胞**の壁は非常に薄くできていて、周囲を**毛細血管**が網のように取り囲んでいる。

d　×　鼻汁に含まれているのは、リゾチームである。かぜやアレルギーのときなどには、**防御反応**として大量に鼻汁が分泌される。

問19　正解　3

a　○　呼吸器系は、幾つもの**防御機構**を備えている。

b　×　発声器としての役割もあり、声帯を振動させて声を発するのは、咽頭ではなく**喉頭**である。声帯は**喉頭**上部にある。

c　×　喉頭から肺へ向かう気道が左右の肺へ分岐するまでの部分は、気管支ではなく**気管**である。

d　○　肺胞と毛細血管を取り囲んで支持している組織を**間質**という。

●気管と気管支

気管	喉頭から肺へ向かう**気道**が左右の肺へ分岐するまでの部分
気管支	気管から肺の中で複数に**枝分か**れする部分

問20　正解　4

a　○　かぜやアレルギーのときなどには、**防御反応**として大量に鼻汁が分泌される。

b　×　咽頭は**鼻腔**と**口腔**につながっており、消化管と気道の**両方**に属する。

c　×　肺自体には肺を動かす筋組織がないため、自力で膨らんだり縮んだりするのではなく、**横隔膜**や**肋間筋**によって拡張・収縮して呼吸運動が行われている。

d　○　肺では、肺胞の壁を介して**ガス交換**が行われる。肺胞気中の**二酸化炭素**は、呼気に混じって排出される。

問21　正解　1

a　○　血管系が心臓を中心とする**閉じた管（閉鎖循環系）**であるのに対して、リンパ系は末端がリンパ毛細管となって組織の中に**開いている**開放循環系である。

b　○　心臓の**右側部分（右心房、右心室）**は、全身から集まってきた血液を肺へ送り出す。肺での**ガス交換**が行われた血液は、心臓の**左側部分（左心房、左心室）**に入り、そこから全身に送り出される。

●**心臓と血液の流れ**

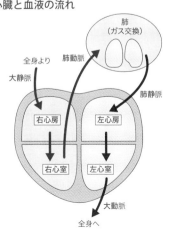

c　×　血管壁にかかる圧力を血圧といい、**心臓が収縮したときの血圧を最大血圧**、**心臓が弛緩したときの血圧を最小血圧**という。

d　×　四肢を通る**静脈**では血流が重力の影響を受けやすいため、一定の間隔で存在する内腔に向かう薄い帆状のひだ（**静脈弁**）が発達しており、血液の**逆流**を防いでいる。動脈には、逆流防止のための弁が**ない**。

問22　正解　3

a　×　全身から集まってきた血液は、心臓の**右側部分（右心房、右心室）**から肺へ送り出される。

b　○　**動脈は弾力性**があり、圧力がかかっても耐えられるようになっている。静脈は皮膚表面近くを通っている部分が多く、皮膚の上から透けて見える。どちらも心拍数と同様に**自律神経系**によって制御されており、血管壁が**収縮**すると血管は細くなり、**弛緩**すると拡張する。

c　○　消化管では生体に悪影響を及ぼす物質（アルコール、毒素など）が取り込まれることがあるため、消化管で吸収された物質が一度**肝臓**を通って**代謝や解毒**を受けた後に、血流に乗って**全身**を循環する仕組みとなっている。

d　○　血漿中の過剰な**コレステロール**が血管の内壁に蓄積すると、血液が流れにくくなるとともに、動脈ではその**弾力性**が損なわれてもろくなる。

問23　正解　2

a　×　赤血球は、中央部がくぼんだ円盤状の細胞で、血液全体の約 40％を占める。

b　○　ヘモグロビンは、全身に**酸素**を運搬するはたらきをしている。

c　○　ヘモグロビンは**鉄分**と結合した

タンパク質で、酸素量の多いところ（肺胞の毛細血管）で酸素分子と結合し、酸素が少なく二酸化炭素の多いところ（末梢組織の毛細血管）で酸素分子を**放出**する性質がある。

d ✕　赤血球はリンパ節ではなく**骨髄**で産生される。赤血球の数が少なすぎたり、赤血球中のヘモグロビン量が欠乏したりすると、血液は酸素を十分に供給できず、疲労や血色不良などの**貧血症状**が現れる。

問24　正解　5

a ✕　血液の粘稠性は、主として**血漿**の水分量や**赤血球**の量で決まり、血中脂質量はほとんど影響を与えない。

b ✕　血管壁を通り抜けて組織の中に入り込むことができ、組織の中ではマクロファージ（貪食細胞）と呼ばれるのは、**単球**である。

c ✕　感染や炎症などが起きると、全体の数が**増加**するとともに、種類ごと

の割合も**変化**する。

d 〇　同時に、損傷部位に**血小板**が粘着、凝集して傷口を覆う。

問25　正解　2

a 〇　好中球は、最も数が多く、白血球の約**60**％を占めている。血管壁を通り抜けて組織の中に入り込むことができ、感染が起きた組織に集まって細菌やウイルスなどを**食作用**によって取り込んで分解する。

b ✕　リンパ球は、白血球の約**1／3**を占め、血液だけでなく、**リンパ液**にも分布して循環している。

c 〇　リンパ球は、リンパ節、脾臓などのリンパ組織で増殖し、細菌、ウイルス等の異物を**認識**したり（T細胞リンパ球）、それらに対する**抗体（免疫グロブリン）**を産生したりする（B細胞リンパ球）。

d ✕　単球は、白血球の約**5**％と少ないが、最も**大きく**、強い食作用を持つ。

●血液の成分

血漿	・90％以上が**水分** ・血液の浸透圧を保持する**アルブミン**、免疫反応にかかわる**グロブリン**等のタンパク質を含む ・微量の脂質、糖質、電解質を含む
血球	①**赤血球**：骨髄で産生され、全身の組織に**酸素**を供給する ・中央部がくぼんだ円盤状の細胞 ・血液全体の約**40**％を占める ・赤い血色素（**ヘモグロビン**）を含む ②**白血球**：体内に入った**細菌**や**ウイルス**等から防御する ・好中球：細菌やウイルス等を**食作用**により取り込み分解する ・リンパ球：**リンパ液**にも分布して体内を循環している 　　T細胞リンパ球：細菌やウイルス等を認識する 　　B細胞リンパ球：免疫グロブリンを産生する ・単球：白血球の約**5**％と少ないが最も**大きく**、強い**食作用**を持つ ・その他：アレルギーに関与するものなど ③**血小板**：損傷した血管から大量の**血液**が流出するのを防ぐ

血管壁を通り抜けて組織の中に入り込むことができ、組織の中では**マクロファージ**（貪食細胞）と呼ばれる。

問26　正解　3

a　○　リンパ系には心臓のようにポンプの働きをする器官がなく、リンパ液の流れは、主に**骨格筋**の収縮によるものである。また、流速は血流に比べて緩やかである。

b　×　リンパ液は、血漿とほとんど同じ成分からなるが、タンパク質が**少な**く、リンパ球を含む。

c　×　リンパ管は、互いに合流して次第に太くなり、最終的に**鎖骨**の下にある**静脈**につながる。

d　○　リンパ節は、首筋、脇の下、もものつけ根に多く集まっている。

問27　正解　3

a　○　脾臓は胃の後方の**左上腹部**に位置するスポンジ状臓器で、**握りこぶし**ほどの大きさである。

b　○　脾臓は、脾臓内を流れる血液から古くなった**赤血球**を濾し取って処理している。

c　×　健康な赤血球には**柔軟性**があり脾臓内の網目構造をすり抜けられるが、古くなって柔軟性を失った**赤血球**は網目構造をすり抜けることができず、脾臓の組織に存在する**マクロファージ**（貪食細胞）によって壊される。

d　×　脾臓にはリンパ球が増殖、密集する組織（**リンパ組織**）があり、血流中の細菌やウイルス等の異物に対する**免疫応答**に関与している。

問28　正解　4

1　○　腎臓は横隔膜の下、背骨の**左右両側**に位置する一対の臓器で、空豆状の内側中央部のくびれた部分に尿管、

動脈、静脈、リンパ管等がつながっている。

2　○　腎臓では、血液中の老廃物の除去、水分及び電解質（特に**ナトリウム**）の排出調節が行われ、血液の量と組成を維持して**血圧**を一定範囲内に保つための役割を担っている。

3　○　腎臓には**内分泌腺**としての機能もあり、骨髄における**赤血球**の産生を促進するホルモンを分泌する。

4　×　ボウマン嚢から1本の尿細管が伸びて、**腎小体**と尿細管とで腎臓の基本的な機能単位（**ネフロン**）を構成している。

●泌尿器系の器官

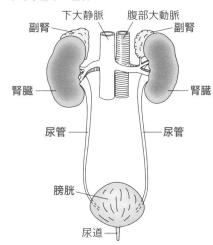

問29　正解　5

a　×　副腎皮質では、**副腎皮質ホルモン**が産生・分泌される。自律神経系に作用するアドレナリン（エピネフリン）とノルアドレナリン（ノルエピネフリン）は、**副腎髄質**で産生・分泌される。

b　×　膀胱の出口にある**膀胱括約筋**が緩むと、同時に膀胱壁の**排尿筋**が収縮し、尿が尿道へと押し出される。

c　○　食品から摂取したり体内で生合

成されたビタミンDは、腎臓で**活性型ビタミンD**に転換され、骨を形成したり維持したりする。

d ○ 糸球体は、腎臓に入る動脈が細かく枝分かれし、毛細血管が小さな**球状**になったものである。

●副腎皮質と副腎髄質

副腎皮質	副腎皮質ホルモン（ステロイドホルモン）を産生・分泌する
副腎髄質	自律神経系に作用する**アドレナリン（エピネフリン）とノルアドレナリン（ノルエピネフリン）**を産生・分泌する

問30　正解　2

1 × 腎臓には、心臓から拍出される血液の 1/5 ～ 1/4（20 ～ 25％）が流れている。

2 ○ 腎臓には、食品から摂取あるいは体内で生合成されたビタミンDを**活性型ビタミンD**に転換する働きもある。

3 × 自律神経系に作用するアドレナリン（エピネフリン）とノルアドレナリン（ノルエピネフリン）は、**副腎髄質**で産生・分泌される。

4 × 膀胱の排尿筋は、交感神経系が活発になると**弛緩**して排尿が**抑制**される。副交感神経系が活発になると排尿筋は**収縮**して排尿が**促進**される。

問31　正解　5

a × 腎臓に入る動脈が細かく枝分かれした**毛細血管**が小さな球状になったものを糸球体という。糸球体の外側を袋状のボウマン嚢が包み込んでいる。

b × 尿道が短いのは**女性**で、細菌などが侵入したとき膀胱まで感染を生じやすい。

c ○ そのほか、血球やタンパク質以

外の血漿成分も、**腎小体**で**濾過**される。

d ○ 腎臓で転換された**活性型ビタミンD**は、骨の形成や維持に作用する。

問32　正解　3

a × 膀胱は、下腹部の中央に位置し、尿を一時的に溜める**袋状**の器官である。また、男性では、膀胱の真下に尿道を取り囲むように**前立腺**がある。

b ○ 尿意は、尿が膀胱に溜まってくることによる刺激が**脳**に伝わることで生じる。

c ○ 尿道は、尿が体外に排出されるときに通る管である。高齢者では、膀胱の容量が小さくなり、膀胱や尿道の括約筋の機能が低下するため、**尿失禁**を起こしやすくなる。

2　目、鼻、耳などの感覚器官

問33　正解　4

a ○ 水晶体の前には虹彩があり、瞳孔を**散大・縮小**させて眼球内に入る光の量を調節している。

b × 水晶体は、その周りを囲んでいる毛様体の収縮・弛緩によって、**近くの物を見るときには丸く厚みが増し、遠くの物を見るときには扁平**になる。

c × 不足すると夜間視力の低下（**夜盲症**）を生じるのは、ビタミンAである。

d ○ 眼瞼は、素早くまばたき運動ができるよう、**皮下組織**が少なく薄くできている。

問34　正解　1

a ○ 紫外線を含む光に長時間曝されると、**角膜**の上皮に損傷を生じることがあり、雪眼炎、雪目ともいわれる。

b ○ 目の充血は、血管が拡張して赤く見える状態であるが、結膜の充血で

は白目の部分だけでなく眼瞼の裏側も赤くなる。強膜の充血では眼瞼の裏側は赤くならず、強膜自体が乳白色であるため白目の部分はピンク味を帯びる。

c × 目を使う作業を続けると、眼筋の疲労のほか、遠近の焦点調節を行っている毛様体の疲労や、周期的まばたきが少なくなって涙液の供給不足等が生じる。

●涙液の働き

① ゴミや埃等の異物や刺激性の化学物質が目に入ったときに、それらを洗い流す
② 角膜に酸素や栄養分を供給する
③ 角膜や結膜で生じた老廃物を洗い流す
④ 目が鮮明な視覚情報を得られるよう角膜表面を滑らかに保つ
⑤ リゾチーム、免疫グロブリン等を含み、角膜や結膜を感染から防御する

d × 光を受容する細胞（視細胞）は網膜に密集していて、視細胞が受容した光の情報は網膜内の神経細胞を介して神経線維に伝えられる。網膜の神経線維は眼球の後方で束になり、視神経となる。

●眼球の構造

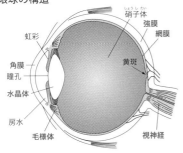

問35　正解　5

a × 遠近の焦点調節は、主に水晶体の厚みを変化させることによって行われている。

b ○ 強膜が充血したときは、眼瞼の裏側は赤くならず、強膜自体が乳白色であるため、白目の部分がピンク味を帯びる。

c × 透明な角膜や水晶体には血管が通っておらず、房水によって栄養分や酸素が供給される。

d ○ 眼筋は、眼球の動きが少なく同じ位置に長時間支持していると、疲労する。

問36　正解　2

1 ○ 鼻腔上部の粘膜にある神経細胞を、におい分子が刺激すると、その刺激が脳の嗅覚中枢へ伝えられる。

2 × 鼻中隔の前部は、毛細血管が多く、また粘膜が薄いため、傷つきやすく、鼻出血を起こしやすい。

3 ○ 副鼻腔は、骨の強さや形を保ちつつ重量を軽くするための空洞である。

4 ○ 副鼻腔も、鼻腔と同様、線毛を有し粘液を分泌する細胞でできた粘膜で覆われている。

問37　正解　4

1 ○ においは、その元となる物質の分子（におい分子）が神経細胞（嗅細胞）を刺激し、その刺激が脳の嗅覚中枢へ伝えられることで生じるが、順応を起こしやすく、同じにおいを継続して嗅いでいると次第にそのにおいを感じなくなる。

2 ○ 鼻腔と副鼻腔が連絡する管は非常に狭いため、鼻腔粘膜が腫れると副鼻腔に炎症を生じることがある。

3 ○ 鼓膜は、鼓室、耳小骨、耳管と

ともに**中耳**を構成する。

4　×　平衡感覚は、**前庭**内部のリンパ液の動きにより感知される。

問38　正解　1

a　○　鼓室と鼻腔や咽頭は、**耳管**という管でつながっている。

b　○　耳介は、側頭部から**突出**している。

c　○　前庭の内部はリンパ液で満たされており、リンパ液の動きが**平衡感覚**として感知される。

d　×　内耳は、聴覚器官である**蝸牛**（か）と、平衡器官である**前庭**からなる。鼓膜、耳小骨、耳管は**中耳**である。

●外耳・中耳・内耳

外耳	耳介で集めた音を、**外耳道**で鼓膜まで伝導する
中耳	外耳と内耳をつなぐ部分で、**鼓膜**、**鼓室**、**耳小骨**、**耳管**からなる
内耳	聴覚器官である**蝸牛**（か）と、平衡器官である**前庭**からなる

●耳の構造

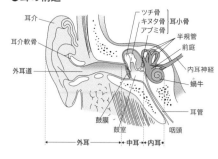

問39　正解　3

a　×　小さな子供では、耳管が**太く短**くて走行が水平に近いため、鼻腔からウイルスや細菌が侵入し、感染が起こりやすい。

b　○　外耳は、側頭部から突出した**耳介**と、耳介で集められた音を鼓膜まで伝導する**外耳道**からなり、耳垢腺は外耳道にある。

c　×　内耳は、聴覚器官の**蝸牛**（か）と、平衡器官の前庭の2つからなり、どちらも内部は**リンパ液**で満たされている。

d　○　乗物酔い（動揺病）は、乗り物に乗っているとき反復される加速度刺激や動揺によって、**平衡感覚**が混乱して生じる身体の変調である。

問40　正解　5

a　×　雪眼炎は、紫外線を含む光に長時間曝（さら）されることにより、**角膜**の上皮が損傷を起こした状態である。

b　×　眼精疲労は、メガネやコンタクトレンズが合っていない、ストレス、睡眠不足、栄養不良等が要因となって、**慢性的**な目の疲れに肩こり、頭痛等の**全身症状を伴う**ものをいう。

c　○　鼻腔の粘膜に炎症を起こして腫れた状態を**鼻炎**といい、鼻汁過多や**鼻閉（鼻づまり）**などの症状を生じる。

d　×　乗物酔い（動揺病）は、前庭で感知する**平衡感覚**が混乱して生じる身体の変調である。

3　皮膚、骨・関節、筋肉などの運動器官

問41　正解　3

a　×　メラニン色素を産生するメラニン産生細胞（メラノサイト）は、**表皮の最下層**にある。

b　○　汗は、全身に分布する**エクリン腺**から分泌される。体温調節のための発汗は全身の皮膚に生じ、**精神的緊張**による発汗は限られた皮膚（手のひらや足底、脇の下、顔面など）に生じる。

c　×　骨組織を構成する炭酸カルシウムやリン酸カルシウム等の石灰質は、

無機質である。

d ○ 骨格筋の疲労は、運動を続けることでグリコーゲンが減少し、酸素や栄養分の供給不足が起こるとともに、グリコーゲンの代謝によって生成する乳酸が蓄積して、筋組織の収縮性が低下する現象である。

問42 正解 5

a × 皮膚は、表皮、真皮、皮下組織の3層構造からなる。

b ○ 角質層は、皮膚のバリア機能を担っている。

c × 真皮には、毛細血管や知覚神経の末端が通っている。

d × メラニン色素は、表皮の最下層にあるメラニン産生細胞で産生され、紫外線から皮膚組織を防護する。

問43 正解 1

a：角質層
b：ケラチン
c：セラミド

皮膚のバリア機能を担っている角質層は表皮の最も外側にあり、ケラチンでできた板状の角質細胞と、セラミドを主成分とする細胞間脂質で構成されている。皮膚に物理的な刺激が繰り返されると角質層が肥厚して、たこやうおのめができる。

問44 正解 5

a ○ 爪や毛等の角質は、皮膚の一部が変化してできたもので、皮膚に強度を与えて体を保護している。

b ○ 角質層は、細胞膜が丈夫な線維性のタンパク質（ケラチン）でできた板状の角質細胞と、セラミド（リン脂質の一種）を主成分とする細胞間脂質で構成され、皮膚のバリア機能を担っている。

c × ヒトの皮膚の表面には、常に一定の微生物が付着しており、それら微生物の存在によって、皮膚の表面での病原菌の繁殖が抑えられ、病原菌の体内への侵入が妨げられている。

d ○ 汗腺には、腋窩（わきのした）などの毛根部に分布するアポクリン腺（体臭腺）と、手のひらなど毛根がないところも含め全身に分布するエクリン腺の二種類がある。

問45 正解 2

a ○ 角質層は、細胞膜が丈夫な線維性のタンパク質（ケラチン）でできた板状の角質細胞と、セラミド（リン脂

●皮膚の機能

身体の維持と保護	・体表面を包み、体の形を維持し、保護する（バリア機能） ・細菌等の異物の体内への侵入を防ぐ ・皮膚に強度を与えて体を保護する（爪や毛などの角質）
体水分の保持	・体の水分が体外に蒸発するのを防ぐ ・水分が体内に浸透しないように遮断する
熱交換	・体温が上がり始めると、血管が開いて熱を排出し、汗腺から汗を分泌して気化熱を利用して体温を下げる ・体温が下がり始めると血管が収縮して放熱を抑える
外界情報の感知	・感覚器（触覚、圧覚、痛覚、温度感覚等の皮膚感覚を得る）として機能する

質の一種）を主成分とする細胞間脂質で構成され、皮膚のバリア機能を担っている。

b × アポクリン腺は、腋窩（わきのした）などの毛根部に分布する体臭腺である。全身（手のひらなど毛根がないところも含め）に分布し、体温が上がり始めると汗を分泌し、その蒸発時の気化熱を利用して体温を下げるのはエクリン腺である。

c ○ 立毛筋は、気温や感情の変化などの刺激により収縮し、毛穴が隆起する立毛反射（いわゆる「鳥肌」）を生じさせる。

d × 皮膚の毛細血管は、体温が下がり始めると血管が収縮し、放熱を抑えることにより体温を一定に保っている。逆に体温が上がり始めると血管が開き、体外へより多くの熱を排出することにより体温を一定に保っている。

問46 正解 3

a × 筋組織は神経からの指令によって収縮するが、骨格筋（随意筋）は体性神経系（運動神経）で支配されるの

に対して、平滑筋及び心筋（不随意筋）は自律神経系に支配されている。

b × 筋組織は筋細胞と結合組織からできているのに対して、腱は結合組織のみでできているため、伸縮性があまりない。

c ○ 骨格筋は、筋線維を顕微鏡で観察すると横縞模様（横紋）が見えるので横紋筋とも呼ばれ、自分の意識どおりに動かすことができる随意筋である。

d ○ 骨格筋は疲労しやすく、長時間動作を続けることは難しい。

問47 正解 3

a × 骨の基本構造は、①主部となる骨質、②骨質表面を覆う骨膜、③骨質内部の骨髄、④骨の接合部にある関節軟骨の四組織からなる。

b × すべての骨の骨髄でなく、主に胸骨、肋骨、脊椎、骨盤、大腿骨などが造血機能を担う。

c × 骨は生きた組織であり、一生を通じて破壊（骨吸収）と修復（骨形成）が行われる。

●骨の機能

①身体各部の支持機能	頭部や内臓を支える身体の支柱となる
②臓器保護機能	骨格内に臓器を収め、保護する
③運動機能	骨格筋の収縮を効果的に体躯の運動に転換する
④造血機能	骨髄で産生される造血幹細胞から赤血球、白血球、血小板が分化することにより、体内に供給する
⑤貯蔵機能	カルシウムやリン等の無機質を蓄える

●筋組織の特徴

骨格筋	随意筋	横縞模様がある	収縮力が強く、疲労しやすい
平滑筋	不随意筋	横縞模様がない	比較的弱い力で持続的に収縮する
心筋	不随意筋	横縞模様がある	強い収縮力と持久力を兼ね備えている

d ○ 骨組織を構成する無機質は、炭酸カルシウムやリン酸カルシウム等の石灰質からなる。

問48 正解 2

a：毛球
b：毛乳頭
c：毛母

　毛は皮膚の付属器で、毛根の最も深い部分を毛球、毛球の下端のへこんでいる部分を毛乳頭という。毛乳頭には毛細血管が入り込んで毛母細胞に栄養分を運び、細胞分裂が盛んに行われて押し上げられた細胞が次第に角化して毛となる。

4　脳や神経系の働き

問49 正解 5

a ×　心拍数を調節する心臓中枢、呼吸を調節する呼吸中枢は、脊髄ではなく延髄にある。

b ×　脳の血管は末梢に比べて物質の透過に関する選択性が高く、タンパク質などの大分子や小分子でもイオン化した物質は血液中から脳の組織へ移行しにくい。

c ○　血液脳関門は、脳の毛細血管が中枢神経の間質液環境を血液内の組成変動から保護するように働くが、小児では未発達である。

d ○　脊髄反射として、膝蓋腱反射、アキレス腱反射、発汗反射などがある。

問50 正解 4

a ×　タンパク質などの大分子や小分子でも、イオン化した物質は血液中から脳の組織へ移行しにくい。

b ○　脳は脊髄と、延髄（後頭部と頸部の境目あたりに位置する）でつながっている。

c ×　脊髄は、末梢からの刺激の一部

に対して脳を介さずに刺激を返す場合があり、これを脊髄反射と呼ぶ。

d ○　延髄には、心拍数を調節する心臓中枢、呼吸を調節する呼吸中枢等がある。

問51 正解 4

a ○　脳における血液の循環量は心拍出量の約15％、酸素の消費量は全身の約20％、ブドウ糖の消費量は全身の約25％である。

b ×　心臓中枢や呼吸中枢があるのは、脊髄ではなく延髄である。

c ×　脊椎の中にあるのは延髄ではなく脊髄で、脳と末梢の間で刺激を伝える。末梢からの刺激の一部に対して脳を介さずに返す刺激は、末梢反射ではなく脊髄反射である。

d ×　末梢神経系は、随意運動、知覚等を担う体性神経系と、消化管の運動や血液の循環等のように生命や身体機能の維持のため無意識に働いている機能を担う自律神経系に分類される。

問52 正解 1

a ○　脳の下部に位置する視床下部は、自律神経系、ホルモン分泌等の様々な調節機能を担っている。

b ○　脳を介さずに刺激を返すものを脊髄反射という。

c ×　副交感神経系は体が食事や休憩等の安息状態となるように働き、交感神経系は体が恐怖等の緊張状態に対応した態勢をとるように働く。

d ×　交感神経の節後線維の末端からはノルアドレナリンが放出され、副交感神経の節後線維の末端からはアセチルコリンが放出される。

問53 正解 1

a ○　効果を及ぼす各臓器・器官（効

果器）に対して、交感神経系と副交感神経系の二つの神経系が支配している（自律神経系の**二重支配**）。

b　○　交感神経系と副交感神経系からなる**自律神経系**は、呼吸や血液の循環など生命や身体機能の維持のため**無意識**に働いている。

c　○　全身に広く分布するエクリン腺を支配する交感神経線維の末端では、**アセチルコリン**が放出される。

問54　正解　5

a：ノルアドレナリン
b：アセチルコリン
c：収縮
d：降下

　交感神経の節後線維の末端から放出される神経伝達物質はノルアドレナリン、副交感神経の節後線維の末端から放出される神経伝達物質はアセチルコリンである。ただし、**汗腺**を支配する交感神経線維の末端では、例外的にアセチルコリンが伝達物質として放出される。瞳孔・血圧については、下の表を参照。

問55　正解　4

1　×　副交感神経系が交感神経系よりも活発になっているとき、瞳孔は**収縮**する。

2　×　副交感神経系が交感神経系よりも活発になっているとき、心拍数は**減少**する。

3　×　副交感神経系が交感神経系よりも活発になっているとき、気管、気管支は**収縮**する。

4　○　副交感神経系が交感神経系よりも活発になっているとき、胃液分泌は**亢進**する。

5　×　副交感神経系が交感神経系よりも活発になっているとき、排尿筋は**収縮**し、排尿が**促進**される。

問56　正解　2

a　○　副交感神経系が活発になっているとき、腸の運動は**亢進**する。

b　×　副交感神経系が活発になっているとき、唾液腺からの唾液分泌は**亢進**する。

c　×　副交感神経系が活発になっているとき、目では瞳孔が**収縮**する。

●自律神経系の働き

交感神経系	効果器	副交感神経系
瞳孔散大	目	瞳孔収縮
少量の**粘性**の高い唾液を分泌	唾液腺	唾液分泌亢進
心拍数増加	心臓	心拍数減少
収縮（→血圧上昇）	末梢血管	拡張（→血圧降下）
拡張	気管、気管支	収縮
血管の収縮	胃	胃液分泌亢進
運動低下	腸	運動亢進
グリコーゲンの**分解**（ブドウ糖の放出）	肝臓	グリコーゲンの合成
立毛筋収縮	皮膚	―
発汗亢進	汗腺	―
排尿筋の弛緩（→排尿抑制）	膀胱	排尿筋の収縮（→排尿促進）

d ○ 副交感神経系が活発になっているとき、末梢血管は**拡張**し、血圧は**降下**する。

問57　正解　5
1、2、3、4 ×
　粘性の高い唾液の分泌、立毛筋の収縮、気管支の拡張、グリコーゲンの分解（ブドウ糖の放出）は、**アドレナリンの働き**を抑える**抗アドレナリン作用**によって抑制（阻害）される。
5 ○ 排尿筋の収縮は、アセチルコリンの働きを抑える**抗コリン作用**により抑制（阻害）され、排尿が**抑制**される。

II　薬が働く仕組み

問58　正解　2
a：受容体
b：トランスポーター
c：タンパク質
d：副作用
　そのため、医薬品が効果を発揮するためには、**有効成分がその作用の対象である器官や組織の細胞外液中あるいは細胞内液（細胞質という）中に、一定以上の濃度で分布する必要がある。

問59　正解　4
a × 医薬品の有効成分の血中濃度は、ある時点でピーク（最高血中濃度）に達し、代謝・排泄の速度が吸収・分布の速度を上回ると、その後は**低下**していく。
b × 全身作用を目的とする医薬品の多くは、使用後の一定期間、その有効成分の血中濃度が、**最小有効濃度**と毒性が現れる濃度域（**危険域**、**中毒域**ともいう）の間の範囲（**有効域**、**治療域**ともいう）に維持されるよう、使用量及び使用間隔が定められているが、年齢や体格等による個人差も考慮されている。
c ○ 医薬品が摂取された後、成分が吸収されるにつれてその血中濃度は上昇し、ある**最小有効濃度（閾値）**を超えたときに生体の反応としての**薬効**が現れる。
d ○ 一度に**大量**の医薬品を摂取したり、十分な**間隔**をあけずに追加摂取して血中濃度を高くしても、ある濃度以上になるとより強い薬効は得られない。

問60　正解　2
a ○ 内服薬のほとんどは、その有効成分が**消化管（主に小腸）**から吸収されて循環血液中に移行し、全身作用を現す。
b ○ 服用のタイミング（食前・食後など）、他の**医薬品**との併用には注意が必要である。
c ○ 内服した医薬品が全身作用を現すまでには、消化管からの吸収、代謝と作用部位への分布という過程を経るため、注射薬等の局所作用と比べ、**ある程度の時間**が必要である。
d × 消化管からの吸収は、濃度の高い方から**低い方へ受動的に**拡散していく現象である。

問61　正解　2
a × 一般用医薬品には**全身**作用を目的とした点鼻薬はなく、鼻腔粘膜への**局所作用**を目的として用いられているが、鼻腔粘膜の下には毛細血管が豊富なため、点鼻薬の成分は循環血液中に移行しやすい。
b ○ 直腸の粘膜下には**静脈**が豊富に分布して通っており、有効成分は容易に循環血液中に入るため、内服の場合よりも全身作用が**速やか**に現れる。
c ○ そのような**副作用**を回避するた

第2章　人体の働きと医薬品

め、また、その有効成分の急激な吸収による全身性の**副作用**を回避するため、粘膜に障害があるときは使用を**避けるべき**である。

d ✕ 　眼の粘膜に適用する点眼薬は、鼻涙管を通って鼻粘膜から吸収されることがある。副作用を防ぐため、場合によっては点眼の際、目頭の鼻涙管の部分を押さえて有効成分が鼻に流れるのを防ぐ必要がある。

問62　正解　2

ア：門脈

イ：代謝

ウ：血漿タンパク質

　経口投与後、消化管で吸収されて血液中へ移行した有効成分は、**門脈**という血管を経由して肝臓を通過するため、まず肝臓に存在する酵素の働きにより**代謝**を受ける。そのため、全身循環に移行する有効成分の量は、消化管で吸収された量よりも少なくなり、これを**肝初回通過効果**という。循環血液中に移行した有効成分の多くは血液中で**血漿タンパク質**と結合して複合体を形成しており、**代謝**や分布が制限される。

問63　正解　2

a ○ 　そのため、**腎機能**が低下した人は血中濃度が下がりにくい。

b ✕ 　消化管で吸収された医薬品の有効成分は、まず、脾臓ではなく**肝臓**に存在する酵素の働きにより代謝を受けることになる。

c ○ 　やがて、血中濃度が**最小有効濃度**を下回ると、薬効は消失する。

d ○ 　腎機能が低下した人では、医薬品の効き目が過剰に現れたり、**副作用**を生じやすくなったりする。

問64　正解　2

a ○ 　経口液剤は、液状の剤形のうち、内服用の剤形である。固形製剤よりも飲み込みやすく、服用後、比較的**速やか**に消化管から吸収されるため、有効成分の血中濃度が**上昇**しやすい。

b ✕ 　有効成分を霧状にする等して局所に吹き付ける剤形は**スプレー剤**であり、塗りにくい部位や、広範囲に適用する場合に適している。外用液剤は外用の液状製剤で、軟膏剤やクリーム剤に比べて患部が**乾きやすい**という特徴がある。

c ✕ 　一般的には、適用する部位の状態に応じて、適用部位を水から遮断したい場合等には**軟膏剤**を用い、患部を水で洗い流したい場合等には**クリーム剤**を用いることが多い。

d ○ 　チュアブル錠は口腔用錠剤の一種で、口の中で舐めたり噛み砕いたりして服用するものであり、水なしでも服用できる。

問65　正解　1

1 ✕ 　カプセル剤は、水なしで服用するとゼラチンが喉や食道に貼り付くことがあるため、必ず適切な量の**水**（またはぬるま湯）とともに服用する。ゼラチンはブタなどのタンパク質を主成分としているため、ゼラチンに対して**アレルギー**を持つ人は使用を避けるなどの注意が必要である。

2 ○ 　口腔用錠剤（チュアブル錠、トローチ、ドロップ）は唾液で速やかに溶ける工夫がなされているため、**水なし**で服用することができる。

3 ○ 　錠剤（内服）は、**胃や腸**で崩壊し、有効成分が溶出することが薬効発現の前提となるため、例外的な場合を除いて、口中で噛み砕いて服用してはならない。

4 ○ 散剤を服用するときは、飛散を防ぐため、**あらかじめ少量の水（またはぬるま湯）を口に含んだ上で服用し**たり、何回かに分けて**少しずつ服用す**るなどの工夫をするとよい。

Ⅲ 症状からみた主な副作用

1 全身的に現れる副作用

問 66 正解 4

a × ショック（アナフィラキシー）は、生体異物に対する**即時型**のアレルギー反応の一種である。

b × 医薬品の場合、以前にその医薬品によって蕁麻疹等の**アレルギー**を起こしたことがある人で起きる可能性が高い。

c ○ ショックでは、一般に、次のような**複数**の症状が現れる。顔や上半身の**紅潮・熱感**、皮膚の痒み、蕁麻疹、口唇や舌・手足の**しびれ感**、むくみ（浮腫）、吐きけ、顔面**蒼白**、手足の冷感、冷や汗、息苦しさ・胸苦しさなど。

d ○ ショックは、発症後の進行が非常に速やかな（通常、2時間以内に急変する）ことが特徴であり、直ちに**救急救命処置**が可能な医療機関を受診する必要がある。

問 67 正解 2

a ○ 最初に報告をした二人の医師の名前にちなんで**スティーブンス・ジョ**

●剤形の種類と特徴

◎内服薬

①錠剤（内服）	・適切な量の**水やぬるま湯**とともに飲み込む ・小児や高齢者では飲み込みにくいことがある
②口腔用錠剤	・口腔内で使用する
●口腔内崩壊錠	・唾液で速やかに溶けるため、水なしで服用できる
●チュアブル錠	・舐めたり噛み砕いたりして服用 ・**水なし**でも服用できる
●トローチ、ドロップ	・飲み込まずに口の中で舐めて、徐々に**溶かして**使用する
③散剤、顆粒剤	・散剤は苦味や渋みを感じることがあるので、あらかじめ少量の水やぬるま湯を口に含んだ上で服用する ・顆粒剤は噛み砕かずに**水**などで飲み込む
④経口液剤 シロップ剤	・飲みやすく、服用後、速やかに吸収される ・シロップ剤は経口液剤に**糖類**を混ぜて甘くしたもの
⑤カプセル剤	・ゼラチンにアレルギーを持つ人は使用を避ける

◎外用薬

①軟膏剤 クリーム剤	・軟膏剤は適応部位を水から**遮断**したい場合に用いる ・クリーム剤は患部を水で**洗い流**したい場合に用いる
②外用液剤	・軟膏剤やクリーム剤より患部が**乾き**やすい
③貼付剤	・テープ剤とパップ剤がある ・かぶれなどに注意する
④スプレー剤	・手指では塗りにくい部位や**広範囲**に適用する場合に適している

ンソン症候群（SJS）とも呼ばれる。

b × 中毒性表皮壊死融解症は、38℃以上の**高熱**を伴う。

c × 発症機序の詳細は**不明**であり、発症を予測することは**困難**である。

d ○ 致命的な転帰に至らなかった場合でも、皮膚症状が軽快しても**眼**や**呼吸器**等に障害が残ったりする重篤な疾患である。

問68　正解　3

a × 医薬品により生じる肝機能障害は、有効成分又はその代謝物の直接的肝毒性が原因で起きる**中毒性**のものと、有効成分に対する抗原抗体反応が原因で起きる**アレルギー性**のものがある。

b ○ 医薬品により生じる肝機能障害の主な症状として、全身の倦怠感、黄疸のほか、発熱、発疹、皮膚の掻痒感、吐きけ等があるが、軽度な場合は**自覚症状がない**ことが多い。

c × 黄疸は、ビリルビン（黄色色素）が**胆汁**中へ排出されず**血液**中に滞留することにより生じる病態で、皮膚や白眼が**黄色**くなる。

問69　正解　2

a：ナトリウム
b：カリウム
c：副腎皮質
d：血圧上昇

偽アルドステロン症は、低身長、低体重など**体表面積**が小さい者や**高齢者**で生じやすく、また、複数の医薬品や、医薬品と食品との**相互作用**によって起きることがある。症状に気付いたら、直ちに原因と考えられる医薬品の使用を**中止**し、速やかに医師の診療を受けることが重要である。

問70　正解　4

1 ○ このほか、医薬品の使用による血小板の減少が原因となって、口腔粘膜の血腫等の**内出血**、経血が止まりにくい（**月経過多**）等の症状が現れることがある。

2 ○ 医薬品の使用による白血球（好中球）の減少によって細菌やウイルスの**感染**に対する**抵抗力**が弱くなると、突然の高熱、悪寒、喉の痛み、口内炎、倦怠感等の症状を呈することがある。

3 ○ 無菌性髄膜炎とは、髄膜炎のうち、髄液に細菌が検出されないものをいう。無菌性髄膜炎の大部分は**ウイルス**が原因と考えられているが、医薬品の**副作用**、マイコプラズマ感染症、ライム病等によって生じることもある。

4 × 動悸（心悸亢進）や一過性の血圧上昇、顔のほてり等の症状が現れたときには、重篤な病態への進行を**防止**するため、原因と考えられる医薬品の使用を**中止**し、症状によっては医師の診療を受けるなどの対応が必要である。

問71　正解　2

1 ○ これらの症状が現れたときには、重篤な病態への進行を**防止**するため、原因と考えられる医薬品の使用を**中止**し、症状によっては医師の診療を受けるなどの対応が必要である。

2 × 光線過敏症が現れた場合は、原因と考えられる医薬品の使用を**中止**（貼付剤を剥がす）して、皮膚に医薬品が残らないよう十分に患部を**洗浄**し、遮光して速やかに医師の診療を受ける必要がある。

3 ○ こうした状態を**イレウス様症状**（腸閉塞様症状）といい、悪化すると腸内容物の逆流による嘔吐が原因で脱水症状を呈したり、腸内細菌の異常増

殖によって全身状態の**衰弱**が急激に進
行する可能性がある。

4 ○ **散瞳**（瞳の拡大）による異常な
眩しさや目の**かすみ**等の症状が乗物や
機械類の運転操作中に現れると重大な
事故につながるおそれがある。

2 精神神経系に現れる副作用

問72 正解 4
a × 無菌性髄膜炎が発生する原因の
大部分は、医薬品の副作用ではなく、
ウイルスによると考えられている。

b × 無菌性髄膜炎の発症は、多くの
場合**急性**であり、徐々に首筋のつっぱ
りを伴った頭痛や微熱などの症状が現
れる。

c ○ 心臓や血管に作用する医薬品に
より、頭痛やめまい、**浮動感**（体がふ
わふわと宙に浮いたような感じ）、**不
安定感**（体がぐらぐらする感じ）等が
生じることがある。

d ○ 医薬品の使用によって中枢神経
系が刺激を受け、物事に集中できない、
落ち着きがなくなるなどのほか、不眠、
不安、震え（振戦）、興奮、眠気、う
つ等の**精神神経症状**を生じることがあ
る。

問73 正解 1
ア ○ 医薬品を長期連用したり、過量
服用するなどの**不適正**な使用によっ
て、倦怠感や虚脱感等を生じることが
ある。

イ ○ 心臓や**血管**に作用する医薬品に
より、頭痛やめまい、浮動感（体がふ
わふわと宙に浮いたような感じ）、不
安定感（体がぐらぐらする感じ）等が
生じることがある。

ウ ○ また、過去に軽度の症状を経験
した人の場合、再度、同じ医薬品を使

用することにより**再発**し、急激に症状
が進行する場合がある。

エ ○ 全身性エリテマトーデス、混合
性結合組織病、関節リウマチは、膠原
病の一種である。

3 体の局所に現れる副作用

問74 正解 1
a：空腹
b：黒く

消化性潰瘍は医薬品の副作用により生
じることも多く、胃のもたれ、食欲低下、
胸やけ、吐きけ、胃痛、**空腹**時にみぞお
ちが痛くなる、消化管出血に伴って糞便
が**黒く**なるなどの症状が現れる。自覚症
状が乏しい場合もあり、**貧血症状**の検査
時や突然の吐血・下血によって発見され
ることもある。

問75 正解 1
a：消化性潰瘍
b：イレウス様症状
c：高い

消化性潰瘍が疑われたり、**イレウス様
症状**がみられる場合には、原因と考えら
れる医薬品の使用を**中止**して、早期に医
師の診断を受けるなどの対応が必要であ
る。

問76 正解 5
a：空咳（痰の出ない咳）
b：1～2週間
c：肺線維症

間質性肺炎を発症すると、肺胞と毛細
血管の間のガス交換効率が低下して血液
に酸素を十分取り込むことができず、体
内は**低酸素状態**となるため、息切れ・息
苦しさ等の呼吸困難、**空咳**（痰の出ない
咳）、発熱等の症状を呈する。一般的に、
医薬品の使用開始から**1～2週間**程度で

起きることが多い。 症状が一過性に現れ、自然と回復することもあるが、悪化すると**肺線維症**（肺が線維化を起こして硬くなる状態）に移行することがある。

問77　正解　2

a　○　軽症例は**半日程度**で回復する。ただし、重症例は24時間以上持続することがある。

b　○　医薬品の使用による喘息は、内服薬によるものだけでなく、**坐薬や外用薬**によって誘発されることもある。

c　×　医薬品（アスピリンなどの非ステロイド性抗炎症成分を含む解熱鎮痛薬など）の使用による喘息は、原因となる医薬品の使用後、短時間（1時間以内）のうちに鼻水・鼻づまりが現れ、続いて咳、喘鳴、呼吸困難を生じる。症状は時間とともに悪化し、顔面の**紅潮**や目の**充血**、吐きけ、腹痛、下痢等を伴うこともある。

問78　正解　3

a：うっ血性心不全
b：不整脈

　全身が必要とする量の血液を心臓から送り出すことができなくなり、肺に血液が貯留して、種々の症状を示す疾患は、**うっ血性心不全**である。

　心筋の自動性や興奮伝導の異常が原因で心臓の拍動リズムが乱れる病態を**不整脈**といい、めまい、立ちくらみ、全身のだるさ（疲労感）、動悸、息切れ、胸部の不快感、脈の欠落等の症状が現れる。

問79　正解　4

a　○　息切れ、疲れやすい、足のむくみ、急な体重の増加、咳とピンク色の痰などを認めた場合は、うっ**血性心不全**の可能性を疑う。

b　○　心不全の既往がある人は薬剤に

よる心不全を起こしやすいので、注意が必要である。

c　○　不整脈では、めまい、立ちくらみ、全身のだるさ（疲労感）、動悸、息切れ、胸部の不快感、脈の欠落等の症状が現れる。

d　○　使用禁忌となっていなくても、使用の可否を慎重に判断すべき医薬品については、使用上の注意の「**相談すること**」の項で注意喚起がなされている。

問80　正解　3

a　○　うっ血性心不全は、全身が必要とする量の血液を心臓から送り出すことができなくなり、肺に**血液**が貯留して、種々の症状を示す疾患である。

b　×　医薬品を適正に使用した場合であっても、動悸（心悸亢進）や一過性の血圧上昇、顔のほてり等を**生じる**ことがある。

c　○　息切れ、疲れやすい、足のむくみ、急な体重の**増加**、咳とピンク色の痰などは、うっ血性心不全でみられる症状であり、早期に医師の診療を受ける必要がある。

d　○　不整脈とは、心筋の自動性や興奮伝導の異常が原因で心臓の**拍動リズム**が乱れる病態で、**腎機能**や肝機能が低下している高齢者は、医薬品による不整脈の発症リスクが高まることがあるので配慮が必要である。

問81　正解　3

a　×　眼球内の角膜と水晶体の間を満たしている眼房水が排出されにくくなると、眼圧が**上昇**して視覚障害を生じる。

b　○　特に眼房水の出口である隅角が狭くなっている**閉塞隅角緑内障**がある人では厳重な注意が必要である。

c　○　高眼圧を長時間放置すると、**視神経**が損傷して不可逆的な視覚障害（視野欠損や失明）に至るおそれがある。

d　×　異常な眩(まぶ)しさや目のかすみ等の副作用が現れることがあるのは、縮瞳ではなく**散瞳**（瞳の**拡大**）を生じる可能性がある成分が配合されている医薬品である。

問82　正解　2

a　○　尿量の**減少**、ほとんど尿が出ない、逆に一時的に尿が**増える**などの症状がみられることもある。

b　×　交感神経系ではなく**副交感神経系**の機能を抑制する作用がある成分が配合された医薬品を使用すると、膀胱(ぼうこう)の排尿筋の収縮が**抑制**され、排尿困難の症状を生じることがある。

c　×　これらの症状は前立腺肥大等の基礎疾患がない人でも現れることが知られており、**男性**に限らず**女性**においても報告されている。

d　○　これらの症状が現れたときは、原因と考えられる医薬品の使用を**中止**し、症状によっては医師の診療を受けるなどの対応をとる。

問83　正解　1

a　○　同じ医薬品で生じた発疹(しん)であっても、人によって現れる発疹の型は様々である。

b　○　薬疹は医薬品によって引き起こされる**アレルギー反応**の一種で、発疹・発赤等の**皮膚症状**を呈する。

c　×　以前に薬疹を経験したことがある人が再度同種の医薬品を使用すると、ショック（アナフィラキシー）、皮膚粘膜眼症候群、中毒性表皮壊死融解症等のより重篤な**アレルギー反応**を生じるおそれがある。

d　×　痒(かゆ)みの症状に対して一般の生活者が自己判断で対症療法を行うことは、**原因の特定**を困難にするおそれがあるため、避けるべきである。

問84　正解　4

a　○　接触皮膚炎は、外来性の物質が皮膚に**接触**することで現れる炎症であり、いわゆる「肌に合わない」という状態である。

b　○　接触皮膚炎の原因となった医薬品には**触れない**ようにする。

c　×　薬疹は医薬品の使用後1〜2週間で起きることが多いが、**長期使用後**に現れることもある。

d　○　**発熱**を伴って眼や口腔(くう)粘膜に異常が現れた場合は、皮膚粘膜眼症候群や、中毒性表皮壊死融解症等の重篤な病態へ急速に進行することがあるの

●体の局所に現れる副作用

消化器系に現れる副作用	消化性潰瘍、イレウス様症状（腸閉塞様症状）　　　など
呼吸器系に現れる副作用	間質性肺炎、喘息(ぜんそく)　　　など
循環器系に現れる副作用	うっ血性心不全、不整脈　　　など
泌尿器系に現れる副作用	腎障害、排尿困難、尿閉、膀胱(ぼうこう)炎様症状　　　など
皮膚に現れる副作用	接触皮膚炎、光線過敏症、薬疹(やくしん)、その他（適用部位に起こる痛み、焼灼(しょうしゃく)感など）

で、厳重に注意する。

●接触皮膚炎、アレルギー性皮膚炎、光線過敏症

接触皮膚炎	医薬品が触れた皮膚の部分のみに生じ、正常な皮膚との**境界がはっきりしている**
アレルギー性皮膚炎	発症部位は、医薬品が触れた部位に**限定されない**
光線過敏症	医薬品が触れた部分だけでなく、**全身へ広がって重篤化**することがある（**貼付剤**では剥がした後でも発症することがある）

問85　正解　2

a　○　なお、アレルギー性皮膚炎では、発症部位は医薬品が触れた皮膚の部分に**限定されない**。

b　○　太陽光線（紫外線）に曝されて初めて起こるかぶれ症状を**光線過敏症**といい、医薬品が触れた部分だけでなく、全身へ広がって重篤化する場合がある。

c　○　**薬疹**はあらゆる医薬品で起きる可能性があり、同じ医薬品でも生じる発疹の型は人によって異なる。

d　×　薬疹は、アレルギー体質の人や以前に薬疹を起こしたことがある人で生じやすい。

第3章：主な医薬品とその作用
Ⅰ　精神神経に作用する薬
1　かぜ薬

問1　正解　2

1　×　かぜ薬は咳がひどく眠れない、あるいは発熱による体力消耗などの症状の**緩和**を図るために使用される医薬品の総称である。

2　○　かぜ薬の重篤な副作用は解熱鎮痛成分によるものが多い。

3　×　インフルエンザは感染力が**強**く、重症化しやすいため、かぜと区別されている。

4　×　15歳未満の小児でインフルエンザ又は水痘にかかっているときには**サリチルアミド**が配合されたかぜ薬は使用**しない**。

問2　正解　3

a　○　カルビノキサミンマレイン酸塩はくしゃみや鼻汁を抑える**抗ヒスタミン**成分である。

b　×　エチルシステイン塩酸塩は**去痰**成分である。

c　×　コデインリン酸塩水和物は**鎮咳**成分である。

d　○　イブプロフェンは発熱を鎮め、痛みを和らげる**解熱鎮痛**成分である。

問3　正解　3

a　×　ブロムヘキシン塩酸塩は痰の切れをよくする作用のある、**去痰**成分である。

b　○　イソプロピルアンチピリンは解熱鎮痛作用のある、**解熱鎮痛**成分である。

c　×　メキタジンはくしゃみや鼻汁を抑える作用のある、**抗ヒスタミン**成分である。

d　○　トラネキサム酸は炎症による腫れを和らげる作用のある、**抗炎症**成分

である。

問4　正解　3

ア　×　重篤な副作用は配合されている抗ヒスタミン成分ではなく、**解熱鎮痛成分**によるものが多い。

イ　○　他にまれに起きるかぜ薬の重篤な副作用として、**肝機能障害**、**偽アルドステロン症**、**腎障害**、**無菌性髄膜炎**を生じることがある。

ウ　○　また、一般用医薬品に限らず**外用消炎鎮痛薬**との併用にも注意が必要である。

エ　×　コデインリン酸塩水和物、ジヒドロコデインリン酸塩は下痢ではなく、**便秘**が現れることがある。

問5　正解　2

a　○　デキストロメトルファン臭化水素酸塩水和物の他に、**コデインリン酸塩水和物**、ノスカピンなどがある。

b　○　アスピリンは、血液を凝固しにくくさせる作用もあるため、胎児や出産時の母体への影響を考慮して、出産予定日12週間以内の使用を避ける。

c　○　メキタジンは、**抗ヒスタミン成分**であり、他にケトチフェンフマル酸塩、エピナスチン塩酸塩、フェキソフェナジン塩酸塩、ロラタジン等がある。

d　×　チペピジンヒベンズ酸塩は、延髄の**咳嗽中枢**に作用して咳を抑える成分である。

問6　正解　4

解熱鎮痛成分により末梢におけるプロスタグランジンの産生が（a：**抑制**）されると、腎血流量が（b：**減少**）するため、腎機能に障害があると、その症状を悪化させる可能性がある。

また、胃酸分泌が（c：**増加**）するとともに胃壁の血流量が低下して、胃粘膜

障害を起こしやすくなる。そうした胃への悪影響を軽減するため、なるべく、（d：**空腹時**）を避けて服用することとなっている場合が多い。

問7　正解　3

a　×　アセトアミノフェンは**解熱鎮痛**成分で依存性が**ない**。

b　○　アリルイソプロピルアセチル尿素は**鎮静**成分で依存性が**ある**。

c　○　コデインリン酸塩水和物は**鎮咳**成分で依存性が**ある**。

d　×　エチルシステイン塩酸塩は**去痰**成分で依存性が**ない**。

問8　正解　1
a○　b○　c×　d×

	カンゾウ	マオウ
葛根湯	○	○
小青竜湯	○	○
小柴胡湯	○	×
柴胡桂枝湯	○	×

○含む　×含まない

問9　正解　3

a　○　また、構成生薬として桂枝湯は**カンゾウ**を含む。

b　○　また、構成生薬として小青竜湯は**カンゾウ**、**マオウ**を含む。

c　○　インターフェロン製剤とは**医療用**医薬品で、**ウイルス性肝炎**の治療などのため、医療機関で使用される注射薬である。

d　○　また、構成生薬として葛根湯は**カンゾウ**、**マオウ**を含む。

問10　正解　2

a　○　カンゾウの大量摂取は**グリチルリチン酸**の大量摂取につながる。

b　×　グリチルリチン酸は化学構造がステロイド性抗炎症成分と類似し、**抗炎症作用**を示す。

c ○ 1日最大服用量がグリチルリチン酸として40mg以上の製品使用の際には、治療を行っている医師または処方薬の調剤を行った薬剤師に相談するなど、使用の適否を十分考慮する。

問11 正解 4
a × クレマスチンフマル酸塩は**抗ヒスタミン**成分である。
b ○ ベラドンナ総アルカロイドは**抗コリン**成分である。
c × ブロムヘキシン塩酸塩は**去痰**成分である。
d ○ トラネキサム酸は**抗炎症**成分である。

問12 正解 5
a × モルヒネと同じ基本構造を持つ成分は**コデイン類**で麻薬性鎮咳成分である。
b ○ 1日摂取量が**200mg**を超えないよう用量が定められている。
c ○ 総摂取量が継続して**過剰**にならないよう注意を促す必要がある。
d ○ グリチルリチン酸二カリウムは**医薬品**においても添加物（甘味料）として配合されている場合がある（ただしその場合、薬効は期待できない）。

2 解熱鎮痛薬

問13 正解 5
a × アスピリンは**サリチル酸系**解熱鎮痛成分である。
b × アセトアミノフェンは末梢における抗炎症作用が**期待できない**。
c ○ イブプロフェンはプロスタグランジンの産生を抑制することにより消化管粘膜の防御機能を低下させるため、胃・十二指腸潰瘍、潰瘍性大腸炎、**クローン病**の既往歴がある人では再発

の注意が必要である。
d ○ 化学的に合成された解熱鎮痛成分に共通して、まれに重篤な副作用として**アスピリン喘息**などを生じることがある。

問14 正解 3
a × アセトアミノフェンは主として中枢作用により解熱鎮痛作用を示すため、胃腸障害が**少なく**、空腹時に服用できる製品も**あるが**、食後の服用が推奨されている。
b × 解熱鎮痛薬は病気や外傷が**原因**で生じている発熱や痛みを**緩和**するために使用される。
c ○ 解熱鎮痛薬の多くは体内における**プロスタグランジンの産生を抑える**成分が配合されている。
d ○ また、一般の生活者においては、「痛み止め」と「熱さまし」は影響し合わないと誤って認識している場合もあり、医薬品の販売等に従事する専門家は、適宜**注意を促す**ことが重要である。

問15 正解 3
a ○ 特に頭痛の頻度と程度が次第に増してきて耐え難くなった場合や、経験したことのない突然の激しい頭痛、手足のしびれや意識障害などの精神神経系の異常を伴う頭痛が現れたときは、**くも膜下出血**等の生命に関わる重大な病気である可能性が疑われる。
b × 頭痛の発症とその程度は心理的な影響が大きく、症状が**軽いうち**に服用すると効果的である。
c ○ 解熱鎮痛薬は痛みを**一時的**に抑える対症療法薬である。
d ○ 登録販売者は、家族や周囲の人の理解や協力も含め、医薬品の**適正使用**、**安全使用**の観点からの配慮も重要である。

問16 正解 4

1 ○ その分、他の解熱鎮痛成分のような胃腸障害は少なく、空腹時に服用できる製品もあるが、**食後の服用が推奨**されている。

2 ○ 頭痛、咽頭痛、月経痛（生理痛）、腰痛等に使用されることが多い。一般用医薬品においては、**15歳未満の小児**に対しては、いかなる場合も使用してはならない。

3 ○ そのため、他の解熱鎮痛成分と組み合わせて配合される。**ピリン系**と呼ばれる解熱鎮痛成分である。

4 × 痛みの発生を抑える働きが作用の中心となっている他の解熱鎮痛成分に比べ、痛みが**神経を伝わっていく**のを抑える働きが強いため、作用の仕組みの違いによる相乗効果を期待して、他の解熱鎮痛成分と組み合わせて配合されることが多い。

問17 正解 4

a ○ イブプロフェンはプロスタグランジンの産生抑制により**消化管粘膜**の防御機能を低下させる作用もあるため、胃・十二指腸潰瘍、潰瘍性大腸炎またはクローン病の既往歴がある人では再発を招くおそれがある。

b ○ アスピリンは、**血栓予防薬**の成分としても用いられている。

c ○ ライ症候群とは、主として小児が**水痘（水疱瘡）**やインフルエンザ等のウイルス性疾患に罹っているときに激しい嘔吐や意識障害、痙攣等の急性脳症の症状を呈する症候群である。

d × ACE処方のCはコデインではなく、**カフェイン**である。

問18 正解 2

a ○ 記述のとおり。

b × アセトアミノフェンが配合され

た坐薬には、小児の解熱を対象とした製品もあるが、坐薬と内服薬とは剤形が異なっても影響し合うため、**併用しない**よう注意する。

c ○ アリルイソプロピルアセチル尿素は鎮静作用を補助する目的で配合されているが、反復して摂取すると**依存**を生じ、乱用される恐れがある。

問19 正解 3

記述に該当する漢方処方製剤は呉茱萸湯である。芍薬甘草湯（体力に関わらず）、釣藤散（体力中等度）、疎経活血湯（体力中等度）、桂枝加朮附湯（体力虚弱）は鎮痛の目的で用いられるが、カッコ内に示したように「しばり」が異なる。また、呉茱萸湯以外は構成生薬として**カンゾウ**を含んでいる。

問20 正解 3

a ○ 頭痛や関節痛も、プロスタグランジンによって**増強**される。

b × 体温を通常より**高く**維持するように調節する。

c ○ 肝臓ではプロスタグランジンの産生抑制が逆に**炎症**を起こしやすくする可能性もあり、肝機能障害がある場合は、症状を悪化させるおそれがある。

d × プロスタグランジンの作用が解熱鎮痛成分によって妨げられると、胃酸分泌が**増加**するとともに胃壁の血流量が**低下**して、胃粘膜障害を起こしやすくなる。

問21 正解 5

a ○ ジリュウはフトミミズ科又はその近縁動物の**内部**を除いたものを基原とする生薬である。

b × シャクヤクはボタン科のシャクヤクの根を基原とする生薬で、**鎮痛鎮痙作用、鎮静**作用を示し**内臓**の痛みに

も用いられる。

c ×　ショウキョウはショウガ科の
ショウガの根茎を基原とする生薬で、
発汗を促して解熱を助ける作用を期待
して用いられる。

d ○　ボウイはツヅラフジ科のオオツ
ヅラフジの蔓性の茎、根茎を、通例、**横
切り**したものを基原とする生薬である。

3　眠気を促す薬

問22　正解　5

a ×　酸棗仁湯は、1週間位服用して
症状の改善がみられない場合には、漫
然と服用せず、医療機関を受診する。

b ×　妊娠中にしばしば生じる睡眠障
害は、ホルモンのバランスや体型の変
化等が原因であり、睡眠改善薬の**対象
外**である。

c ○　記述のとおり。

d ○　加味帰脾湯、酸棗仁湯以外に、
小児の疳にも用いられる**抑肝散**、柴胡
加竜骨牡蛎湯などがある。

問23　正解　2

a ○　特に15歳未満の小児ではそう
した副作用が起きやすいため、抗ヒス
タミン成分を含有する睡眠改善薬の使
用は避ける。

b ×　ジフェンヒドラミン塩酸塩は、
抗ヒスタミン成分の中でも特に中枢作
用が**強い**。

c ×　ブロモバレリル尿素は脳の**興奮**
を抑え、痛覚を**鈍く**する作用がある。

d ○　本来の目的から逸脱した使用
（乱用）がなされることがあることに
留意が必要である。

問24　正解　3

a ×　酸棗仁湯など神経質・精神不安・
不眠等の症状改善を目的とした漢方処

方製剤は症状の原因となる体質改善を
主眼としているため、比較的**長期間**服
用されることが多い。

b ○　抑肝散は**心不全**を引き起こす可
能性があるため、動くと息が苦しい、
疲れやすい、足がむくむ、急に体重が
増えた場合には医師の診療を受けるべ
きである。

c ×　加味帰脾湯は体力中等度**以下**の
人に適すとされる。

d ○　**柴胡加竜骨牡蛎湯**は体力中等度
以上で精神不安があり動悸、不眠、便
秘などを伴う高血圧の随伴症状、神経
症などに適すとされる。体の虚弱な人、
胃腸が弱く下痢しやすい人、瀉下薬を
服用している人では不向きとされる。

問25　正解　4

a ○

●眠気を促す生薬成分

生薬名	基原
チャボトケ イソウ	南米原産トケイソウ科植物の 開花期の茎及び葉
ホップ	ヨーロッパ南部から西アジア 原産のアサ科ホップの成熟し た球果状の果穂
チョウトウ コウ	アカネ科カギカズラ、*Uncaria sinensis* Haviland 又は *Uncaria macrophylla* Wallich のとげ
カノコソウ	オミナエシ科カノコソウの根 及び根茎

b ×　**抑肝散加陳皮半夏**は体力中等度
をめやすとしてやや**消化器**が弱いもの
に適すとされる。

c ×　酸棗仁湯は体力中等度**以下**で、
心身が疲れ、精神不安、不眠などがあ
るものの不眠症、神経症に適すとされる。

d ×　桂枝加竜骨牡蛎湯は体力中等度
以下で、神経過敏、**興奮**しやすいもの
の神経質、不眠症に適すとされる。

問26　正解　1

a ×　抗ヒスタミン成分を主薬とする

催眠鎮静薬は睡眠改善薬として寝つきが悪い、眠りが浅いなどの**一時的な**睡眠障害に用いられるものである。

b ○ 抑肝散加陳皮半夏は、体力中等度を目安としてやや**消化器が弱いもの**に適すとされる。

c ○ アリルイソプロピルアセチル尿素は**ブロモバレリル**尿素と同様に、少量でも眠気を催しやすく、摂取後は乗物や危険を伴う機械類の運転操作は避ける必要がある。

d × ジフェンヒドラミン塩酸塩など抗ヒスタミン成分を含有する睡眠改善薬は眠気とは反対の神経過敏や中枢興奮などが**小児及び若年者**において現れることがあり、特に**15歳未満の小児**ではそうした副作用が起きやすいため、使用を**避ける**。

問27　正解　3

a ○ ブロモバレリル尿素は、脳の興奮を抑え、痛覚を**鈍く**する作用がある。

b × ブロモバレリル尿素は胎児に障害を引き起こす可能性が**あり**、妊婦への使用を**避ける**べきである。

c ○ そのため、目が覚めたあとも、症状が消失するまで自動車の運転など、危険を伴う機械の操作を避ける。

4　眠気を防ぐ薬

問28　正解　2

a ○ 記述のとおり。

b × カフェインには胃液分泌**亢進**作用があり、食欲不振、悪心・嘔吐などの**胃腸障害**が現れることがある。

c ○ カフェインの血中濃度が最高血中濃度の半分に低減するのに要する時間は、成人が約3.5時間、乳児では約80時間と非常に**長い**。

d × 妊娠期間中に摂取されたカフェインの一部は血液－胎盤関門を通過して胎児に到達する。授乳期間中もカフェインの一部は乳汁中に**移行**する。

問29　正解　1

a ○ 記述のとおり。

b ○ カフェインは、反復摂取による依存性があり、**短期間の**服用にとどめ、連用しない。

c × カフェインは腎臓におけるナトリウムイオン（同時に水分）の再吸収を**抑制**し、利尿をもたらす。

d × カフェインには、**胃液分泌亢進**作用があるため、副作用として胃腸障害が現れることがあるので、胃酸過多や胃潰瘍のある人は服用を避ける。

問30　正解　2

カフェインは、脳に a（軽い）興奮状態を引き起こす作用を示し、一時的に眠気や倦怠感を b（抑える）効果がある。

また、安全使用の観点から留意すべき作用として、胃液の分泌を c（亢進）させる作用や、心筋を**興奮**させる作用などがある。

5　鎮暈薬（乗物酔い防止薬）

問31　正解　2

ア ○ めまい（眩暈）は**平衡機能に異**常が生じて起こる症状である。内耳にある平衡器官の障害や中枢神経系の障害など様々な要因により引き起こされる。

イ ○ スコポラミン臭化水素酸塩水和物は**抗コリン**成分である。

ウ ○ **鎮静**成分であるブロモバレリル尿素は、脳の興奮を抑え、痛覚を鈍くする作用がある。

エ × メクリジン塩酸塩は、他の抗ヒスタミン成分と比べて作用が現れるのが**遅く**、持続時間が**長い**。

問 32　正解　3

ア　〇　ジフェニドール塩酸塩は日本では専ら**抗めまい成分**として用いられる。

イ　×　スコポラミン臭化水素酸塩水和物は**抗コリン作用**がある。

ウ　×　アミノ安息香酸エチルは嘔吐刺激を和らげ乗物酔いに伴う吐きけを抑える**局所麻酔作用**がある。

エ　×　ジメンヒドリナートは**抗ヒスタミン作用**を示し、専ら乗物酔い防止薬に配合される。

問 33　正解　2

a　〇　かぜ薬やアレルギー用薬など抗ヒスタミン成分、抗コリン成分、鎮静成分、カフェイン類等の配合成分が重複して、鎮静作用や副作用が強く現れるおそれがある。

b　×　乗物酔い防止薬に 3 歳未満の乳幼児向けの製品はない。

c　〇　3 歳未満では、乗物酔いが起こることはほとんどないとされている。

d　×　アミノ安息香酸エチルは胃粘膜への麻酔作用により嘔吐刺激を和らげる**局所麻酔**成分である。

問 34　正解　1

a　〇　記述のとおりである。

b　×　スコポラミン臭化水素酸塩水和物は、消化管からよく吸収され、他の抗コリン成分と比べて脳内に移行しやすいとされるが、肝臓で速やかに代謝されてしまうため、抗ヒスタミン成分等と比べて作用の持続時間は短い。

c　×　アリルイソプロピルアセチル尿素は、鎮静成分である。

d　〇　3 歳未満の乳幼児向けの製品はなく、そうした乳幼児が乗物移動中に機嫌が悪くなるような場合には、気圧変化による耳の痛みなどの他の要因が考慮されるべきであり、乗物酔い防止

薬を安易に使用することのないよう注意される必要がある。

問 35　正解　3

a　〇　脳内におけるヒスタミン刺激が**低下**すると眠気を促す。

b　〇　特に 15 歳未満の小児では神経過敏や中枢興奮などの副作用が起きやすい。

c　×　睡眠改善薬として、慢性的に不眠症状がある人を対象とするものではなく、**一時的な睡眠障害の緩和**に用いられるものである。

6　小児の疳を適応症とする生薬製剤・漢方処方製剤（小児鎮静薬）

問 36　正解　3

a　〇　ゴオウは緊張や興奮を鎮める作用のほか、強心作用、末梢血管の拡張による**血圧降下**などの作用がある。

b　×　レイヨウカクは**ウシ科サイカレイヨウ**（高鼻レイヨウ）等の角を基原とする生薬である。

c　〇　カンゾウは小児鎮静薬では主として健胃作用を期待して用いられる。他の医薬品等から摂取されるグリチルリチン酸を含めた総量に注意する。

●小児鎮静薬の代表的な生薬成分

生薬名	主な作用
ゴオウ （ウシ胆嚢中の結石）	鎮静、血液循環促進
ジャコウ （ジャコウジカの分泌物）	鎮静、血液循環促進
レイヨウカク （サイカレイヨウの角）	鎮静

問 37　正解　3

a　〇　小児の疳は、乾という意味もあるとも言われ、痩せて血が少ないことから生じると考えられており、鎮静作

用のほか、**血液の循環を促す作用**があるとされる生薬成分を中心に配合されている。

b　×　身体的な問題がなく生じる夜泣き、ひきつけ、疳の虫等の症状については、成長に伴って自然に治まるのが**通常**である。

c　○　小児鎮静薬は、症状の原因となる体質の改善を主眼としているものが多く、比較的長期間（１ヶ月位）継続して服用されることがある。

d　×　漢方処方製剤は、用法用量において、適用年齢の下限が設けられていない場合にあっても、生後３ヶ月未満の乳児には使用しないこととなっている。

問 38　正解　5

a　○　なお、乳幼児に使用する場合は、体格の個人差から体重当たりの**グリチルリチン酸**の摂取量に注意する。

b　○　構成生薬として**カンゾウ**を含み、乳幼児に使用する場合は、体格の個人差とともに、比較的長期間（１ヶ月位）服用することがあるので、特に留意する必要がある。

c　○　ジャコウはシカ科のジャコウジカの雄の麝香腺分泌物を基原とする生薬である。

d　○　配合量は比較的少ないことが多いが、他の医薬品等から摂取される**グリチルリチン酸**も含めた**総量**が継続して多くならないように注意する。

Ⅱ　呼吸器官に作用する薬
1　咳止め・痰を出しやすくする薬（鎮咳去痰薬）

問 39　正解　2

a　○　メチルエフェドリン塩酸塩は、アドレナリン作動成分である。アドレナリン作動成分と同様の作用を示す生

薬成分として、**マオウ**が配合されている場合もある。

b　×　記述は**カルボシステイン**。ジメモルファンリン酸塩は、延髄の咳嗽中枢に作用して咳を抑える**非麻薬性鎮咳**成分である。

c　○　記述の通り。アドレナリン作動成分及びマオウについては、気管支に対する作用のほか、**交感神経系**への刺激作用があるため。

d　×　ジヒドロコデインリン酸塩は、胃腸の運動を**低下**させる作用を示し、副作用として**便秘**が現れることがある。

問 40　正解　4

a　×　クレゾールスルホン酸カリウムは気道粘膜からの粘液の分泌を**促進**し、痰の切れを良くする。

b　○　メトキシフェナミン塩酸塩は**アドレナリン作動成分**である。

c　×　チペピジンヒベンズ酸塩は、延髄の咳嗽中枢に作用して咳を抑える。

d　○　他に、痰の中の粘性タンパク質を溶解・低分子化して粘性を減少させるものには、**メチルシステイン塩酸塩**、**カルボシステイン**等がある。

問 41　正解　5

a　○　トリメトキノール塩酸塩水和物は**気管支拡張成分**である。

b　○　ジメモルファンリン酸塩は中枢性の**非麻薬性鎮咳**成分である。

c　×　クレゾールスルホン酸カリウムは気道粘膜からの**粘液**の分泌を促進する作用を示す**去痰**成分である。

問 42　正解　5

a　×　咳は、脊髄にある呼吸中枢ではなく**延髄**にある**咳嗽**中枢の働きによって引き起こされる。

b　○　炎症に伴い気管や気管支が収縮

して喘息を生じることがある。

c ×　鎮咳去痰薬は喘息症状を和らげることも目的としている。

問43　正解　1

a ○　記述のとおり。

b ○　柴朴湯は別名を小柴胡合半夏厚朴湯といわれ、**むくみの症状のある人には不向き**とされる。

c ×　麦門冬湯は水様痰の多い人には**不向き**とされる。

d ×　麻杏甘石湯は構成生薬としてマオウを有し、高血圧や糖尿病の診断を受けた人が使用すると症状を**悪化させる**おそれがある。

問44　正解　3

a ×　トウキは**セリ科のトウキ**又はホッカイトウキの根を、通例、湯通ししたものを基原とする生薬で、**血色不良や冷えの症状の緩和**、**強壮**、**鎮静**、**鎮痛**等の作用を期待して用いられる。

b ×　ヨクイニンは**イネ科のハトムギ**の種皮を除いた種子を基原とする生薬で、**肌荒れやいぼ**に用いられ、ビタミンB₂主薬製剤やビタミンB₆主薬製剤、瀉下薬等の補助成分として配合されている場合もある。

c ○　ただし、**水様痰の多い人**には不向きとされる。

d ○　ただし、体の虚弱な人、胃腸が弱く**下痢**しやすい人は不向きとされる。

問45　正解　1

いずれも咳止めや痰を出しやすくする目的で用いられる漢方処方製剤で比較的長期間服用されることがある。一定期間使用後、専門家に相談する等、症状の経過や副作用の発現に留意することが重要である。**半夏厚朴湯**は体力中等度をめやすとして、気分がふさいで、咽喉・食道

部の**異物感を伴う咳**の症状に適すとされる。**麻杏甘石湯**、**神秘湯**、**五虎湯**はいずれも気管支炎、気管支喘息、小児喘息に用いられるが、**マオウ**を含有し、胃腸の弱い人、発汗傾向の著しい人等には不向きとされる。**柴朴湯**は、むくみの症状のある人には不向きとされる。

問46　正解　1

a：セキサン

b：オウヒ

c：バクモンドウ

セキサンのエキスは別名を白色濃厚**セキサノール**とも呼ばれる。オウヒは、バラ科のヤマザクラ又はカスミザクラの樹皮を基原とする生薬で、**去痰作用**を期待して用いられる。また、シャゼンソウはオオバコ科のオオバコの花期の全草を基原とする生薬で、**去痰作用**を期待して用いられる。

問47　正解　4

1 ×　麻杏甘石湯は体力**中等度以上**で、咳が出て、ときに喉が渇くものの咳、小児喘息、気管支喘息、気管支炎、感冒、痔の痛みに用いられる。

2 ×　半夏厚朴湯は体力**中等度**をめやすとする。構成生薬としてカンゾウを**含まない**。

3 ×　柴朴湯は体力**中等度**で、気分がふさいで、咽喉、食道部に異物感があり、かぜをひきやすく、ときに動悸、めまい、嘔気などを伴うものの小児喘息、気管支喘息、気管支炎、咳、不安神経症、虚弱体質に適すとされる。

4 ○　なお、麦門冬湯は、まれに重篤な副作用として**間質性肺炎**、**肝機能障**害を生じることがある。

問48　正解　1

a ○　ジヒドロコデインリン酸塩はコ

デインリン酸塩水和物と同様に成分の一部が血液 - 胎盤関門を通過して胎児に移行すること、また**母乳**移行により乳児でモルヒネ中毒が生じたとの報告がある。

b ○ メチルエフェドリン塩酸塩などの**アドレナリン作動成分**は、気管支に対する作用のほか、交感神経系への刺激作用により心臓病、高血圧、糖尿病又は甲状腺機能亢進症の診断を受けた人では症状を悪化させるおそれがあるので、使用の適否を十分考慮する必要がある。特に高齢者は、注意する。

c × ノスカピンは**非麻薬性鎮咳成分**で、麻薬性鎮咳成分のような長期連用による薬物依存や多幸感等が現れるおそれがない。

d × ブロムヘキシン塩酸塩は**去痰**成分で、分泌促進作用・溶解低分子化作用・線毛運動促進作用を示す。

2 口腔咽喉薬、うがい薬（含嗽薬）

問49 正解 2

a ○ 噛まずに、**ゆっくり溶かして**使用する。

b × 噴射式の液剤は、息を吸いながら噴射すると気管支や肺に入ってしまうおそれがある。軽く息を**吐き**ながら噴射する。

c ○ 記述のとおり。

d × 口腔咽喉薬やうがい薬は**局所的**な作用を目的とする医薬品であるが、成分の一部が口腔や咽頭の粘膜から吸収されて循環血流中に移行し**全身的**な影響を生じることがある。

問50 正解 5

a × 口腔内から結果的にヨウ素の摂取につながり、**甲状腺**におけるホルモン産生に影響を**及ぼす**可能性がある。

b × 摂取されたヨウ素の一部は血液－胎盤関門を通過して胎児に**移行**する。

c ○ ポビドンヨード配合のうがい薬は**銀**を含む義歯等の変色に**注意**する。

d × ヨウ素はレモン汁やお茶などに含まれるビタミンC等の成分と反応すると脱色し殺菌作用が**失われる**。

問51 正解 2

a ○ アズレンスルホン酸ナトリウムは**抗炎症**成分である。

b × ウイキョウは芳香による**清涼感**等を目的としてその精油成分が配合される。

c ○ ポビドンヨードは**ヨウ素系**殺菌消毒成分である。

d × グリセリンは喉の粘膜を刺激から**保護**する成分である。日本薬局方収載の複方ヨード・グリセリンはグリセリンにヨウ化カリウム、ヨウ素、ハッカ水、液状フェノール等を加えたもので、喉の患部に塗布して殺菌・消毒に用いられる。

問52 正解 5

a × ヨウ素系殺菌消毒成分が口腔内に使用される場合、結果的にヨウ素の摂取につながり、**甲状腺**におけるホルモン産生に影響を及ぼす可能性がある。

b × 咽頭に付着したアレルゲンによる喉の不快感等の症状緩和目的で配合された場合には、鎮咳去痰薬のように咳に対する薬効を標榜することが**できない**。

c ○ 医薬部外品として、有効成分が生薬成分、グリチルリチン酸二カリウム、セチルピリジニウム塩化物等のみからなる製品で効能効果が**限定**されている。

d × 調製した濃度が濃すぎても薄すぎても効果が十分**得られない**。

問53　正解　5

a　○　駆風解毒湯（くふうげどくとう）は、**体力に関わらず**使用でき、喉が腫れて痛む扁桃炎、扁桃周囲炎に適すとされるが、体の虚弱な人（体力の衰えている人、体の弱い人）、胃腸が弱く下痢しやすい人では、食欲不振、胃部不快感等の副作用が現れやすい等、不向きとされる。

b　○　トラネキサム酸は、抗炎症成分であり、他に、**グリチルリチン酸二カリウム**等がある。

c　×　デカリニウム塩化物は、口腔（くう）内や喉に付着した細菌等の微生物を**死滅**させたり、その**増殖**を**抑える**ことを目的として用いられる殺菌消毒成分である。他には、**セチルピリジニウム塩化物、ベンゼトニウム塩化物、ポビドンヨード、ヨウ素**などがある。

d　○　ヨウ素系殺菌消毒成分が口腔内に使用される場合、結果的にヨウ素の摂取につながり、**甲状腺**におけるホルモン産生に影響を及ぼす可能性がある。

III　胃腸に作用する薬
1　胃の薬（制酸薬、健胃薬、消化薬）

問54　正解　1

a　○　制酸薬は胃液分泌亢（こう）進による胃酸過多に伴う胸やけなどの症状を緩和する。

b　○　消化薬は消化**不良**などに用いられる。

c　×　健胃薬に配合される生薬成分は独特の味や香りを有し、唾液や胃液の分泌を**促して**胃の働きを活発にする作用があるとされる。

d　×　センブリなどの生薬成分配合の健胃薬は、散剤をオブラートで包むなど味や香りを遮蔽する方法で服用すると効果が期待できない。

問55　正解　4

a　×　制酸薬は**食前**または**食間**に服用することとなっているものが多い。

b　○　制酸薬は暴飲暴食による吐きけ、嘔吐などの症状を予防するものではない。

c　○　制酸成分は、**中和作用**により胃酸の働きを弱める。炭酸飲料等での服用は適当ではない。

d　×　一般用医薬品は、様々な胃腸の症状に幅広く対応できるよう、制酸、胃粘膜保護、健胃、消化、整腸、鎮痛鎮痙、消泡等、それぞれの作用を目的とする成分を組み合わせた**総合胃腸薬**もある。

問56　正解　4

ア　×　ロートエキスは吸収された成分の一部が母乳中に移行して乳児の脈が**速くなる（頻脈）**おそれがあるため、母乳を与える女性では使用を避けるか、使用期間中の授乳を避ける必要がある。

イ　○　ジメチコンは消泡成分である。

ウ　×　銅クロロフィリンカリウムは、胃粘液の分泌を**促す**、胃粘膜を**覆って**胃液による消化から保護する、荒れた胃粘膜の**修復**を促すなどの作用を期待して配合されている。

エ　○　コウボクは芳香性健胃生薬である。

問57　正解　2

a：延髄
b：副交感神経
c：平衡器官

　嘔（おう）吐中枢が刺激される経路で副交感神経系を経由する刺激以外の主な経路としては、内耳の前庭にある**平衡器官**の不調によって生じる刺激や大脳皮質の興奮による刺激などがある。また、**延髄**にある

受容体が薬物などにより直接刺激されることにより誘発される嘔吐もある。

問58 正解 4

a ○ 胃粘膜保護、修復成分であるソファルコン、テプレノンについては、まれに重篤な副作用として**肝機能障害**を生じることがある。

b ○ 消化管以外では、一般的な抗コリン作用のため、**排尿困難**、**動悸**、**目のかすみ**の副作用を生じることがある。

c × メチルメチオニンスルホニウムクロライドは、**胃粘膜保護・修復**成分である。

d ○ まれに重篤な副作用として**肝機能障害**を生じることがある。

問59 正解 3

a ○ ピレンゼピン塩酸塩は抗コリン作用により胃液分泌を**抑制**する。

b × グリチルリチン酸二カリウムは胃粘膜の**炎症**を和らげる作用がある。

c × セトラキサート塩酸塩は胃粘膜**保護・修復**作用がある。

d ○ アルジオキサは胃粘膜**保護・修復**作用がある。

問60 正解 4

a × 平胃散は体力中等度**以上**で胃がもたれて消化が悪く、食後に腹が鳴って下痢の傾向のあるものの食べすぎによる胃のもたれ、急・慢性胃炎、消化不良等に適すとされる。

b × 六君子湯は体力中等度**以下**で胃腸が弱く、食欲がなく、みぞおちがつかえ、疲れやすく、貧血性で手足が冷えやすいものの胃炎や消化不良等に適すとされる。

c × 安中散は体力中等度**以下**で、腹部は力がなくて、胃痛又は腹痛があって、ときに胸やけなどを伴うものの慢

性胃炎や胃腸虚弱等に適すとされる。

d ○ 人参湯は下痢、嘔吐に用いる場合には、漫然と長期の使用は避ける。

問61 正解 1

a ○ 胆汁末や動物胆（ユウタンを含む。）、**ウルソデオキシコール酸**、デヒドロコール酸は、胆汁の分泌を促す作用（利胆作用）があるとされ、消化を助ける効果を期待して用いられる。これらの成分は肝臓の働きを高める作用もあるとされるが、肝臓病の診断を受けた人ではかえって症状を**悪化させる**おそれがある。

b ○ 制酸成分を主体とする胃腸薬については、酸度の高い食品と一緒に使用すると胃酸に対する中和作用が低下すると考えられるため、**炭酸飲料**等での服用は適当ではない。

c × 健胃薬とは、**味覚**や**嗅覚**を刺激して反射的な**唾液**や**胃液**の分泌を促すことにより、弱った胃の働きを高めることを目的とするものである。**オウバク**、**オウレン**、**センブリ**、**ゲンチアナ**、**リュウタン**、**ケイヒ**、**ユウタン**等の生薬成分が配合されている場合がある。

d × ピレンゼピン塩酸塩や**ロートエキス**等の胃液分泌抑制成分は、副交感神経の伝達物質であるアセチルコリンの働きを**抑える**。

問62 正解 3

a ○ 炭酸マグネシウム、ボレイ（炭酸カルシウム）は胃酸を**中和**する制酸作用がある。

b ○ センブリは苦みによる、ケイヒは香りによる健胃作用を示す。

c × ジアスターゼ、リパーゼは炭水化物、脂質、タンパク質、繊維質等の分解**酵素**を補う作用がある。

d ○ スクラルファート、ゲファル

ナートは胃粘膜保護・修復作用がある。

問63　正解　3
a　○　日本薬局方収載のセンブリ末は健胃薬のほか止瀉薬としても用いられる。

b　×　リュウタンはリンドウ科のトウリンドウ等の根及び根茎を基原とする生薬で、苦味による健胃作用を期待して用いられる。

c　○　オウレン末はキンポウゲ科のオウレン、*Coptis chinensis* Franchet、*Coptis deltoidea* C.Y. Cheng et Hsiao 又は *Coptis teeta* Wallich の根をほとんど除いた根茎を基原とする生薬である。止瀉薬としても用いられる。

d　○　香りによる健胃作用を期待して用いられる生薬を芳香性健胃生薬という。

問64　正解　5
a　○　ロートエキスは抗コリン作用を示し、胃腸鎮痛鎮痙薬との併用を避ける必要がある。

b　○　ロートエキスにより母乳が出にくくなることがある。

c　○　沈降炭酸カルシウム、水酸化マグネシウムが含まれていて、便秘や下痢の症状が現れることがある。

問65　正解　3
a　○　アズレンスルホン酸ナトリウムは胃粘膜保護・修復成分である。

b　×　ロートエキスは胃液分泌抑制成分である。副交感神経伝達物質のアセチルコリンの働きを抑えて、過剰な胃液の分泌を抑制する。

c　×　アルジオキサと合成ヒドロタルサイトは、アルミニウムを含む。

d　○　ロートエキスは抗コリン成分で鎮痛鎮痙、胃酸過多や胸やけへの効果が期待される。副交感神経系の働きの抑制は消化管に限定されないため、心

臓病の診断を受けた人は症状の悪化を招くおそれがある。

問66　正解　4
a　○　安中散は記述のような神経性胃炎、慢性胃炎、胃腸虚弱に適するとされる。

b　×　六君子湯は体力中等度以下で、胃腸が弱く、食欲がなく、みぞおちがつかえ、疲れやすく、貧血性で手足が冷えやすいものの胃炎、胃腸虚弱、胃下垂、消化不良、食欲不振、胃痛、嘔吐に適すとされる。

c　×　桂枝加芍薬湯は、体力中等度以下で腹部膨満感のあるもののしぶり腹、腹痛、下痢、便秘に適すとされる。

2　腸の薬（整腸薬、止瀉薬、瀉下薬）

問67　正解　5
a　○　ヒマシ油は小腸刺激性瀉下成分である。

b　○　日本薬局方収載のヒマシ油は腸内容物の急速な排除を目的として用いられ、峻下作用を示すため、激しい腹痛または悪心・嘔吐の症状のある人への使用は避ける。

c　○　記述のとおり。

d　×　防虫剤や殺鼠剤を誤って飲み込んだ場合のような脂溶性の物質による中毒には使用を避ける。

問68　正解　1
a　○　腸の働きは自律神経系によって制御されている。

b　×　瀉下薬は、腸管を刺激したり、糞便のかさや水分量を増す働きがある成分を含む。

c　○　記述のとおり。整腸薬は、腸の調子や便通を整える、腹部膨満感、便秘に用いられることを目的とする医薬

品である。

d ○ 製造販売されている医薬部外品では、配合成分やその**上限量**が定められている。

問69 正解 4

a × センナはマメ科の *Cassia angustifolia* Vahl 又は *Cassia acutifolia* Delile の**小葉**を基原とする生薬である。

b ○ ジュウヤクは大腸刺激性**瀉下**成分である。

c × アロエはユリ科の *Aloe ferox* Miller 又はこれと *Aloe africana* Miller 又は *Aloe spicata* Baker との種間雑種の葉から得た液汁を乾燥したものを基原とする生薬である。観葉植物として栽培されるキダチアロエは生薬であるアロエの基原植物とは**別種**である。

d ○ ケンゴシは大腸刺激性瀉下成分である。

問70 正解 4

a × タンニン酸ベルベリンは、タンニン酸の**収斂**作用とベルベリンの**抗菌**作用の化合物であり、消化管内ではタンニン酸とベルベリンに分かれて、それぞれ止瀉に働くことを期待して用いられる。

b × トリメブチンマレイン酸塩は、消化管（胃及び腸）の**平滑筋**に直接作用して、消化管の**運動**を調整する作用（消化管運動が**低下**しているときには**亢進**的に、運動が亢進しているときは**抑制**的に働く。）があるとされる。

c × ロペラミド塩酸塩が配合された止瀉薬は、**食べすぎ・飲みすぎ**による下痢、**寝冷え**による下痢の症状に用いられ、**食あたりや水あたり**による下痢については適用対象ではない。

d ○ 次没食子酸ビスマスは収斂成分であり、他に、次硝酸ビスマスやタン

ニン酸アルブミン等がある。

問71 正解 2

ア ○ まれに重篤な副作用として**肝機能障害**を生じることがある。肝臓病の診断を受けた人では、使用する前にその治療を行っている医師又は処方薬の調剤を行った薬剤師に相談がなされるべきである。

イ × ヒマシ油はヒマシを圧搾して得られた脂肪油で、**小腸**でリパーゼの働きによって生じる分解物が、**小腸**を刺激することで**瀉下**作用をもたらす。

ウ ○ 結腸での水分の吸収を**抑えて**、糞便のかさを**増大**させる働きもあるとされる。

エ × ヒマシ油は、腸内容物の**急速**な排除を目的として用いられる。急激で強い瀉下作用を示すため、激しい腹痛又は悪心・嘔吐の症状のある人、妊娠又は妊娠していると思われる女性、3歳未満の乳幼児では使用を避ける。

問72 正解 5

a ○ 医薬品の**副作用**として下痢や便秘が現れることがある。

b ○ 刺激性瀉下成分を主体とする瀉下薬は繰り返し使用されると腸管の**感受性**が低下して効果が**弱く**なるため常用を避ける。

c ○ 過敏性腸症候群とは、腸管の組織自体に**形態的**な異常はないにもかかわらず、腸が正常に機能せず、腹痛や下痢・便秘などを生じる病気である。

d ○ 下痢に発熱が伴う場合は、その他虫垂炎や虚血性大腸炎のような重大な疾患に起因する場合もある。

問73 正解 5

ア × ロペラミド塩酸塩は食べすぎ・飲みすぎによる下痢、寝冷えによる下

痢の症状に用いることを目的としている。**食あたりや水あたりによる下痢**については適用対象ではない。

イ × ピコスルファートナトリウムは胃や小腸では分解されず、**大腸に生息する腸内細菌**によって分解されて、大腸への刺激作用を示す。

ウ ○ 腸管における腸内容物からの水分吸収は浸透圧の差を利用しているため、腸内容物の**塩分濃度を高めること**で水分の吸収が妨げられる。

エ × マルツエキスは、瀉下薬としては比較的作用が穏やかなため、主に**乳幼児の便秘**に用いられる。

問74　正解　1

a ○ 記述のとおり。また、**1週間位**服用して症状の改善がみられない場合には、いったん使用を中止して専門家に相談がなされるなどの対応が必要である。

b ○ 麻子仁丸は体力**中等度以下**で、ときに便が硬く塊状なものの**便秘**に適すとされる。

c × 大黄甘草湯は、体力に**関わらず**使用でき、便秘、便秘に伴う頭重、のぼせ、湿疹・皮膚炎、ふきでもの、食欲不振等の症状の緩和に適すとされるが、体の虚弱な人、胃腸が弱く下痢しやすい人では不向きとされる。

d × 大黄牡丹皮湯は、体力**中等度以上**で、下腹部痛があって、便秘しがちなものの月経不順、月経困難、月経痛、便秘、痔疾に適すとされる。

問75　正解　3

a × 桂枝加芍薬湯は構成生薬としてカンゾウを含む。

b ○ 麻子仁丸はダイオウを含み、他の瀉下薬との併用を避け、5～6日間服用しても症状の改善がみられない場

合にはいったん使用を中止して専門家に相談がなされるべきである。

c ○ 大黄甘草湯は構成生薬として**ダイオウ**を含む。使用上の注意は麻子仁丸と同様である。

d × **大黄牡丹皮湯**は胃腸が弱く下痢しやすい人では激しい腹痛を伴う下痢等の副作用が現れやすく、**不向きとされる。

3　胃腸鎮痛鎮痙薬

問76　正解　5

a × 腹部の痛みは必ずしも胃腸に生じたものとは限らず、血尿を伴う側腹部の痛みは腎臓や尿路の病気が疑われ、胃腸鎮痛鎮痙薬を使用することは**適当ではない**。

b ○ 当座の対処として胃腸鎮痛鎮痙薬を使用すると痛みの発生部位が不明確となり、**原因の特定を困難にする**ことがある。

c ○ 下痢に伴う腹痛については基本的に下痢への対処が**優先**される。

d ○ 小児では**精神的**なストレスによる自律神経系の乱れが原因で反復性臍疝痛が生じることがある。

問77　正解　2

a ○ 精神神経系の副作用として、頭痛、眠気、めまい、脱力感が現れることがある。妊婦又は妊娠していると思われる女性、**15歳未満**の小児では使用を避ける。

b ○ ブチルスコポラミン臭化物については、まれに重篤な副作用として**ショック（アナフィラキシー）**を生じることが知られている。

c × パパベリン塩酸塩は、消化管の**平滑筋**に直接働いて胃腸の痙攣を鎮める作用を示すとされる。抗コリン成分

と異なり、胃液分泌を抑える作用は見
出されない。

d ✕ チキジウム臭化物は抗コリン成
分である。

問78 正解 4

a ○ 抗コリン成分は胃腸の過剰な痙
攣を抑制するほか、胃酸過多や胸やけ
にも効果がある。

b ○ ロートエキスは母乳が出にくく
なることがあり、乳児が頻脈になるお
それがある。

c ✕ パパベリン塩酸塩は消化管の平
滑筋に直接働いて胃腸の痙攣を鎮める
作用を示すが、抗コリン成分と異なり、
胃液分泌を抑える作用は認められな
い。

d ○ 局所麻酔成分には、アミノ安息
香酸エチル、オキセサゼインなどがある。

問79 正解 5

a ✕ パパベリン塩酸塩は自律神経系
を介した作用ではないが、抗コリン成分
と同様に眼圧を上昇させる作用を示す。

b ○ アミノ安息香酸エチルは局所麻
酔成分である。

c ✕ オキセサゼインは局所麻酔作用
のほか、胃液分泌を抑える作用もある。

d ○ 記述のとおり。

4 その他の消化器官用薬

問80 正解 1

a ○ グリセリン配合の浣腸薬は排便
時に血圧低下を生じて、立ちくらみの
症状が現れるとの報告があり、高齢者
や心臓病の診断を受けた人では治療を
行っている医師に相談する。

b ○ ソルビトールもグリセリンと同
様な作用を示す。

c ○ 記述のとおり。

問81 正解 1

a ✕ 浣腸薬は直腸内に適用される医
薬品である。

b ○ 浣腸薬の使用は一時的なものに
とどめ、特に乳幼児では安易な使用を
避けることとされている。

c ○ 急性腹症の可能性があり、医師
の診察を受けるなどの対応が必要である。

d ✕ 注入剤を半量使用した場合は残
量を密閉し冷所に保存したとしても感
染のおそれがあり、使用後は廃棄する。

問82 正解 1

a ✕ 炭酸水素ナトリウムは、直腸内
で徐々に分解して炭酸ガスの微細な気
泡を発生することで、直腸を刺激する
作用を期待して用いられる。

b ○ グリセリンが配合された浣腸薬
が、肛門や直腸の粘膜に損傷があり出
血しているときに使用されると、グリ
セリンが傷口から血管内に入って、赤
血球の破壊（溶血）を引き起こす、ま
た、腎不全を起こすおそれがある。

c ✕ ビサコジルは、大腸のうち特に
結腸や直腸の粘膜を刺激して、排便を
促すと考えられている。また、結腸で
の水分の吸収を抑えて、糞便のかさを
増大させる働きもあるとされる。

d ○ 薬液が漏れ出しそうな場合は肛
門を脱脂綿等で押さえておくとよい。

問83 正解 4

a ✕ ヒマシ油を使用すると腸管内で
駆虫成分が吸収されやすくなり、副作
用を生じる危険性が高まるため、ヒマ
シ油との併用は避ける。

b ○ 駆虫薬は腸管内に生息する虫体
にのみ作用し、一般用医薬品が対象と
する寄生虫は回虫と蟯虫である。

c ○ 同様に、複数の駆虫薬を併用し
ても駆虫効果は高まることはなく、副

作用が現れやすくなり、組合せによっては駆虫作用が**弱まる**こともある。

d × 食後、消化管内に内容物があるときに使用すると消化・吸収に伴う駆虫成分の吸収が高まることから**空腹**時に使用するとされるものが多い。

問84 正解 1

a × 駆虫薬は一度に多く服用すると、**副作用**が現れやすくなる。

b ○ 保健所等において虫卵検査を受けて感染が確認された場合には、衣食を共にする**家族**が一緒に駆虫を図ることが基本である。

c × 駆除した虫体や腸管内に残留する駆虫成分の排出のため、**ヒマシ油以外の瀉下薬**を併用する。

d × **蟯虫**は肛門から這い出してその周囲に産卵するため、肛門周囲の痒みやそれに伴う不眠、神経症を引き起こすことがある。

問85 正解 3

a：蟯虫
b：赤く
c：少ない

回虫も蟯虫も手指や食物に付着した**虫卵**が口から入ることで感染するが、回虫では、消化器症状のほか、**呼吸器**等にも障害を引き起こすことがある。パモ酸ピルビニウムは**赤〜赤褐色**の成分であり、ヒマシ油との併用は避ける。

問86 正解 3

a × サントニンは主に肝臓で代謝されるが、肝臓病の診断を受けた人では、**肝機能障害**を悪化させるおそれがある。

b ○ 記述のとおり。水に溶けにくいため消化管からの吸収は少ないとされているが、**ヒマシ油**との併用は避ける。また、脂質分の多い食事やアルコール

摂取は避けるべきである。

c × ピペラジンリン酸塩は、**アセチルコリン**伝達を妨げて回虫及び蟯虫の運動筋を麻痺させる作用を示す。

d ○ カイニン酸を含む生薬成分として**マクリ**が配合されている場合もある。

Ⅳ 心臓などの器官や血液に作用する薬
1 強心薬

問87 正解 1

a ○ センソは1日用量が**5 mg**以下となるよう用法用量が定められている。

b × センソが配合された丸薬、錠剤等の内服固形製剤は口中で噛み砕くと舌等が麻痺することがあるため、**噛まずに服用**する。

c ○ 記述のとおり。

d × **シンジュ**の記述である。ロクジョウは、**シカ**科の *Cervus nippon* Temminck、*Cervus elaphus* Linné、*Cervus canadensis* Erxleben 又はその他同属動物の雄鹿の角化していない幼角を基原とする生薬で、強心作用の他、**強壮、血行促進**等の作用があるとされる。

問88 正解 2

a ○ 強心薬は疲労や**ストレス**等による軽度の心臓の働きの乱れについて、心臓の働きを整えて、**動悸**や息切れ等の症状の改善を目的としている。

b ○ また、**動悸**は心臓の拍動が強く若しくは速くなり、又は脈拍が乱れることを不快に感じられることであり、**息切れ**は息をすると胸苦しさや不快感があり、意識的な呼吸運動を必要とする。

c × 激しい運動をしたり、興奮したときなどの動悸や息切れは、**正常な健康状態**でも現れる。

d × 心臓は通常、**自律神経系**によって無意識のうちに調整がなされている。

問89　正解　1

a　○　サフランは婦人薬の生薬製剤に配合されることもある。

b　○　ジンコウは小児の疳(かん)を適応症とする生薬製剤に配合されることがある。

c　×　センソはヒキガエル科のアジアヒキガエル等の耳腺の分泌物を集めたものを基原とする生薬で、噛まずに服用する。

d　×　ゴオウはウシ科ウシの胆嚢中に生じた結石を基原とする生薬である。強心作用のほか、末梢血管の拡張による血圧降下、興奮を鎮める等の作用があるとされる。

問90　正解　5

a　×　ロクジョウの記述である。レイヨウカクはウシ科サイカレイヨウ（高鼻レイヨウ）等の角を基原とする生薬であり、小児の疳の症状でも緊張や興奮を鎮める作用を期待して用いられる。

b　○　ジャコウは心筋に直接刺激を与え、収縮力を高める強心作用がある。

c　×　ゴオウの記述である。インヨウカクはメギ科のキバナイカリソウ、イカリソウ、Epimedium brevicornu Maximowicz、Epimedium wushanense T. S. Ying、ホザキイカリソウ又はトキワイカリソウの地上部を基原とする生薬であり、強壮、血行促進、強精等の作用が期待される。

d　×　シンジュの記述である。ジンコウはジンチョウゲ科ジンコウ、その他同属植物の材、特にその辺材の材質中に黒色の樹脂が沈着した部分を採取したものを基原とする生薬で、鎮静、健胃、強壮などの作用を期待して用いられる。

問91　正解　4

a　×　ゴオウは、強心作用のほか、末

梢血管の拡張による血圧降下、興奮を鎮める等の作用があるとされる。

b　○　記述のとおり。

c　○　苓桂朮甘湯(りょうけいじゅつかんとう)には構成生薬としてカンゾウが含まれる。

d　×　リュウノウは中枢神経系の刺激作用による気つけの効果が期待される。

2　高コレステロール改善薬

問92　正解　2

a　○　コレステロールの産生及び代謝は主として肝臓で行われる。また、コレステロールは食事から摂取された糖及び脂質から主に産生される。

b　×　ビタミンEの記述である。ビタミンB₁は炭水化物からのエネルギー産生に不可欠な栄養素で、神経の正常な働きを維持する作用がある。

c　○　血漿(しょう)中のリポタンパク質のバランスの乱れは生活習慣病を生じる以前の段階では自覚症状を伴わないが、脂質異常症は医療機関で測定する検査値に留意する。

問93　正解　1

1　○　リポタンパク質は比重によって、低密度リポタンパク質（LDL）や高密度リポタンパク質（HDL）などに分類される。

2　×　コレステロールは細胞の構成成分で、胆汁酸や副腎皮質ホルモン等の生理活性物質の産生に重要な物質であるなど、生体に不可欠な物質である。

3　×　コレステロールの産生及び代謝は主として肝臓で行われる。

4　×　コレステロールは食事から摂取された糖及び脂質から主に産生される。

問94　正解　2

a　×　低密度リポタンパク質（LDL）

はコレステロールを肝臓から末梢組織へと運ぶリポタンパク質である。

b ○ ポリエンホスファチジルコリンは大豆から抽出・精製したレシチンの一種で高コレステロール改善成分である。

c ○ また、リボフラビンの摂取により尿が黄色くなることがあるが、使用中止を要する異常ではない。

d × ビタミンEはコレステロールからの過酸化脂質の生成を抑えるほか、末梢血管における血行を促進する作用があるとされる。

問95 正解 3

a ○ 記述のとおり。

b ○ ソイステロールは腸管におけるコレステロール吸収を抑制する。

c × パンテチンは低密度リポタンパク質（LDL）等の異化排泄を促進し、リポタンパクリパーゼ活性を高めて、HDL産生を高める作用があるとされる。

d × リボフラビン摂取後、尿が黄色くなることがあるが、使用中止を要請する副作用等の異常ではない。

3 貧血用薬（鉄製剤）

問96 正解 2

a ○ 初期には貯蔵鉄（肝臓などに蓄えられている鉄）や血清鉄（ヘモグロビンを産生するために貯蔵鉄が赤血球へと運ばれている状態）の減少のみでヘモグロビン量自体は変化しない。

b × ヘモグロビンや赤血球の産生過程で銅、コバルトなどの金属成分が関係し、鉄以外の金属成分も貧血の原因となる。

c ○ 他に、月経血損失のある女性、鉄要求量の増加する妊婦・母乳を与える女性も鉄欠乏状態を生じやすい。

d × 貧血の症状がみられる以前から

予防的に鉄製剤を使用することは適当でない。

問97 正解 2

a ○ 貧血のうち鉄製剤で改善できるのは鉄欠乏性貧血のみで、併せて食生活の改善が図られることが重要である。

b ○ ビタミンB_{12}は胃腺から出る粘液に含まれる内因子と呼ばれるタンパク質と結合することで小腸から吸収されやすくなるので、胃粘膜の異常によりビタミンB_{12}が不足することにより悪性貧血が生じる。

c × 鉄分は赤血球が酸素を運搬する上で重要なヘモグロビンの産生に不可欠なミネラルである。

d × 鉄分の不足を生じても、初期には貯蔵鉄や血清鉄が減少するのみで、ヘモグロビン量自体は変化せず、ただちに貧血の症状が現れない。

問98 正解 2

a ○ 硫酸銅はヘモグロビン産生過程で鉄の代謝や輸送を助ける。

b × コバルトは赤血球ができる過程で必要不可欠なビタミンB_{12}の構成成分である。

c ○ 葉酸は正常な赤血球の形成に働く。

d × 服用の前後30分にタンニン酸を含む飲食物を摂取すると、タンニン酸と反応して鉄の吸収が悪くなる。

問99 正解 3

a × ビタミンB_6はヘモグロビン産生に必要なビタミンとして配合されている。

b ○ 鉄分の摂取不足を生じても、初期には貯蔵鉄や血清鉄が減少するのみでヘモグロビン量自体は変化せず、ただちに貧血の症状は現れない。

c　×　コバルトは赤血球ができる過程で必要不可欠なビタミンB₁₂の構成成分であり、骨髄での造血機能を高める目的で、硫酸コバルトが配合されている場合がある。

d　○　鉄分の吸収は空腹時のほうが高いとされているが、消化器系への副作用を軽減するには、食後に服用することが望ましい。胃への負担を軽減するために、腸溶性とした製品もある。

問100　正解　5

a×　b×　c○　d○

ビタミン成分として貧血を改善するため、ヘモグロビン産生に必要なビタミンB₆、正常な赤血球の形成に働くビタミンB₁₂、消化管内で鉄が吸収されやすい状態を保つ目的でビタミンCが配合される場合がある。

4　その他の循環器用薬

問101　正解　3

1　×　ルチンはビタミン様物質の一種で、高血圧等における毛細血管の補強、強化の効果を期待して用いられる。

2　×　コウカは末梢の血行を促してうっ血を除く作用があるとされる。

3　○　コエンザイムQ10とも呼ばれる。

4、5　×　ヘプロニカート、イノシトールヘキサニコチネートはいずれも、ニコチン酸が遊離し、そのニコチン酸の働きにより末梢の血液循環を改善する作用を示すとされる。

問102　正解　1

a　○　コウカは末梢の血行を促してうっ血を取り除く。

b　×　ヘプロニカートは遊離したニコチン酸の働きによって末梢の血液循環を改善する。コエンザイムQ10の別

名を持つのは、ユビデカレノンである。

c　○　ルチンは高血圧等において毛細血管を補強、強化する。

d　×　三黄瀉心湯は体力中等度以上で、のぼせ気味で顔面紅潮し、精神不安、みぞおちのつかえ、便秘傾向などのあるものの高血圧に伴う随伴症状などに適すとされる。

問103　正解　5

a：のぼせ

b：ダイオウ

c：鼻血

三黄瀉心湯は痔出血、便秘に用いる場合も同様に漫然と長期の使用は避け、1週間位使用しても症状の改善が見られない場合にはいったん使用を中止して専門家への相談がなされるべきである。

問104　正解　1

a　○　ユビデカレノンは別名コエンザイムQ10とも呼ばれる。

b　○　また、コエンザイムQ10は医薬品的な効能効果が標榜又は暗示されていなければ、食品の素材として流通することが可能である。

c　○　特に食品として合わせて摂取されると、胃部不快感や吐きけ、下痢等の副作用が現れやすくなるおそれがある。

d　×　心筋の酸素利用効率を高めて収縮力を高めることにより血液循環の改善効果を示すとされる。

問105　正解　2

a　○　ユビデカレノンは軽度な心疾患による動悸、息切れ、むくみに用いる。

b　○　イノシトールヘキサニコチネート、ヘプロニカートは同様な作用を示す。

c　○　ルチンはビタミン様物質の一種

である。

d　×　**七物降下湯**(しちもつこうかとう)は、体力中等度**以下**で、顔色が悪くて疲れやすく、胃腸障害のないものの高血圧に伴う随伴症状に適すとされる。

Ⅴ　排泄(はいせつ)に関わる部位に作用する薬
1　痔(じ)の薬

問106　正解　2

a　○　リドカインは**局所麻酔**成分であり、まれに重篤な副作用としてショック（アナフィラキシー）を生じることがある。

b　×　メントールは**冷感刺激**を生じさせ、痒(かゆ)みを抑える効果が期待される。

c　○　収斂(れん)保護**止血**成分として、硫酸アルミニウムカリウムのほか、タンニン酸、酸化亜鉛、卵黄油などが配合されていることがある。

d　×　クロタミトンは**熱感刺激**により**痒みを抑える**効果が期待される。

問107　正解　3

痔の主な病態としては、**a**（痔瘻(じろう)）、**b**（裂肛(れっこう)）、**c**（痔核(じかく)）がある。

・（痔瘻）は肛門内部に存在する肛門腺窩(か)と呼ばれる小さなくぼみに糞(ふん)便の滓(かす)が溜まって炎症・化膿を生じた状態である。
・（裂肛）は肛門の出口からやや内側の上皮に傷が生じた状態である。
・（痔核）は肛門に存在する細かい血管群が部分的に拡張し、肛門内にいぼ状の腫れが生じた状態である。

問108　正解　3

a　×　肛門部の創傷の治癒を促す効果を期待してアラントイン、アルミニウムクロルヒドロキシアラントイネート

（別名アルクロキサ）のような組織修復成分が用いられる。

b　○　メチルエフェドリン塩酸塩は血管**収縮**作用による**止血**効果が期待される。

c　×　粘膜表面に不溶性の膜を形成することによる、粘膜の保護・止血を目的として**タンニン酸**、酸化亜鉛などが配合される。

d　○　**乙字湯**(おつじとう)は大便がかたく、便秘傾向のあるものの痔核、切れ痔等に用いる。

問109　正解　1

a　○　カイカは**マメ科のエンジュ**の蕾(つぼみ)を基原とする生薬である。

b　○　セイヨウトチノミは**トチノキ科**のセイヨウトチノキ（マロニエ）の種子を用いた生薬である。

c　○　卵黄油は**収斂(れん)保護止血成分**で**粘膜表面に不溶性の膜を形成**する。

d　×　芎帰膠艾湯(きゅうききょうがいとう)は体力中等度**以下**で冷え症、出血傾向があり胃腸障害のないものの**痔出血**、貧血、月経異常・月経過多・不正出血、皮下出血に適すとされる。

問110　正解　5

a　○　ジブカイン塩酸塩は**局所麻酔**成分であるが、全身的な影響を生じることがある。

b　○　アラントインは組織修復成分である。ほかに、**アルミニウムクロルヒドロキシアラントイネート**（別名アルクロキサ）が用いられることがある。

c　○　外用痔疾用薬に配合されるステロイド性抗炎症成分には**ヒドロコルチゾン酢酸エステル**、**プレドニゾロン酢酸エステル**等がある。

d　×　シコンは**ムラサキ科のムラサキ**の根を基原とする生薬で、新陳代謝促

進、殺菌、抗炎症等の作用を期待して
用いられる。

問111　正解　3

a　×　外用痔疾用薬は局所に適用され
るものであるが、坐剤及び注入軟膏で
は成分の一部が直腸粘膜から吸収され
て循環血流中に入りやすく、**全身的な
影響**を生じることがある。

b　○　局所麻酔成分には、他に、**リド
カイン**、ジブカイン塩酸塩、**プロカイ
ン塩酸塩**等がある。

c　○　ジフェンヒドラミン塩酸塩は**抗
ヒスタミン**成分である。

d　×　セチルピリジニウム塩化物は、
痔疾患に伴う局所の**感染**を防止するこ
とを目的とした**殺菌消毒**成分である。

問112　正解　4

a　×　クロタミトンは痔疾患の局所へ
の穏やかな**熱感刺激**によって**痒み**を抑
える効果を期待して、配合されている。

b　○　タンニン酸は**収斂保護止血**成分
である。

c　×　イソプロピルメチルフェノール
は殺菌消毒成分で、痔疾患に伴う局所
の**感染**を防止することを目的として配
合される。

d　○　プレドニゾロン酢酸エステルは
ステロイド性抗炎症成分で、含有量に
よらず長期連用を避ける。

問113　正解　2

a　×　ステロイド性抗炎症成分を含有
する注入軟膏は**含有量によらず**、長期
連用を避ける。

b　○　**リドカイン**が配合された注入軟
膏はまれに重篤な副作用としてショッ
ク（アナフィラキシー）を生じること
がある。

c　○　アラントインは**組織修復**成分と

して配合されている。

d　×　トコフェロール酢酸エステル
は、止血効果ではなく、肛門周囲の末
梢血管の血行を促して、うっ血を改善
する効果を期待して配合されている。

2　その他の泌尿器用薬

問114　正解　1

a　○　日本薬局方収載のウワウルシ
は、煎薬として残尿感、排尿に際して
不快感のあるものに用いられる。

b　○　モクツウは**利尿**作用を期待し配
合されている場合がある。

c　×　ブクリョウは**サルノコシカケ科
のマツホド**の菌核で通例、外層をほと
んど除いたものを基原とする生薬であ
る。利尿のほか、健胃、鎮静等の作用
を期待して用いられる。

d　×　カゴソウは**シソ科のウツボグサ**
の花穂を基原とする生薬である。

問115　正解　1

a　○　カゴソウは、シソ科のウツボグ
サの**花穂**を基原とする生薬で**利尿**作用
を期待して配合されている場合がある。

b　○　牛車腎気丸は、**体力中等度以下**
で、疲れやすくて、四肢が冷えやすく
尿量減少し、むくみがあり、ときに口
渇があるものの下肢痛、腰痛、しびれ、
高齢者のかすみ目、痒み、排尿困難、
頻尿、むくみ、高血圧に伴う随伴症状
の改善（肩こり、頭重、耳鳴り）に適
すとされる。

c　×　竜胆瀉肝湯は**胃腸**が弱く**下痢**し
やすい人では、胃部不快感、下痢等の
副作用が現れやすい等、不向きとされ
る。

d　×　ウワウルシは、**ツツジ科のクマ
コケモモ**の葉を基原とする生薬で、**利
尿**作用のほかに、経口的に摂取した後、

尿中に排出される分解代謝物が**抗菌作用**を示し、尿路の**殺菌消毒**効果を期待して用いられる。

問116　正解　4
1× 2× 3× 4○ 5×

ウワウルシは利尿作用のほか、尿路の**殺菌消毒**効果を期待して用いられる。

●泌尿器用薬の利尿成分

生薬名	基原
ソウハクヒ	クワ科マグワの根皮
サンキライ	ユリ科 *Smilax glabra* Roxburgh の塊茎
キササゲ	ノウゼンカズラ科キササゲ等の果実
ブクリョウ	サルノコシカケ科マツホドの菌核

問117　正解　2
a：猪苓湯は、体力に関わらず使用でき、排尿異常があり、ときに口が渇くものの排尿困難、排尿痛、残尿感、頻尿、むくみに適すとされる。

b：竜胆瀉肝湯は、体力**中等度以上**で、下腹部に熱感や痛みがあるものの排尿痛、残尿感、尿の濁り、こしけ（おりもの）、頻尿に適すとされるが、胃腸が弱く下痢しやすい人では、胃部不快感、下痢等の副作用が現れやすい等、不向きとされる。

c：六味丸は、体力**中等度以下**で、疲れやすくて尿量減少または多尿で、ときに手足のほてり、口渇があるものの排尿困難、残尿感、頻尿、むくみ、痒み、夜尿症、しびれに適すとされるが、胃腸が弱く下痢しやすい人では、胃部不快感、腹痛、下痢等の副作用が現れやすい等、不向きとされる。

VI　婦人薬

問118　正解　2
a　○　婦人薬は月経及び月経周期に伴い生じる諸症状の緩和と保健に用いられる。

b　×　月経の約10〜3日前に現れ、月経**開始**と共に消失する頭痛、乳房痛などの身体症状や感情の不安定、抑うつなどの精神症状を主体とするものを、月経前症候群という。

c　×　女性ホルモン成分は、その摂取による胎児の先天性異常の発生が報告されている。妊婦または妊娠していると思われる女性では使用を**避ける**。

d　○　継続して使用する場合には、医療機関を受診するよう促すべきである。

問119　正解　4
ア　×　視床下部や**下垂体**で産生されるホルモンと卵巣で産生される女性ホルモンが月経周期に関与する。

イ　×　記述は、**閉経**に関するものである。

ウ　○　血の道症は範囲が更年期障害よりも**広く**、年齢的に必ずしも更年期に限らない。

エ　○　月経前症候群は、月経開始前に症状が**現れ**、月経開始と**共に**その症状が**消失**する。

問120　正解　3
a　○　シャクヤク、ボタンピは鎮痛・鎮痙作用が期待される。

b　×　リボフラビンを摂取することにより尿が黄色くなることがある。

c　×　鎮静、鎮痛のほか、女性の滞った月経を促す作用を期待して、**サフラン、コウブシ**などが配合されている。

問121　正解　1

a　○　サフランはアヤメ科のサフランの**柱頭**を基原とする生薬で、ほかに**鎮静**、**鎮痛**作用がある。

b　○　センキュウはセリ科のセンキュウの**根茎**を通例、湯通ししたものを基原とする生薬である。

c　○　エチニルエストラジオールは人工的に合成された**女性ホルモン**の一種である。

d　×　コウブシは**カヤツリグサ科**のハマスゲの**根茎**を基原とする生薬で、サフランと同様に**鎮静**、**鎮痛**、女性の滞っている月経を促す作用を期待して配合されている。

問122　正解　1

a　○　加味逍遙散はまれに重篤な副作用として肝機能障害、**腸間膜静脈硬化**症を生じることが知られている。

b　○　五積散は体力**中等度**又は**やや虚弱**で、冷えがあるものの胃腸炎、腰痛、神経痛、月経痛、頭痛、更年期障害、感冒に適すとされる。

c　×　桃核承気湯は構成生薬として**マオウ**を**含まない**。妊婦又は妊娠していると思われる女性、授乳婦における使用には留意が必要である。

d　×　当帰芍薬散は構成生薬として**カンゾウ**を**含まない**。胃腸の弱い人には不向きとされる。
　　下の表を参照。

問123　正解　5

a×　b○　c○　d×
　　下の表を参照。

●婦人薬に用いられる漢方処方製剤

製剤名	適する人	適する症状	注意点
加味逍遙散	体力中等度以下で、のぼせ感、肩こりがあり、疲れやすく**精神神経症状**を訴える人	冷え症、虚弱体質、月経不順、更年期障害、血の道症、不眠症	胃腸の弱い人は不向き 重篤な副作用の肝機能障害、腸間膜静脈硬化症に注意
桂枝茯苓丸	比較的**体力あり**、下腹部痛、肩こり、めまい、のぼせて足冷えのある人	月経不順、月経痛、更年期障害、血の道症、肩こり、打ち身、しもやけ、しみ	虚弱な人は不向き 肝機能障害に注意
当帰芍薬散	体力**虚弱**、冷え症で貧血傾向、**疲労**しやすい、下腹部痛、めまい、肩こり、耳鳴り、**動悸**がある人	月経不順、月経異常、更年期障害、産前産後あるいは流産による障害、肩こり、腰痛、しもやけ、むくみ、耳鳴り	胃腸の弱い人は不向き
四物湯	体力**虚弱**、冷え症、皮膚**乾燥**、色つや悪い体質、胃腸障害のない人	月経不順、更年期障害、しもやけ、しみ、貧血、産後流産後の疲労回復	虚弱な人、胃腸の弱い人、**下痢**しやすい人は不向き
五積散	体力**中等度**、やや虚弱、冷えがある人	胃腸炎、腰痛、神経痛、関節痛、月経痛、更年期障害、感冒	虚弱な人、胃腸の弱い人、**発汗傾向**の著しい人は不向き
桃核承気湯	体力**中等度以上**、のぼせて便秘しがち	月経不順、更年期障害、腰痛、便秘	虚弱な人、胃腸の弱い人、**下痢**しやすい人は不向き

問124　正解　4

　適切とされるのは、女性の月経に伴う症状緩和に用いられる漢方処方製剤である。猪苓湯は**排尿異常**を伴う**排尿困難**などに適すとされ、不適当であり、比較的体力があることから、**桂枝茯苓丸**が正解である。

59ページの表を参照。

Ⅶ　内服アレルギー用薬
　　（鼻炎用内服薬を含む。）

問125　正解　4

1　○　寒冷蕁麻疹、日光蕁麻疹、心因性蕁麻疹などがある。
2　○　食品（特に、サバなどの生魚）が傷むと**ヒスタミン**やヒスタミンに類似した物質（ヒスタミン様物質）が生成することがあり、そうした食品を摂取することによって生じる蕁麻疹もある。
3　○　内服アレルギー用薬は、ヒスタミンの働きを抑える作用を示す成分（抗ヒスタミン成分）を主体として配合されている。
4　×　鼻汁分泌やくしゃみを抑える成分は**抗コリン成分**である。

問126　正解　3

a×　b○　c×　d○
下の表を参照。

問127　正解　3

a　○　アゼラスチンは**抗ヒスタミン成分**である。
b　×　パンテノールはビタミン成分で依存性はない。
c　×　フェニレフリン塩酸塩はアドレナリン作動成分で、**交感神経系を刺激**して、血管を収縮させることにより鼻粘膜の充血や腫れを和らげることを目的とする。
d　○　吸収されたジフェンヒドラミンの一部が乳汁に移行して乳児に昏睡を生じるおそれがある。

問128　正解　4

a　×　クロルフェニラミンマレイン酸

●内服アレルギー用薬に用いられる漢方処方製剤

製剤名	適する人	適する症状	注意点
消風散 （しょうふうさん）	体力中等度以上の人の皮膚疾患で、痒みが強く分泌物が多く、ときに局所に熱感があるもの	湿疹・皮膚炎、蕁麻疹、水虫、あせも	体の虚弱な人、胃腸が弱く下痢をしやすい人では不向き
茵蔯蒿湯 （いんちんこうとう）	体力中等度以上で、**口渇**があり、尿量が少なく、便秘する人	蕁麻疹、口内炎、湿疹・皮膚炎、皮膚の痒み	胃腸が弱く下痢しやすい人では不向き
十味敗毒湯 （じゅうみはいどくとう）	体力中等度の人の皮膚疾患で、**発赤**があり、ときに化膿するもの	化膿性皮膚疾患・急性皮膚疾患の初期、蕁麻疹、湿疹・皮膚炎、水虫	体の虚弱な人、胃腸が弱い人では不向き
辛夷清肺湯 （しんいせいはいとう）	体力中等度以上で、濃い**鼻汁**が出て、ときに熱感を伴うもの	鼻づまり、慢性鼻炎、蓄膿症（副鼻腔炎）	体の虚弱な人、胃腸虚弱で冷え性の人は不向きまれに重篤な副作用として肝機能障害、間質性肺炎、**腸間膜静脈硬化症**

塩は、抗ヒスタミン成分で、肥満細胞から遊離したヒスタミンが**受容体**と反応するのを**妨げる**ことにより、ヒスタミンの働きを抑える。

b ×　パーキンソン病の治療薬として医療機関でセレギリン塩酸塩（モノアミン酸化酵素阻害剤）が処方されている場合、プソイドエフェドリン塩酸塩の配合された鼻炎用内服薬を使用すると、体内でのプソイドエフェドリンの代謝が**妨げられて**、**副作用**が現れやすくなる。

c ○　**排尿**困難の症状がある人、**緑内障**の診断を受けた人は、症状の悪化を招くおそれがある。

d ○　記述のとおり。

問129　正解　3

a ×　肥満細胞から遊離したヒスタミンは周囲の器官や組織の表面に分布する特定のタンパク質（受容体）と反応することで、血管**拡張**、血管透過性亢進等の作用を示す。

b ×　鼻炎用内服薬と鼻炎用点鼻薬は内服薬と外用薬であるが、同じ成分又は同種の作用を有する成分が**重複**することもあり、相互に影響し合うため、併用に注意する。

c ○　アレルゲンにはその他、そば、落花生、えび、かに等の食品、スギやヒノキ、ブタクサ等の花粉のような**季節性**のものがある。

d ○　疥癬とは、ヒゼンダニというダニの一種が皮膚に感染することによって起こる皮膚疾患で、激しい痒みを伴う皮疹を生じる。

問130　正解　4

1 ×　鼻炎用内服薬と鼻炎用点鼻薬は投与経路が異なっても、同種の作用を有する成分が重複することがあり、併

用**しない**よう注意が必要である。

2 ×　プソイドエフェドリン塩酸塩は**アドレナリン作動**成分で、交感神経系を刺激して血管を収縮させることにより鼻粘膜の**充血**や腫れを和らげることを目的とする。

3 ×　ベラドンナ総アルカロイドは**抗コリン**成分で、鼻腔内の刺激を伝達する副交感神経の伝達物質であるアセチルコリンと受容体の反応を妨げることにより、**鼻汁分泌やくしゃみを抑える**作用を示す。

4 ○　記述のとおり。

5 ×　**サイシン**の記述である。シンイは、**モクレン科**の *Magnolia biondii* Pampanini、ハクモクレン、*Magnolia sprengeri* Pampanini、タムシバ又はコブシの蕾を基原とする生薬で、鎮静、鎮痛の作用を期待して用いられる。

問131　正解　2

ア ○　メキタジンはまれに重篤な副作用として、他に、**肝機能障害**、**血小板減少**を生じることがある。

イ ×　ベラドンナ総アルカロイドは抗コリン成分で、**散瞳**、口渇、**便秘**、排尿困難などの副作用がある。

ウ ○　プソイドエフェドリン塩酸塩は、他のアドレナリン作動成分に比べて**中枢神経**系に対する作用が強いため、そのような副作用が起こることがある。

エ ×　グリチルリチン酸二カリウムは抗炎症成分で、**偽アルドステロン症**を生じるおそれがある。

問132　正解　5

1 ○　メキタジンは抗ヒスタミン剤である。

2 ○　副交感神経系の働きを抑える抗コリン成分は**ベラドンナ総アルカロイ**

ドである。

3 ○ 交感神経系を刺激して鼻粘膜の血管を収縮させるアドレナリン作動成分はプソイドエフェドリン塩酸塩、メチルエフェドリン塩酸塩である。

4 ○ プソイドエフェドリン塩酸塩は他のアドレナリン作動成分に比べて中枢神経系に対する作用が強く、副作用として不眠や神経過敏が現れることがある。

5 × セレギリン塩酸塩はモノアミン酸化酵素阻害剤で、体内でプソイドエフェドリン塩酸塩の代謝が妨げられて、副作用が現れやすくなるおそれがある。

問133　正解　4

使用する人の a（体質）と症状にあわせて漢方処方が選択されることが重要である。b（皮膚）の症状を主とする人に適すとされるものとして、十味敗毒湯、消風散、当帰飲子等が、c（鼻）の症状を主とする人に適すとされるものとして、葛根湯加川芎辛夷、小青竜湯、辛夷清肺湯等がある。

問134　正解　4

a：消風散
b：当帰飲子
c：カンゾウ

内服アレルギー用薬の漢方処方製剤のうち、茵蔯蒿湯、十味敗毒湯、消風散、当帰飲子などは皮膚の症状に適すとされる。茵蔯蒿湯以外はカンゾウを含む。いずれも比較的長期間服用されることがある。

問135　正解　2

a × メキタジンは抗ヒスタミン成分で、ヒスタミンの働きが抑えられると眠気が促される。

b ○ その場合には一般用医薬品による一時的な症状の緩和ではなく、医師の診療を受けるなどの対応が必要である。

c ○ 茵蔯蒿湯は皮膚症状に用いられるが、体質や体力と症状の確認が必要である。

d × 一般用医薬品のアレルギー用薬は長期の連用を避け、5〜6日間使用しても症状の改善がみられない場合には医師の診察を受けるなどの対応が必要である。

Ⅷ　鼻に用いる薬

問136　正解　2

a ○ スプレー式鼻炎用点鼻薬は、使用前に鼻をよくかみ逆流を防ぐこと、汚染を防ぐため容器はなるべく直接鼻に触れないようにすること、点鼻薬を他人と共有しないことなどの注意が必要である。

b × 鼻炎用点鼻薬は、急性又はアレルギー性鼻炎及びそれに伴う副鼻腔炎の症状の緩和が目的とされ、原因そのものを取り除くわけではない。

c ○ アレルギー性鼻炎の発生には生体内の伝達物質であるヒスタミンが関与している。

d × アドレナリン作動成分が配合された点鼻薬は、過度に使用されると鼻粘膜の血管が反応しなくなり、逆に血管が拡張して二次充血を招き、鼻づまり（鼻閉）がひどくなりやすい。

問137　正解　1

a ○ フェニレフリン塩酸塩、ナファゾリン塩酸塩、テトラヒドロゾリン塩酸塩等は、アドレナリン作動成分であり、過度に使用されると鼻粘膜の血管が反応しなくなり、逆に血管が拡張して二次充血を招き、鼻づまり（鼻閉）

がひどくなりやすい。

b ×　セチルピリジニウム塩化物、ベンゼトニウム塩化物、ベンザルコニウム塩化物等は殺菌消毒成分である。いずれも陽性界面活性成分で、黄色ブドウ球菌、溶血性連鎖球菌又はカンジダ等の真菌類に対する殺菌消毒作用を示す。結核菌やウイルスには効果がない。

c ×　クロモグリク酸ナトリウムは、アレルギー性でない鼻炎や副鼻腔炎に対しては無効である。

d ○　クロルフェニラミンマレイン酸塩、ケトチフェンフマル酸塩等が抗ヒスタミン成分である。

問138　正解　2
ア ○　クロモグリク酸ナトリウムは鼻アレルギー症状の緩和を目的とする抗アレルギー成分である。

イ ○　ナファゾリン塩酸塩はアドレナリン作動成分である。

ウ ×　クロルフェニラミンマレイン酸塩は抗ヒスタミン成分であり、ヒスタミンの働きを抑える。

エ ○　ベンゼトニウム塩化物は殺菌消毒成分である。

問139　正解　4
ア ×　テトラヒドロゾリン塩酸塩は、交感神経系を刺激して鼻粘膜を通っている血管を収縮させることにより、鼻粘膜の充血や腫れを和らげることを目的として配合されている。

イ ×　ベンゼトニウム塩化物は黄色ブドウ球菌、溶血性連鎖球菌、カンジダ等の真菌類に対する殺菌消毒作用を示すが、ウイルスや結核菌には効果がない。

ウ ○　リドカインは鼻粘膜の過敏性や痛みや痒みを抑えることを目的として配合されている局所麻酔成分である。

エ ○　アドレナリン作動成分であるテトラヒドロゾリン塩酸塩が配合されているため、過度に使用されると、鼻づまり（鼻閉）がひどくなりやすい。

IX　眼科用薬

問140　正解　3
ア：人工涙液
イ：抗ヒスタミン成分
ウ：眼瞼炎（まぶたのただれ）

　一般用医薬品の点眼薬は、その主たる配合成分から、人工涙液、一般点眼薬、抗菌性点眼薬、アレルギー用点眼薬に大別される。

　人工涙液は、涙液成分を補うことを目的とするもので、目の疲れや乾き、コンタクトレンズ装着時の不快感等に用いられる。アレルギー用点眼薬は、花粉、ハウスダスト等のアレルゲンによる目のアレルギー症状の緩和を目的とし、抗ヒスタミン成分や抗アレルギー成分が配合されているものである。抗菌性点眼薬は、抗菌成分が配合され、結膜炎やものもらい、眼瞼炎等に用いられる。

問141　正解　3
1 ×　プラノプロフェンは非ステロイド性抗炎症成分で、炎症の原因となる物質の生成を抑える作用を示す。

2 ×　精製ヒアルロン酸ナトリウムは、角膜の乾燥を防ぐことを目的として用いられる。

3 ○　記述のとおり。コリンエステラーゼの働きを抑える作用を示し、毛様体におけるアセチルコリンの働きを助けることで、目の調節機能を改善する効果がある。

4 ×　ホウ酸は洗眼薬として用時水に溶解し、結膜嚢の洗浄・消毒に用いられる。添加物（防腐剤）として用いら

第3章　主な医薬品とその作用

れることもある。

問 142　正解　1
a　○　薬液の汚染が生じる原因となる。
b　○　点眼後はしばらくまぶたを閉じて目頭を押さえる。
c　×　点眼薬の容器に記載されている使用期限は、未開封の状態におけるものである。
d　×　全身性の副作用として皮膚に発疹、発赤、痒み等が現れることがある。

問 143　正解　3
a　×　ネオスチグミンメチル硫酸塩は、コリンエステラーゼの働きを抑える作用を示し、毛様体におけるアセチルコリンの働きを助けることで、目の調節機能を改善する効果を目的として用いられる。
b　○　抗ヒスタミン成分であるジフェンヒドラミン塩酸塩、クロルフェニラミンマレイン酸塩、ケトチフェンフマル酸塩等は、鼻炎用点鼻薬と併用した場合には、眠気が現れることがあるため、乗物または機械類の運転操作を避ける必要がある。
c　×　パンテノール、パントテン酸カルシウム等は、自律神経系の伝達物質の産生に重要な成分であり、目の調節機能の回復を促す効果を期待して用いられる。
d　×　イプシロン－アミノカプロン酸は、炎症の原因となる物質の生成を抑える作用を示し、目の炎症を改善する効果を期待して用いられる。

問 144　正解　1
a　○　コンドロイチン硫酸ナトリウムや、精製ヒアルロン酸ナトリウム、ポリビニルアルコール（部分けん化物）も同様の効果を期待して配合されてい

る場合がある。
b　×　スルファメトキサゾールナトリウムは、サルファ剤で、細菌感染（ブドウ球菌や連鎖球菌）による結膜炎やものもらい（麦粒腫）などの化膿性の症状の改善を目的として用いられる。ウイルスや真菌に対する効果はない。
c　○　他に、アラントインも組織修復成分である。
d　×　ホウ酸は、洗眼薬として用時水に溶解し、結膜嚢の洗浄・消毒に用いられる。また抗菌作用による防腐効果を期待して、点眼薬の添加物（防腐剤）として配合されていることもある。

問 145　正解　1
a　○　ナファゾリン塩酸塩はアドレナリン作動成分で、結膜を通っている血管を収縮させて目の充血を除去する。
b　×　アズレンスルホン酸ナトリウムは炎症を生じた眼粘膜の組織修復を促す作用を期待して配合されている。
c　○　硫酸亜鉛水和物は収斂成分で、眼粘膜のタンパク質と結合して皮膜を形成し、外部の刺激から保護する作用を期待して配合されている。
d　×　コンドロイチン硫酸ナトリウムは角膜の乾燥を防ぐことを目的として配合されている。

問 146　正解　1
a　○　サルファ剤によるアレルギー症状を起こしたことがある人では使用をさけるべきである。
b　○　ブドウ球菌や連鎖球菌に有効で、すべての細菌に対して効果があるわけではない。
c　×　ウイルスや真菌の感染に対する効果はない。
d　×　20日ほどではなく、3〜4日である。

問147 正解 3

a × ピリドキシン塩酸塩は、アミノ酸の代謝や神経伝達物質の合成に関与していて、目の疲れ等の症状改善の効果が期待される。

b ○ テトラヒドロゾリン塩酸塩はアドレナリン作動成分である。

c × ネオスチグミンメチル硫酸塩は、コリンエステラーゼの働きを抑える作用を示し、毛様体におけるアセチルコリンの働きを助けることで目の調節機能を改善する。

d ○ 記述のとおり。

X 皮膚に用いる薬

問148 正解 4

a × 表皮の角質層が柔らかくなることで有効成分が浸透しやすくなることから、入浴後に用いるのが効果的とされる。

b ○ また、塗布したあとに手に薬剤が付着したままにしておくと、薬剤が目や口の粘膜等に触れて刺激感等を生じるおそれがあるため、手についた薬剤を十分に洗い流すべきである。

c × 患部から十分離して噴霧し、また連続して噴霧する時間は3秒以内とすることが望ましい。

d ○ また、患部やその周囲に汗や汚れ等が付着した状態で貼付すると、有効成分の浸透性が低下するほか、剥がれやすくもなるため十分な効果が得られない。

問149 正解 3

a ○ 殺菌消毒薬は日常生活で生じる比較的小さなきり傷、擦り傷、掻き傷等の創傷面の化膿の防止、手指・皮膚の消毒を目的として使用される。

b ○ 創傷面に浸出してきた液の中

に、表皮再生の元になる細胞を活性化させる成分が含まれているため乾燥させない方が早く治癒する、という考えが広まってきている。

c × 冷やした後は水疱（水ぶくれ）を破らないように（水疱が破れるとそこから感染を起こして化膿することがある）ガーゼ等で軽く覆うとよいとされている。

d × 止血の際は5分間程度圧迫を続け、創傷部を心臓より高くして圧迫すると止血効果が高い。

問150 正解 3

a × アクリノールは、一般細菌類の一部（連鎖球菌、黄色ブドウ球菌などの化膿菌）に対する殺菌消毒作用を示すが、真菌、結核菌、ウイルスに対しては効果がない。

b ○ 皮膚刺激性が強いため、患部表面を軽く清拭するにとどめ、脱脂綿やガーゼに浸して患部に貼付することは避けるべきとされている。また、粘膜（口唇等）や目の周りへの使用は避ける必要がある。

c ○ また、人間の外皮表面に存在し、化膿の原因となる黄色ブドウ球菌、連鎖球菌等の増殖を防いでいる皮膚常在菌も殺菌されてしまう。

d × オキシドール（過酸化水素水）は、作用の持続性は乏しく、組織への浸透性も低い。

問151 正解 4

a ○ ポリエチレンスルホン酸ナトリウムも同様である。

b × 一般用医薬品の使用で症状が抑えられた場合でも、ステロイド性抗炎症成分や、インドメタシン、ケトプロフェン、フェルビナク、ピロキシカム等の非ステロイド性抗炎症成分が配合

された医薬品では、長期間にわたって使用することは適切でない。

c ○ ただし、ラップフィルム等の通気性の悪いもので覆うことは適当ではない。

d × ポリエチレンスルホン酸ナトリウムは血行促進成分である。局所麻酔成分は、ジブカイン塩酸塩、リドカイン、アミノ安息香酸エチル、テシットデシチン等である。

問152　正解　4

a ○ 外皮用薬は入浴後に用いる。

b ○ インドメタシンは殺菌作用がなく、みずむし、たむしまたは化膿している患部への使用を避ける。

c ○ 湿疹に抗真菌作用のある成分を使用すると湿疹が悪化することがある。

d × 患部が広範囲に及ぶ場合は、内服抗真菌薬の処方による全身的な治療も考慮し、医療機関の受診を必要とする場合もある。

問153　正解　2

1 × ヒドロコルチゾン、デキサメタゾン、プレドニゾロン吉草酸エステル酢酸エステル等のステロイド性抗炎症成分は、水痘（水疱瘡）、みずむし、たむし等又は化膿している患部については症状を悪化させるおそれがあり、使用を避ける必要がある。

2 ○ 記述の通りである。

3 × ケトプロフェンは非ステロイド性抗炎症成分である。

4 × 外皮用薬で用いられるステロイド性抗炎症成分は、体の一部に生じた湿疹、皮膚炎、かぶれ、あせも、虫刺され等の一時的な皮膚症状の緩和を目的とするものであり、広範囲に生じた皮膚症状や、慢性の湿疹・皮膚炎を対象とするものではない。

5 × 分子内にステロイド骨格を持たず、プロスタグランジンの産生を抑える作用（抗炎症作用）を示す成分を非ステロイド性抗炎症薬（NSAIDs）という。

問154　正解　2

a ○ インドメタシンはプロスタグランジンの産生を抑える。

b × ケトプロフェンは筋肉痛、関節痛、打撲、捻挫等による鎮痛等を目的として用いる。

c ○ ジクロフェナクナトリウムは筋肉痛、関節痛、打撲、捻挫等による鎮痛等を目的として用いる。

d × フェルビナクは殺菌作用がないため、皮膚感染症には効果がない。

問155　正解　3

a × いぼに用いる角質軟化薬は医薬品としてのみ認められている。うおのめ・たこ用剤では医薬部外品として製造販売されている。

b ○ いぼに用いる角質軟化薬は、いぼの原因となるウイルスに対する抑制作用はない。

c × サリチル酸は角質成分を溶解することにより角質軟化作用を示す。

d ○ 皮膚の乾燥は角質層の細胞間脂質や角質層中に元来存在するアミノ酸、尿素、乳酸等の保湿因子の減少、皮脂の分泌の低下により角質層の水分保持量が低下することにより生じる。

問156　正解　3

a × ホモスルファミンはサルファ剤で、細菌のDNA合成を阻害することにより抗菌作用を示す。

b ○ クロラムフェニコールは細菌のタンパク質合成を阻害することにより抗菌作用を示す。

c ○ 尿素は**保湿**成分である。皮膚の乾燥は保湿因子の減少、皮脂の分泌低下による角質層の水分保持量が低下することによって生じる。

d × バシトラシンは細菌の**細胞壁合成**を阻害することにより**抗菌**作用を示す。

問157 正解 2

ア ○ ぜにたむしは**体部白癬**とも呼ばれ皮膚糸状菌（白癬菌）が皮膚に寄生して起こる。

イ × 頭部白癬は小児に多い。炎症が著しい場合には医師の診療を**受ける**。

ウ × じゅくじゅくと湿潤している患部には**軟膏**が適する。皮膚が厚く角質化している部位には**液剤**が適する。

エ ○ イミダゾール系抗真菌成分は、皮膚糸状菌の細胞膜構成成分の産生を妨げたり、**細胞膜の透過性を変化**させることにより増殖を抑える。

問158 正解 3

a ○ ミコナゾール硝酸塩はイミダゾール系抗真菌成分である。

b × テルビナフィン塩酸塩は皮膚糸状菌の細胞膜を構成する成分の**産生を妨げる**ことにより、その増殖を抑える。

c × シクロピロクスオラミンは皮膚糸状菌の細胞膜に作用して、その増殖・生存に必要な物質の**輸送機能を妨げ**、その増殖を抑える。

d ○ **モクキンピ**のエキスは生薬成分として抗真菌作用を期待して用いられる。

問159 正解 4

a ○ ヒノキチオールは**毛髪**用薬に配合される生薬成分である。

b × カルプロニウム塩化物は末梢組織においてアセチルコリンに類似した

コリン作用を示し、頭皮の血管を拡張、毛根への血行を促すことによる発毛効果を期待して用いられる。

c × カシュウはタデ科のツルドクダミの塊根を基原とする生薬で、頭皮における脂質代謝を高めて、余分な**皮脂**を取り除く作用を期待して用いられる。

XI 歯や口中に用いる薬
1 歯痛・歯槽膿漏薬

問160 正解 2

1 × 齲蝕により露出した歯髄を通っている知覚神経の伝達を遮断して痛みを鎮めることを目的として、ジブカイン塩酸塩、テーカイン、アミノ安息香酸エチル等の**局所麻酔成分**が用いられる。

2 ○ 記述の通りである。歯槽膿漏薬は、**歯肉炎**、歯槽膿漏の諸症状（歯肉からの出血や膿、歯肉の腫れ、むずがゆさ、口臭、口腔内の粘り等）の緩和を目的とする医薬品である。

3 × 歯の齲蝕のほか、第三大臼歯（親知らず）の伸長による痛みも、歯痛として認識されることがある。第三大臼歯（親知らず）の伸長による痛みの場合、歯痛薬（外用）の効果は**期待できない**。

4 × カミツレは、キク科のカミツレの頭花を基原とする生薬で、**抗炎症**、**抗菌**などの作用を期待して用いられる。

問161 正解 1

a ○ フィトナジオン（ビタミンK_1）は止血成分で、炎症を起こした歯周組織からの**出血**を抑える作用を期待して配合される。

b ○ チョウジ油はフトモモ科のチョ

ウジの蕾又は葉を水蒸気蒸留して得た精油で、**抗炎症作用**を期待して用いられる。

c ✕ 銅クロロフィリンナトリウムは歯周組織の**修復**を促す作用のほか、歯肉炎に伴う口臭を抑える効果も期待して配合される。

d ✕ アミノ安息香酸エチルは**局所麻酔成分**で、齲蝕により露出した歯髄を通る知覚神経の伝達を遮断して痛みを**鎮める**目的で配合されている。

2 口内炎用薬

問162 正解 4

a ◯ 口内炎や舌炎は、代表的な口腔疾患で、口腔の粘膜上皮に**水疱**や**潰瘍**ができて痛み、ときに口臭を伴う。

b ✕ 口内炎は一般用医薬品の使用の際にも**副作用**として現れることがある。

c ✕ アクリノールは患部からの細菌感染防止のために配合される。

d ◯ 記述のとおり。

問163 正解 3

a ◯ アズレンスルホン酸ナトリウムは**抗炎症**成分としても用いられる。

b ◯ 茵蔯蒿湯は、体力中等度**以上**で口渇があり、尿量少なく、**便秘する**ものの蕁麻疹、口内炎、湿疹・皮膚炎、皮膚のかゆみに適すとされる。胃腸が弱く下痢しやすい人は不向きとされる。

c ◯ 他に、**セチルピリジニウム塩化物、アクリノール、ポビドンヨード**等が配合されている場合がある。

d ✕ シコンはムラサキ科のムラサキの根を基原とする生薬で、組織修復促進、抗菌などの作用が期待される。

問164 正解 2

a ◯ ニコチンは交感神経系を興奮させる作用を示し、アドレナリン作動成分が配合された医薬品（鎮咳去痰薬、鼻炎用薬、痔疾用薬等）との併用により、その作用を**増強**させるおそれがある。

b ✕ 噛むことにより口腔内にニコチンが放出され、**口腔粘膜から吸収され**て循環血液中に移行する。

c ◯ 記述の通りである。

d ✕ ニコチン濃度の**低下**によって、イライラ感、集中困難、落ち着かない等のニコチン離脱症状が現れる。

問165 正解 2

a ◯ 禁煙補助剤には、噛むことで口腔内にニコチンが放出され、口腔粘膜から吸収されて循環血液中に移行する**咀嚼剤**と、1日1回皮膚に貼付することによりニコチンが皮膚を透過して血中に移行する**パッチ製剤**がある。

b ✕ 咀嚼剤の**口腔粘膜からの吸収が**十分になされず、吐きけ等の副作用が現れやすくなるため、**ゆっくりと断続**的に噛む。

c ✕ 禁煙補助剤は喫煙を完全に**止め**たうえで使用することとされている。

d ✕ 併用はニコチンの**過剰摂取**につながり、禁煙達成が早まるものでは**な**いうえに、副作用のおそれがある。

問166 正解 3

ア ✕ ビタミンB₂主薬製剤は、リボフラビン酪酸エステル、フラビンアデニンジヌクレオチドナトリウム、リボフラビンリン酸エステルナトリウム等が主薬として配合された製剤で、口内

炎、口角炎、舌の炎症、湿疹、目の充血、目の痒みの症状緩和などに用いられる。シアノコバラミンはビタミンB_{12}主薬製剤に主薬として配合される。

イ ○ ビタミンB_6主薬製剤はピリドキサールリン酸エステルやピリドキシン塩酸塩が主薬として配合された製剤である。**口内炎**のほか、口角炎、舌の炎症、湿疹、手足のしびれの症状緩和などに用いられる。

ウ ○ ビタミンE主薬製剤は、トコフェロール、トコフェロールコハク酸エステルなどが主薬として配合された製剤で、**肩こりや首すじのこり**、手足のしびれなどに用いられる。

エ × ビタミンA主薬製剤は、レチノール酢酸エステル、レチノールパルミチン酸エステル、ビタミンA油、肝油などが主薬として配合された製剤で、目の乾燥感、**夜盲症**（とり目、暗所での見えにくさ）の症状緩和などに用いられる。くる病の予防は**ビタミンD**主薬製剤の用途である。

問167 正解 1

1 ○ 記述のとおり。

2 × 医薬部外品としては、滋養強壮、虚弱体質の改善、病中・病後の栄養補給等に限定されている。神経痛や筋肉痛など**特定**部位の症状に対する効能・効果は医薬品において**のみ**認められている。

3 × 多く摂取しても症状の改善が早まるものではなく、滋養強壮の効果が高まるものでも**ない**。

4 × 1ヶ月位服用しても症状の改善がみられない場合には、栄養素の不足以外の要因が考えられるため漫然と使用**しない**。

問168 正解 1

a ○ ビタミンAは**夜間視力**の維持、皮膚や粘膜の機能を正常に保つ。

b ○ ビタミンDは**骨**の形成を助ける。

c × ビタミンEは体内の**脂質**を酸化から守り、細胞の活動を助ける栄養素である。

d ○ ビタミンB_1は**神経**の正常な働きを維持する。

問169 正解 3

a ○ カルシウム主薬製剤はクエン酸カルシウム、グルコン酸カルシウム、乳酸カルシウム、沈降炭酸カルシウムなどが主薬として配合されている。カルシウムの過剰症としては**高カルシウム血症**が知られている。

b ○ 滋養強壮に用いられる漢方処方製剤として、補中益気湯、**十全大補湯**がある。

c × アスパラギン酸が生体におけるエネルギーの産生効率を高めるとされ、骨格筋に溜まった**乳酸**の分解を促すなどの働きを期待して用いられる。記述はアスパラギン酸ナトリウムではなく、**ガンマ-オリザノール**のものである。

d × コンドロイチン硫酸は**軟骨組織**の主成分で、軟骨成分を形成及び修復する働きがある。コンドロイチン硫酸ナトリウムとしてビタミンB_1などと組み合わせて配合されている場合がある。記述は、**グルクロノラクトン**のものである。

問170 正解 5

a ○ 他に、ナイアシン（ニコチン酸アミド、ニコチン酸）、**パントテン酸カルシウム**等がある。

b × グルクロノラクトンは、肝臓の

働きを助け、**肝血流を促進する働き**があり、全身倦怠感や疲労時の栄養補給を目的として配合されている場合がある。

c ○ タウリン（アミノエチルスルホン酸）は、筋肉や脳、心臓、目、神経等、体のあらゆる部分に存在し、細胞の機能が正常に働くために重要な物質である。**肝臓機能を改善する**働きがあるとされる。

d ○ 胃腸の弱い人では、**胃部不快感**の副作用が現れやすい等、不向きとされる。

問171　正解　3

a × 記述は**コンドロイチン硫酸**の働きについてである。グルクロノラクトンは、**肝臓の働きを助け、肝血流を促進する**働きがあり、全身倦怠感や疲労時の栄養補給を目的として配合されている場合がある。

b × ハンピは、**ニホンマムシ**等の皮及び内臓を取り除いたものを基原とする生薬で、**強壮、血行促進、強精（性機能の亢進）**等の作用を期待して用いられる。

c ○ システインは髪や爪、肌などに存在するアミノ酸の一種で、皮膚におけるメラニンの生成を抑えるとともに、皮膚の新陳代謝を活発にしてメラニンの排出を促す働きがある。

d ○ ガンマ－オリザノールは、ビタミンE等と組み合わせて配合されている場合がある。

XIV　漢方処方製剤・生薬製剤

1　漢方処方製剤

問172　正解　2

a ○ 漢方独自の病態認識である「証」に基づいて用いることが有効性及び安全性を確保するために重要である。

b × 現代中国で利用されている中医学に基づく薬剤は、**中薬**と呼ばれ、漢方薬とは**別物**である。

c ○ 記述のとおり。

d × 漢方処方製剤においても間質性肺炎や肝機能障害のような**重篤な副作用**が起きることがある。

問173　正解　2

a ○ 芍薬甘草湯（しゃくやくかんぞうとう）は**体力に関わらず**使用でき、筋肉の急激な痙攣を伴う痛みのあるもののこむらがえり、筋肉の痙攣、腹痛、腰痛に適すとされる。まれに重篤な副作用として、肝機能障害、間質性肺炎、**うっ血性心不全や心室頻拍**を生じることが知られている。

b × 抑肝散（よくかんさん）は神経がたかぶり、怒りやすい、イライラなどがあるものの**神経症**、不眠症、小児疳症（かん）（神経過敏）などに用いられる。

c × 六君子湯（りっくんしとう）は体力中等度以下で貧血性で手足が冷えやすいものの**胃炎**、胃腸虚弱、胃下垂などに用いられる。

d ○ 桔梗湯（ききょうとう）は体力に関わらず使用でき、喉が腫れて痛み、ときに咳がでるものの**扁桃炎（へん）**、扁桃周囲炎に適すとされる。

問174　正解　3

a ○ まれに重篤な副作用として、**間質性肺炎、肝機能障害**を生じることが知られている。

b × 記述は**猪苓湯**（ちょれいとう）のものである。温経湯（うんけいとう）は、体力中等度以下で、手足がほてり、唇が渇くものの月経不順、月経困難、こしけ（おりもの）、更年期障害、不眠、**神経症、湿疹・皮膚炎**、足腰の冷え、しもやけ、手あれ（手の湿疹（しん）・皮膚炎）に適すとされる。

c × 記述は**温経湯**（うんけいとう）のものである。猪

苓湯は体力に関わらず使用でき、**排尿異常**があり、ときに口が渇くものの排尿困難、排尿痛、頻尿、むくみに適すとされる。

問175 正解 1

a × 防風通聖散は体力が**充実**して、腹部に皮下脂肪が多く、便秘がちなものの、高血圧や肥満に伴う**動悸・肩こり・のぼせ・むくみ・便秘**、蓄膿症（副鼻腔炎）などに適すとされる。

b ○ まれに重篤な副作用として**肝機能障害、間質性肺炎、偽アルドステロン症**が起こることがある。

c × 十全大補湯は体力**虚弱**なものの病後・術後の体力低下、疲労倦怠、食欲不振、ねあせ、手足の冷え、貧血に適すとされる。記述は十全大補湯ではなく、**大柴胡湯**のものである。

d ○ 胃腸の弱い人は、食欲不振、胃部不快感の副作用が現れやすいなど、不向きとされる。

●「しばり」と「証」の例

証	しばり
陽	のぼせぎみで顔色が**赤く**
陰	疲れやすく**冷えやすい**ものの
水毒	口渇があり、尿量が**減少**するもの
血虚	**皮膚の色つや**が悪く
脾胃虚弱	胃腸**虚弱**で
肝陽上亢	いらいらして**落ち着きのない**もの

問176 正解 5

a × 黄連解毒湯ではなく、**防已黄耆湯**である。

b × 防已黄耆湯ではなく、症状などは**清上防風湯**、副作用は**黄連解毒湯**である。

c ○ 防風通聖散は他の**瀉下薬**との併用を避ける。カンゾウ、**マオウ**、ダイオウを含む。

d ○ 胃腸が弱く下痢しやすい人は、激しい腹痛を伴う下痢等の副作用が現れやすい等、不向きとされる。**ダイオウ**を含む。

2 その他の生薬製剤

問177 正解 5

ブシはキンポウゲ科のハナトリカブトまたはオクトリカブトの**a（塊根）**を**減毒加工**して製したものを基原とする生薬であり、**b（心筋）**の収縮力を高めて血液循環を改善する作用を持つ。

問178 正解 2

a○ b× c○ d×

下の表を参照。

問179 正解 3

a○ b× c○ d○

下の表を参照。bについては問177を参照。

●生薬成分と主な作用

生薬名	基原	主な作用
カッコン	マメ科クズの周皮を除いた根	解熱、鎮痙
サイコ	セリ科ミシマサイコの根	抗炎症、鎮痛
ボウフウ	セリ科 *Saposhnikovia divaricata* Schischkin の根及び根茎	発汗、解熱、鎮痛、鎮痙
ブクリョウ	サルノコシカケ科マツホドの菌核	利尿、健胃、鎮静
レンギョウ	モクセイ科レンギョウの果実	鎮痛、抗菌
サンザシ	バラ科サンザシ又はオオミサンザシの偽果をそのまま、縦切、横切	健胃、消化促進

1　消毒薬

問180　正解　3

a　×　殺菌・消毒は生存する微生物の数を減らすために行われる処置であり、滅菌は物質中のすべての微生物を殺滅又は除去することである。

b　×　クレゾール石ケン液は結核菌を含む一般細菌類、真菌類に対して比較的広い殺菌消毒作用を示すが、大部分のウイルスに対する殺菌消毒作用はない。

c　○　トリクロロイソシアヌル酸等の有機塩素系殺菌消毒成分は専ら器具、設備等の殺菌・消毒に用いられる。

d　○　殺菌・消毒の対象となる微生物を考慮し、適切な医薬品の選択、定められた用法に従って適正な使用がなされることが重要である。

問181　正解　4

ア　×　原末や濃厚液の場合は自己判断で安易に吐き出させることは避ける。

イ　×　誤って酸やアルカリが皮膚に付着した場合には、早期に十分な水洗を行う。中和剤は用いない。

ウ　○　誤って酸やアルカリが目に入った場合には、早期に十分な水洗を行う。中和剤は用いない。

エ　○　記述のとおり。

2　殺虫剤・忌避剤

問182　正解　3

1×　2×　3○　4×　5×

下の表を参照。

問183　正解　5

a　×　フェノトリンは殺虫成分で唯一人体に直接適用されるものである。

b　×　プロポクスルはアセチルコリンエステラーゼの阻害により殺虫作用を示すが、アセチルコリンエステラーゼとの結合は可逆的である。

c　○　ディートは外国において動物実験で神経毒性が示唆されている。生後6ヶ月未満の乳児への使用を避け、生後6ヶ月から12歳未満までの小児については顔面の使用を避ける。

d　×　有機塩素系殺虫成分は、残留性や体内蓄積性の問題から、現在ではオルトジクロロベンゼンがウジ、ボウフラの防除目的で使用されるのみである。

問184　正解　2

a　○　トコジラミは、シラミの一種ではなく、カメムシ目に属する昆虫であり、ナンキンムシとも呼ばれる。

b　×　イエダニは、ネズミを宿主として移動し生息場所を広げていく。吸血による刺咬のため激しい痒みを生じ

●殺虫剤の分類と配合成分

分類	配合成分
有機リン系	フェンチオン、ジクロルボス、ダイアジノンなど
ピレスロイド系	ペルメトリン、フェノトリン、フタルスリンなど
カーバメイト系	プロポクスル
オキサジアゾール系	メトキサジアゾン
有機塩素系	オルトジクロロベンゼン
昆虫成長阻害	ピリプロキシフェン

る。

c ○ 殺虫剤・忌避剤のうち、ハエ、ダニ、蚊等の衛生害虫の防除を目的とする殺虫剤・忌避剤は医薬品又は医薬部外品として法による規制の対象とされている。

d × 記述は有機塩素系殺虫成分について。オルトジクロロベンゼンは、ウジ、ボウフラの防除の目的で使用されているのみである。

問185 正解 2

フェニトロチオンはa（有機リン）系殺虫成分であり、殺虫作用は、アセチルコリンを分解する酵素（アセチルコリンエステラーゼ）とb（不可逆的）に結合してその働きを阻害することによる。高濃度又は多量に曝露した場合（特に飲み込んでしまった場合）には、神経の異常な興奮が起こり、c（縮瞳）、呼吸困難、筋肉麻痺等の症状が現れるおそれがある。

XVI 一般用検査薬
1 一般用検査薬とは

問186 正解 5

ア × 専ら疾病の診断に使用されることが目的とされる医薬品のうち、人体に直接使用されることのないものを体外診断用医薬品という。

イ × 悪性腫瘍、心筋梗塞や遺伝性疾患などの重大な疾患の診断に関係するものは一般用検査薬の対象外である。

ウ × 偽陽性とは、検体中に存在していないのに、検査対象外の物質と非特異的な反応が起こり検査結果が陽性となった場合をいう。

エ ○ 一般に検出感度を鋭敏にしようとすると非特異的な反応が起こりやすくなり偽陽性を生じる可能性が高くな

る。偽陽性を生じることを避けるため特異性を高めると検出感度が鈍くなる。

2 尿糖・尿タンパク検査薬

問187 正解 5

a × 尿糖検査は、食後1～2時間等、検査薬の使用方法に従って採尿を行う。尿タンパクでは、原則として早朝尿を検体とする。

b × 採尿の仕方は中間尿を採取して検査する。

c × 検査薬は尿に長い間浸しておくと検出成分が溶け出して、正確な検査結果が得られなくなることがある。

d ○ 記述のとおり。

3 妊娠検査薬

問188 正解 3

a ○ 月経予定日を過ぎて概ね1週間目以降の検査が推奨されている。

b × hCGの検出反応はhCGと特異的に反応する抗体や酵素を用いた反応のため温度の影響を受ける。

c ○ ホルモン剤使用の人では、検査結果が陽性となることがある。

d × 妊娠の早期判定の補助として尿中のhCGの有無を調べるのが目的である。専門医の問診や超音波検査など確定診断がなされる必要がある。

第4章:薬事関係法規・制度

Ⅰ 医薬品、医療機器等の品質、有効性及び安全性の確保等に関する法律の目的等

問1　正解　1
a：再生医療等製品
b：指定薬物
c：研究開発

　この法律は、医薬品、**医薬部外品**、化粧品、**医療機器及び再生医療等製品**(以下「医薬品等」という。)の品質、有効性及び安全性の確保並びにこれらの使用による保健衛生上の危害の発生及び拡大の防止のために必要な規制を行うとともに、**指定薬物**の規制に関する措置を講ずるほか、**医療**上特にその必要性が高い医薬品、**医療機器及び再生医療等製品の研究開発**の促進のために必要な措置を講ずることにより、**保健衛生**の向上を図ることを目的とする(医薬品医療機器等法第1条条文)。

問2　正解　4
　医薬関係者の責務が定められている。
a：医薬関係者
b：適正な使用
c：正確かつ適切

　登録販売者はこれにより、購入者等に対して正確かつ適切な情報提供が行えるよう、日々最新の情報の入手、自らの研鑽に努める必要がある。

問3　正解　4
1　○　医薬関係者の責務である。
2　○　規則159条の7第1項に規定されている。
3　○　規則159条の7第3項に規定されている。
4　×　一般用医薬品の販売又は授与に従事しようとしなくなったときは、30

日以内に、登録販売者名簿の登録の消除を申請しなければならない(規則第159条の10第1項)。

問4　正解　5
a　○　申請書には、原則として登録販売者試験に合格したことを証する書類、戸籍謄本等を添えなければならない。申請者が精神の機能の障害により、業務を適切に行うに当たって必要な認知、判断及び意思疎通を行うことができないおそれがある者である場合は当該申請者に係る精神の機能の障害に関する医師の診断書も必要である。
b　×　二以上の都道府県において販売従事登録を受けようと申請した者は、当該申請を行った都道府県知事のうち**いずれか一**の都道府県知事の登録のみを受けることができる。
c　×　登録販売者名簿への登録事項に、登録販売者の住所地は含まれていない(規則第159条の8第1項)。
d　○　規則第159条の10第2項に規定されている。

Ⅱ 医薬品の分類・取扱い等

問5　正解　3
a　×　人の身体の構造又は機能に影響を及ぼすことが目的とされている、「やせ薬」を標榜したもの等の「**無承認無許可医薬品**」は、医薬品に**含まれる**(医薬品医療機器等法第2条第1項第3号)。
b　○　人又は動物の疾病の診断、治療又は予防に使用されることを目的とする、機械器具等でないものは、医薬品に**含まれる**(同法第2条第1項第2号)。
c　○　同法同条同項第1号に規定されている。
d　○　医薬品は、厚生労働大臣より「製

造業」の許可を受けた者でなければ製
造をしてはならない（同法第 13 条第
1 項）。

問6　正解　2

a　○　ただし、食品添加物と認められ
た場合を除く。

b　○　ほかに錠剤、丸剤、カプセル剤、
散剤の形状の物についても同様である。

c　○　無承認無許可医薬品として、取
締りの対象となる。

d　×　製品表示や添付文書によるほ
か、パンフレット等の広告宣伝物等へ
の記載も医薬品的な効能効果が標榜又
は暗示されているとして医薬品に該当
する。

問7　正解　4

1　×　医師等の管理・指導下で行う自
己注射や自己採血を行う医薬品は医療
用医薬品として製造販売されている。

2　×　患者の容態に合わせて処方量を
決めるものは医療用医薬品である。

3　×　厚生労働大臣が薬事・食品衛生
審議会の意見を聴いて指定する。

4　○　医療機関を受診するほどではな
い体調不良や疾病の初期段階に使用さ
れる。

5　×　配置販売業者は要指導医薬品の
販売等は認められていない。

問8　正解　4

a　×　要指導医薬品は、その効能及び
効果において人体に対する作用が著し
くないものである。

b　○　要指導医薬品は適正使用のため
に薬剤師の対面による情報提供及び薬
学的知見に基づく指導が行われること
が必要なものについて、厚生労働大臣
が薬事・食品衛生審議会の意見を聴い
て指定するものをいう。

c　×　毒薬又は劇薬は、要指導医薬品
に該当することはあるが、現在のとこ
ろ、毒薬又は劇薬で、一般用医薬品の
ものはない。

d　○　用量に関しては、医療用医薬品
は医師又は歯科医師が診察をして患者
の容態に合わせて処方量を決めて交付
するものである。

問9　正解　2

a：薬剤師その他医薬関係者

b：需要者

c：薬剤師

　要指導医薬品の定義（医薬品医療機器
等法第 4 条第 5 項第 3 号の規定）の問
題である。要指導医薬品は、薬剤師その
他の医薬関係者から提供された情報に基
づいて需要者の選択により使用されるこ
とが目的とされる。要指導医薬品の適正
使用のために、薬剤師の対面による情報
提供及び薬学的知見に基づく指導が行わ
れることが必要なものである。

問10　正解　5

ア　×　登録販売者とは、医薬品医療機
器等法第 36 条の 8 第 2 項の登録を受
けた者をいう。

イ　×　過去 5 年間のうち通算して 2 年
以上あればよい。又は過去 5 年のうち
通算して 1 年以上（1 か月に 160 時間
以上従事した月が 12 月以上、又は通
算して 1 年以上かつ、過去 5 年間で合
計 1,920 時間以上）あり、毎年度受講
する必要がある研修に加えて店舗の管
理及び法令遵守に関する追加的な研修
を修了している者も店舗管理者になれ
る。あるいは、これらの従事期間が通
算して 1 年以上あり、かつ、過去に店
舗管理者等として業務に従事した経験
がある場合も店舗管理者となれる。

ウ　×　店舗管理者が、その店舗以外の

場所で業として店舗の管理その他薬事に関する実務に従事するためには、その店舗の所在地の**都道府県知事の許可**を受けなければならない。

エ　○　保健衛生上支障を生ずるおそれがないよう、その店舗に勤務する他の従事者を監督するなど、その店舗の業務につき必要な注意をしなければならず、また、店舗販売業者に対して必要な意見を**書面**により述べなければならない。

問11　正解　1

a　○　なお、**劇薬**も同様に劇性が強いものとして厚生労働大臣が薬事・食品衛生審議会の意見を聴いて指定する医薬品である。

b　○　安全な取扱いに不安のある者とは、**睡眠薬**の乱用、不当使用などが懸念される購入希望者をさす。

c　×　毒薬又は劇薬は、**要指導**医薬品に該当することがある。

d　×　かぎを施さなければならないことが定められているのは、劇薬ではなく**毒薬**を陳列、貯蔵する場所である。

問12　正解　3

a　○　毒性、劇性が強いものだけでなく、**安全域**が狭いため取扱いに注意を要するもの等が指定される。

b　○　記述のとおり。

c　×　劇薬はそれを収める直接の容器または被包に**白地**に**赤枠**をとって、当該医薬品の品名及び「劇」の文字が**赤字**で記載されていなければならない。

●直接の容器などの法定表示

	毒薬：**黒地**に**白枠**、**白字**をもって品名及び「**毒**」の文字
	劇薬：**白地**に**赤枠**、**赤字**をもって品名及び「**劇**」の文字

d　×　毒薬または劇薬を一般の生活者に販売する場合には、当該医薬品を譲り受ける者から、品名、数量、使用目的、譲渡年月日、譲受人の氏名、住所及び職業が記入され、署名又は記名押印された**文書**の交付を**受けなければならない**。

問13　正解　3

a　×　一般用医薬品に生物由来の原材料を用いることは**できる**。

b　×　植物に由来するものを原材料として製造される医薬品は含まれ**ない**。

c　○　感染症発生リスクの蓋然性が**極**めて低いものは、指定対象外である。

d　○　**厚生労働大臣**が薬事・食品衛生審議会の意見を聴いて指定する。

問14　正解　3

a　○　法定表示事項として、指定第二類医薬品にあっては、枠の中に「**2**」の数字を記載しなければならない。

b　○　記述のとおり。

c　×　邦文又は英文ではなく、**邦文**で記載されていなければならない。

d　○　その他の記載禁止事項には、「**承認**を受けていない効能、効果又は性能」、「**保健衛生**上危険がある用法、用量又は使用期間」がある。

問15　正解　4

a○　b×　c○　d○

●医薬品の直接の容器又は被包への主な記載事項

・製造販売業者等の氏名又は名称及び住所
・名称（日局収載名、一般的名称）
・**製造番号又は製造記号**
・重量、容量又は個数等の**内容量**
・日局収載医薬品は「日本薬局方」の文字
・「要指導医薬品」の文字
・一般用医薬品のリスク区分を示す字句
・日局収載以外の医薬品の有効成分名称及びその分量

問16 正解 3

ア ○ 透かして容易に見えないときには、その**外箱**等にも同様の事項が記載されなければならない。

イ × 医薬品の法定記載事項は海外で製造されたものであっても**邦文**で記載されなければならない。

ウ ○ 当該医薬品に関する**最新**の論文またはその他の知見に基づいている。

エ ○ 記載義務事項とともに、記載**禁**止事項も定められている。

問17 正解 4

a × 製造販売する場合には、医薬部外品製造販売業の**許可**が必要であり、品目ごとに**承認**を得る必要がある。

b × 販売する場合には、医薬品のような販売業の許可は必要**ない**。

c × 衛生害虫類の防除のために使用される製品であっても、**機械器具**は防除用医薬部外品に含まれ**ない**。

d ○ 記述のとおり。衛生害虫類の防除のため使用される製品群やかつて医薬品であったが医薬部外品へ移行された製品群は、購入時に容易に判別することができ、実際に製品を使用する際に必要な注意が促されるよう、容器や包装等に**識別**表示がなされている。

問18 正解 2

a × 食品とは、医薬品、医薬部外品及び**再生医療等**製品以外のすべての飲食物をいう。

b × 機能性表示食品は、事業者の責任において、科学的根拠に基づいた機能性を表示し、**販売前に**安全性及び機能性の根拠に関する情報などが消費者庁長官へ届け出られたものである。

c ○ 食品表示基準第2条第1項第11号の規定に基づき、その栄養成分の**機能**の表示を行わなければならない。

d × 栄養成分の**機能**表示と併せて、当該成分を摂取する上で注意事項を適正に表示することが求められている。葉酸については、「多量摂取により疾病が治癒したり、より健康が増進するものではありません。1日の摂取目安量を守ってください。本品は、胎児の正常な発育に寄与する栄養素ですが、多量摂取により胎児の発育が良くなるものではありません。」旨の**注意喚起**表示が必要とされる。

●消費者庁の許可等のマーク

特別用途食品	乳児、幼児、妊産婦または病者の**発育**または**健康保持**若しくは回復の用に供することが適当な旨を医学的・栄養学的表現で記載し、かつ、用途を限定したもの
特定保健用食品	食生活において**特定の保健の**目的で摂取することによりその目的が期待できる旨の表示をするもの
条件付き特定保健用食品	有効性の**科学的根拠**が特定保健用食品のレベルに達しないものの、一定の有効性が確認されるもの

問19 正解 3

a ○ 特定の保健の用途を表示するには、個別に生理的機能や特定の保健機能を示す有効性や安全性等に関する審査を受け、許可又は承認を取得することが必要である。

b ○ 狭義の**特別用途食品**についての説明である。

c × 機能性表示食品は、事業者の責任において、科学的根拠に基づいた機能性を表示し、販売前に安全性及び機

能性の根拠に関する情報などが消費者庁長官へ届け出られたもので、個別の**許可**を受けたものでは**ない**。

d ×　特定保健用食品、**栄養機能食品**、機能性表示食品を総称して保健機能食品という。

問20　正解　2

a ○　栄養機能食品は併せて**注意喚起表示**もなされている。

b ×　マグネシウムは「マグネシウムは、**骨**の形成や**歯**の形成に必要な栄養素です。マグネシウムは、多くの体内**酵素**の正常な働きと**エネルギー産生**を助けるとともに、**血液循環**を正常に保つのに必要な栄養素です。」と表示されている。本文の記述はマグネシウムではなく、ビタミン**A**のものである。

c ○　ビオチンの注意喚起表示には「本品は多量摂取により疾病が治癒したり、より健康が増進するものではありません。1日の**摂取目安量**を守ってください。」と表示されている。

d ×　ビタミンDは「ビタミンDは腸管の**カルシウム**の吸収を促進し、**骨**の形成を助ける栄養素です。」と表示されている。本文の記述はビタミンDではなく、ビタミン**B₁₂**のものである。

問21　正解　2

a ○　効能効果が定められた範囲内で、作用が**緩和**であるとして**医薬品的**効能効果の表示・標榜が認められている。

b ○　医薬部外品として、薬用化粧品類、**薬用石けん**、**薬用歯みがき類**等として承認されている。

c ×　指定医薬部外品は、**識別表示**がなされている。

d ○　記述のとおり。

問22　正解　1

a ×　化粧品については直接の容器に「化粧品」の文字の表示義務は**ない**。

b ○　製造販売する場合には化粧品製造販売業の**許可**が必要である。

c ×　化粧品販売では、販売業の許可は必要**ない**。

d ×　医薬品的な効能効果の表示・標榜がなされた場合には、無承認無許可医薬品として医薬品医療機器等法に基づく取締りの対象となることが**ある**。

問23　正解　5

a ×　「ひび、あかぎれの改善」は、化粧品の効能効果の範囲に認められて**いない**。

b ×　「カミソリまけを防ぐ」は、化粧品の効能効果の範囲に認められて**いない**。

c ○　使用時にブラッシングを行う歯みがき類は効能にはないが、使用形態から考慮して**限定**するものである。

d ○　記述のとおり。

●化粧品の効能効果の主な範囲

頭皮、毛髪をすこやかに保つ	毛髪につやを与える
皮膚にうるおいを与える	肌にはりを与える
（洗浄により）ニキビ、アセモを防ぐ（洗顔料）	爪を保護する
ムシ歯を防ぐ（使用時にブラッシングを行う歯みがき類）	口唇の荒れを防ぐ

Ⅲ　医薬品の販売業の許可

問24　正解　1

a ×　薬剤師不在時間とは、当該薬局以外の場所においてその業務を行うため、やむを得ず、かつ、**一時的に薬剤**

師が不在となる時間である。

b　○　薬剤師不在時間に係る掲示事項を当該薬局内の見やすい場所及び当該薬局の**外側**の見やすい場所に掲示する。

c　○　法第7条には薬局開設者が薬剤師であるときは自らその薬局を実地に管理すること、薬事に関する実務に従事する他の薬剤師のうちから**管理者**を指定し実地に管理させるときはこの限りではないこと、薬局開設者が薬剤師でないときは、薬事に関する実務に従事する薬剤師のうちから**管理者**を指定し実地に管理させるとされている。

d　×　薬剤師不在時間内であっても登録販売者が販売できる医薬品は第二類医薬品又は第三類医薬品である。

問25　正解　3

a　×　一般の生活者に対して医薬品を販売等することができるのは、**店舗販売業**、**配置販売業**の許可を受けた者だけである。

b　○　体制省令において薬剤師不在時間内における**薬局の業務**を行う体制の基準が規定されている。

c　×　薬剤師不在時間内であっても登録販売者が販売できる医薬品は**第二類**医薬品又は**第三類**医薬品である。薬局開設者は調剤室の**閉鎖**、要指導医薬品陳列区画又は**第一類**医薬品陳列区画を**閉鎖**しなければならない。

d　○　許可を受けた場合を除き、店舗管理者は**その店舗でのみ**管理等の実務に従事できる。

問26　正解　2

a　×　店舗販売業の許可、配置販売業の許可、卸売販売業の許可の3種類に分けられている。

b　○　販売業の許可は6年ごとに更新を受けなければ、効力を失う。

c　○　店舗販売業は**店舗**による販売又は授与以外の方法による医薬品の販売、授与をしてはならない。

d　○　卸売販売業は特定購入者の求めに応じて医薬品の包装を開封して、「量り売り」「零売」と呼ばれる**分割**販売ができる。分割販売する場合には、**容器**や添付書の規定に基づく表示、又は記載がなされなければならない。

問27　正解　5

a　×　分割販売する場合には、法第50条の規定に基づく容器等への**記載**事項を記載しなければならない。

b　×　当該薬局の**名称**及び**所在地**を記載しなければならない。

c　○　あらかじめ小分けし販売することは、無許可製造、無許可製造販売に該当し**認められない**。

d　×　卸売販売業においても、特定の購入者の求めに応じて**分割販売**することができる。

問28　正解　5

a　○　この管理者は、薬局に関する必要な業務を遂行し、必要な事項を遵守するために必要な**能力**及び**経験**を有する者でなければならない。

b　○　法第6条、規則第10条に規定されている。違反した者には**罰則**の規定がある（法第88条第1号）。

c　○　法第24条第1項において、薬局開設者又は医薬品の販売業の**許可**を受けた者でなければ、業として、医薬品を販売し、授与し、又は販売若しくは授与の目的で貯蔵し、若しくは陳列してはならないと規定されている。

d　○　健康サポート薬局である旨を表示するときは、薬局開設者は、その薬局を、**厚生労働大臣**が定める基準に適合するものとしなければならない。

問29　正解　1

1　○　医療用医薬品（体外診断用医薬品を除く）を購入したときには、下の表の事項以外に**ロット番号**及び**使用の期限**を記載する必要がある。

2　×　購入した医薬品の**製造年月日**の記載の必要はない。

3　×　店舗販売業者は病院開設者に販売したときは、購入者である病院開設者の氏名又は名称、**住所又は所在地**及び**電話番号**その他**連絡先**を記載する必要がある。

4　×　薬局開設者は医薬品の**購入**に関して記載した書面を記載の日から3年間保存しなければならない。

●薬局開設者の医薬品購入等に関する記録

① 品名
② **数量**
③ 購入等の**年月日**
④ 購入者等の**氏名**又は**名称**、住所又は所在地及び電話番号その他連絡先
⑤ ④の事項を確認するために受けた提示資料
⑥ 医薬品の取引の任に当たる自然人と購入者等との関係、または取引指示を受けたことを示す資料
　　ただし、④購入者等の氏名又は名称以外の事項、及び⑤については、常時取引関係にある場合は除く

問30　正解　5

a　○　第一類医薬品は薬剤師が**書面**を用いて必要な情報を提供しなければならない。

b　○　並びに医薬品の調剤及び販売又は授与の業務を行う**体制**が整っていないとき、申請者が薬事に関する**法令違反**から一定期間を経過していないときには許可を与えないことができる。

c　○　法第6条、規則第10条に規定されており、違反した者は30万円以下の罰金に処することとされている。

d　○　法第7条第2項に規定されている。

問31　正解　4

a　×　**あらかじめ予定**されている定期的な業務（この場合には在宅対応）によって恒常的に薬剤師が不在となる時間は認められない。

b　×　学校薬剤師の業務で**恒常的**に薬剤師が不在となる時間は認められない。薬剤師不在時間は、調剤に従事する薬剤師が当該薬局以外の場所においてその業務を行うため、やむを得ず、かつ、**一時的**に不在となる時間をいう。

c　×　薬剤師不在時間は調剤室を**閉鎖**しなければならない。第二類医薬品又は第三類医薬品については登録販売者が薬剤師不在時間であっても販売**可能**である。

d　○　薬剤師不在時間内は、管理を行う薬剤師と薬局勤務の従事者が**連絡できる**体制の基準が規定されている。

問32　正解　2

a　×　薬剤師が従事していても調剤を行うことはできない。

b　○　店舗管理者は、**保健衛生**上支障がないよう店舗販売業者に必要な意見を書面により述べなければならない。

c　○　なお、店舗管理者はその店舗の**所在地**の都道府県知事の許可を受けた場合を除き、その店舗以外の場所で業として店舗の管理その他薬事に関する実務に従事する者であってはならない。

d　○　記述のとおり。薬局開設者又は店舗販売業者は、店舗による販売又は授与以外の方法により医薬品を販売等

してはならず、そのため、別途、**配置販売業**の許可を受ける必要がある。

問33 正解 2

a○ b× c× d○

店舗販売業者は要指導医薬品又は第一類医薬品を販売したときには、次の事項を書面に記載し、**2年間保存**しなければならない。

●**第一類医薬品（要指導医薬品）販売時の書面記載事項**

- ・品名
- ・数量
- ・販売した日時
- ・**販売した薬剤師の氏名、情報提供**を行った薬剤師の氏名
- ・購入者が情報提供の内容を理解したことの確認結果

問34 正解 3

a ○ 要指導医薬品を販売する場合は、その薬局において医薬品の販売又は授与に従事する**薬剤師**に、対面により、書面を用いて、必要な情報を提供させなければならない。

b × 第一類医薬品を販売する場合は、その薬局において医薬品の販売又は授与に従事する**薬剤師**に、書面を用いて、必要な情報を提供させなければならない。

c × お薬手帳を所持しない場合、その所持を勧奨させなければならないのは**要指導医薬品**の場合である。

d × 第二類医薬品を販売する場合は、書面を用いることは規定されていない。

問35 正解 4

a ○ 店舗販売業の許可は、要指導医薬品又は一般用医薬品を、店舗において販売し、又は授与する業務について、**店舗**ごとに、その店舗の所在地の都道府県知事が与えることとされている。

b × 薬局と異なり、薬剤師が従事していても調剤を行うことはでき**ない**。

c ○ 店舗を**実地に管理**する者は薬剤師又は登録販売者でなければならず、店舗に関する必要な業務を遂行し、必要な事項を遵守するために必要な能力及び経験を有する者でなければならない。また、都道府県知事の許可を受けることなく管理する店舗以外の店舗で薬事に関する実務に従事することはできない。

d × 店舗販売業者は、要指導医薬品又は一般用医薬品以外の医薬品の販売等は認められてい**ない**。

問36 正解 3

配置に従事する登録販売者の外部研修の受講履歴は記載する必要が**ない**。

●**配置販売業者が一般用医薬品配置時に添える書面の主な記載事項**

- ・許可の区分の別
- ・配置販売業者の氏名又は名称、営業の区域その他の許可証記載事項
- ・区域管理者の氏名
- ・当該区域に勤務する**薬剤師、登録販売者**の別、その**氏名及び担当業務**
- ・取り扱う一般用医薬品の区分
- ・当該区域に勤務する者の**名札**等による区別に関する説明
- ・第一類医薬品、第二類医薬品及び第三類医薬品の表示、情報の提供に関する解説
- ・個人情報の適正な取扱いを確保するための措置

問37 正解 2

a ○ 通常配置箱（陳列に該当）を預

けておく**先用後利**の販売形態である。

b　×　一般用医薬品のうち経年変化が起こりにくい等の基準（配置販売品目基準）に適合しない医薬品は販売できない。

c　○　その区域を管理する者を**区域管理者**という。

d　×　別途、配置販売業の許可を受ける必要が**ある**。

問38　正解　4

a　×　申請者が居住する都道府県ではなく、配置販売に**従事する区域を含む都道府県ごとの許可が必要**である。

b　×　30日以内ではなく、**あらかじめ届け出なければならない**。

c　○　なお、配置販売品目基準は**厚生労働大臣**が定める。

d　○　また、配置販売業者は、配置以外の方法により医薬品を販売してはならない。

問39　正解　4

a　○　薬局製造販売医薬品、要指導医薬品及び一般用医薬品の**販売制度**に関する事項の一つとして、当該薬局または店舗の**見やすい位置**に掲示板で掲示しなければならない。

b　×　**住所は掲示する必要はない**。

c　×　販売しない場合であっても要指導医薬品の表示に関する解説は、掲示

する必要がある。

d　○　相談時及び緊急時の電話番号その他連絡先は、管理及び運営に関する事項である。

問40　正解　4

a　×　一般用医薬品は、その保健衛生上のリスクに応じて、**第一類**医薬品、**第二類**医薬品及び**第三類**医薬品に区分される。

b　○　配合成分またはその使用**目的**等に着目して分類されている。

c　×　第二類医薬品のうち、「特別の注意を要するものとして厚生労働大臣が指定するもの」を「**指定第二類医薬品**」としている。

d　○　分類については適宜**見直し**が図られている。

問41　正解　2

a：努力義務
b：義務
c：義務

下の表を参照。

問42　正解　2

a○　b×　c○　d×

リスク区分に応じた情報提供又は相談対応の実効性を高めるため、店舗利用に必要な情報を店舗の**見やすい位置**に掲示板で掲示しなければならない。次ページ

●リスク区分と情報提供

リスク区分	対応する専門家	積極的な情報提供	購入者からの相談があった場合の応答
第一類医薬品	薬剤師	義務（書面を用いる）	義務
第二類医薬品	薬剤師または登録販売者	**努力義務**	**義務**
第三類医薬品	薬剤師または登録販売者	規定なし	**義務**

82

の表を参照。

●店舗の管理及び運営に関する事項

・許可の区分の別
・開設者等の氏名又は名称、許可証の記載事項
・管理者の氏名
・勤務する薬剤師又は登録販売者の別、氏名及び担当業務
・取り扱う**要指導**医薬品及び**一般用**医薬品の区分
・店舗に勤務する者の**名札**等による区別に関する説明
・営業時間、営業時間外で相談できる時間及び営業時間外で医薬品の購入、譲り受けの申込みを受理する時間
・相談時及び緊急時の電話番号その他連絡先

問43　正解　1

a　×　第一類医薬品を販売する際は、購入者側から質問がなくても、薬剤師による**書面**を用いた情報提供が必要である。

b　○　指定第二類医薬品は購入者等が**禁忌事項**を確実に確認できるよう必要な措置を講じなければならない。

c　○　第三類医薬品を販売するにあたっては、販売した薬剤師又は登録販売者の**氏名**等を、購入しようとする者に伝えさせなければならない。

d　○　第三類医薬品を販売するにあたっては、購入者側から質問等がなくても、薬剤師又は登録販売者に必要な情報提供をさせることが望ましい。

問44　正解　3

a　○　**鍵**をかけた陳列設備に陳列する場合は、第一類医薬品陳列区画内の陳列設備に陳列しなくてもよい。

b　×　**指定第二類**医薬品は、構造設備規則に規定する「情報提供を行うための設備」から**7**メートル以内の範囲に陳列しなければならない。

c　×　第一類医薬品、第二類医薬品及び第三類医薬品を**混在しない**ように陳列しなければならない。

d　○　一般の生活者に**医薬品**的な誤認を与えることがないよう十分配慮する。

問45　正解　2

a　×　要指導医薬品及び一般用医薬品を**混在しない**ように陳列しなければならない。

b　×　第一類医薬品ではなく、**指定第二類**医薬品については、構造設備規則に規定する「情報提供を行うための設備」から**7**メートル以内の範囲にしなければならない。

c　○　記述のとおり。

d　○　配置販売業者は、第一類医薬品、第二類医薬品及び第三類医薬品を**混在**させないように配置しなければならない。

問46　正解　3

1　×　鍵のかかる貯蔵設備においても要指導医薬品及び一般用医薬品を**混在しない**ように陳列しなければならない。

2　×　医薬品と他の物品を**区別**して陳列することが求められる。

3　○　陳列について医薬品ではない物品においては特に定められて**いない**。

4　×　医薬品的な誤認を与えることがないよう十分配慮して、医薬品と**区別**して陳列する。

問47　正解　4

a　×　その薬局又は店舗において、そ

の薬局又は店舗以外の場所にいる者に対して、一般用医薬品または**薬局製造販売**医薬品（毒薬及び劇薬を除く）を販売又は授与することである。

b ○ 特定販売のインターネット利用の広告では、一般用医薬品の**区分ごと**の**陳列状況写真**を見やすく表示しなければならない。

c ○ 記述のとおり。

d ○ 特定販売のインターネット利用の広告は、都道府県知事（その薬局又は店舗の所在地が保健所を設置する市又は特別区の区域にある場合においては、市長又は区長。）及び厚生労働大臣が容易に**閲覧**可能なホームページで行う。

問 48　正解　4

a × 特定販売を行う場合は**当該薬局**に貯蔵し又は陳列している一般用医薬品又は薬局製造販売医薬品を販売又は授与することができる。

b × インターネットを利用して広告する場合には、薬局の地図を表示する**必要はない**。

c ○ 特定販売を行う薬局製造販売医薬品又は一般用医薬品の**使用期限**を表示しなければならない。

d ○ 記述のとおり。

問 49　正解　2

a × 特定販売においては、当該薬局または店舗に**貯蔵**または**陳列**している一般用医薬品または薬局製造販売医薬品を販売しなければならない。

b ○ 医薬品の不適正な使用のおそれがある方法により医薬品を広告してはならない。

c ○ 特定販売においても購入者側から相談があった際には**応答義務**がある。

問 50　正解　1

a○　b○　c×　d×

●特定販売の広告表示事項

- ・薬局または店舗の主要な**外観**写真
- ・薬局製造販売医薬品又は一般用医薬品の**陳列状況写真**
- ・勤務中の薬剤師または登録販売者の別及び氏名
- ・特定販売を行う時間
- ・特定販売を行う医薬品の使用期限

問 51　正解　3

a × 店舗販売業者は、医薬品を購入したときだけでなく、他の医薬品販売業者に医薬品を**販売したとき**も、規則で定める事項を書面に記載しなければならない。

b × 許可事業者内の異なる事業所間の医薬品の移転に係る記録は、事業所ごとに、記載の日から**3年間**保存しなければならない。

c ○ 店舗販売業者及び薬局開設者に対しては、「**医薬品の貯蔵設備を設ける区域に立ち入ることができる者の特定**」が規定されている。

d ○ 名札については、①一般従事者として薬剤師又は登録販売者の管理及び指導の下に実務に従事した期間、及び②登録販売者として業務に従事した期間が、過去5年間のうち通算して2年以上（1か月に80時間以上従事した月が24月以上、又は従事期間が通算して2年以上あり、かつ過去5年間において合計1,920時間以上）ある、又は①及び②が過去5年間のうち通算して1年以上（1か月に160時間以上従事した月が12月以上、又は従事期間が通算して1年以上あり、かつ過去5年間において合計1,920時間以上）

あり、毎年度受講する必要がある研修に加えて、店舗又は区域の管理及び法令遵守に関する追加的な研修を修了している登録販売者以外の登録販売者（研修中の登録販売者）は、「登録販売者（**研修中**）」などの表記をすることが必要である。

Ⅳ 医薬品販売に関する法令遵守

問52 正解 2

1 ×　いずれか一つではなく、いずれの要件も**満たす**場合は広告に該当するものと判断されている。

2 ○　医薬品医療機器等法により、**誇大広告**、**承認前**の医薬品等の広告が禁止されている。

3 ×　チラシやダイレクトメール、POP広告等も**含まれる**。

4 ×　広告等の依頼主だけではなく、その広告等に関与する**すべて**の人が対象となる。

問53 正解 3

a：何人も
b：製造方法
c：流布

　医薬品については、誇大広告等や**承認前**の医薬品等の広告が禁止されている。医薬品等の販売広告に関しては、法による保健衛生上の観点からの規制のほか、**不当**な表示による顧客の誘引の防止等を図るため、「不当景品類及び不当表示防止法」や「特定商取引に関する法律」の規制もなされている。

問54 正解 4

a ×　不当**景品類**及び不当**表示**防止法、**特定商取引**に関する法律の規制も適用される。

b ×　承認前の医薬品についても、名

称、製造方法、効能、効果または性能に関する広告が**禁止**されている。

c ○　一般の生活者の当該医薬品に対する認識に多大な影響を与えるおそれがあるため、市町村主催の衛生害虫類駆除時において推薦する特定殺虫剤等を除いて**不適当**とされている。

d ○　広告**媒体**となるテレビ、ラジオ、新聞または雑誌の関係団体においても適用される。

問55 正解 3

a ×　医薬品の効能効果又は安全性について、使用前・使用後に関わらず図画・写真等を掲げて、それが確実であることを保証するような表現がなされた広告は、**虚偽**又は**誇大**な広告とみなされる。

b ○　一般用医薬品の広告では、医師による診断・治療によらなければ一般に治癒が期待できない疾患について自己治療が可能であるかの広告表現は**認められない**。

c ×　漢方処方製剤の効能効果は、配合されている個々の生薬成分が相互に作用しているため、それらの構成生薬の作用を個別に挙げて説明することは**不適当**である。

d ○　医薬品は、人の生命や健康に影響を与える生命関連製品であるため、その広告については、節度ある**適切**な内容や表現が求められる。

問56 正解 5

a ×　医薬品ではない製品を併せて掲載すること自体は問題が**ない**。

b ×　しばり表現を省いて広告することは原則として認められてい**ない**。

c ○　**不当景品類**及び**不当表示**防止法、特定商取引に関する法律の規制も適用される。

d ○ 一般の生活者の当該医薬品に対する認識に多大な影響を与えるおそれがある。

問57　正解　2

a ○ 漢方処方製剤の効能効果は、配合されている個々の生薬成分が相互に作用しているため、それらの構成生薬の作用を個別に挙げて説明することは**不適当**である。

b × 一般用医薬品の広告では、医師による診断・治療によらなければ一般に治癒が期待できない疾患について自己治療が可能であるかの広告表現は**認められない**。

c ○ 記述のとおり。

d × 医薬品の有効性又は安全性について、それが確実であることを保証するような表現がなされた広告は、**明示的・暗示的**を問わず、**虚偽**又は**誇大な**広告とみなされる。誇大広告については、再発防止の措置命令や課徴金納付が課せられることがある。

問58　正解　4

a × 医薬品の効能、効果が事実であっても**承認前**の医薬品の広告は禁止されている。

b × 顧客を誘引する**意図**が**明確**で、特定の**商品名**が明らかにされていて、一般人が**認知**できる状態であれば、広告に該当するものと判断されている。

c ○ 医薬品について**食品的**又は**化粧品的**な用法を強調することは、生活者に安易又は過度な医薬品の使用を促すおそれがある不適正な広告とみなされることがある。

d ○ 記述のとおりである。

問59　正解　4

a × 若年者である場合には、当該者の**氏名及び年齢**を確認させなければならない。

b ○ 他業者からの当該医薬品及び当該医薬品の濫用等のおそれのある医薬品の購入又は譲り受けの**状況**を確認させなければならない。

c ○ 適正使用量を超えて購入または譲り受けようとする場合には、その**理由**を確認させなければならない。

問60　正解　3

a ○ 濫用等のおそれのあるものとして**厚生労働大臣**が指定する医薬品である。

b × リスク区分に応じて薬剤師又は**登録販売者**に必要事項を確認させなければならない。

c × 当該者の氏名及び**年齢**を確認させなければならない。当該者の住所は確認する必要はない。

問61　正解　5

a、b、c、d　○

●過度の消費や乱用を助長するおそれがあるため、監視指導が行われている広告

・商品名を連呼する音声広告

・生活者の**不安**を煽(あお)って購入を促す広告

・医薬品が**不必要な人**にまで使用を促す広告

・**安易な使用**を促すおそれがある広告

問62　正解　2

a × 医薬品を多量に購入する者に対しては、**積極的に事情を尋ねる**など慎重に対処し、状況によっては販売を差し控えるべきである。

b ○ 保健衛生上の観点から、医薬品を懸賞や景品として授与することは、原則として認められていない。

c × 配置販売業において、医薬品を先用後利によらず現金売りを行うことは、配置による販売行為に当たらず、法第37条第1項の規定に違反**する**。

d × 医薬品医療機器等法に基づく記載事項は、組み合わせ販売のために使用される容器の外から**明瞭に見える**ようになっている必要がある（法第51条）。

問63　正解　2
a○　b×　c×　d○

● 濫用等のおそれがあると指定された医薬品（その水和物及び有効成分にそれらの塩類を含有する製剤）

- エフェドリン
- コデイン
- ジヒドロコデイン
- ブロモバレリル尿素
- プソイドエフェドリン
- メチルエフェドリン

問64　正解　1
ア　○　薬剤師、登録販売者、一般従事

者であることが容易に判別できるよう**名札**の着用を遵守する。

イ　○　記述のとおり。

ウ　○　薬局開設者または店舗販売業者は、医薬品を**競売**に付してはならない。

エ　○　表示された使用**期限**を超過した医薬品の販売・授与、そのための貯蔵・陳列、広告をしてはならない。

問65　正解　5
a　×　効能効果が**重複**する組合せや相互作用等により保健衛生上の**危害**を生じるおそれのある組合せは不適当である。

b　×　許可を受けた薬局又は店舗**以外**の場所に医薬品を貯蔵又は陳列し、そこを拠点とする販売行為は法第37条第1項の規定に違反するものとして取締りの対象となる。

c　○　なお、キャラクターグッズ等の**景品類**を提供して販売することは、不当景品類及び不当表示防止法の限度内であれば認められている。

d　○　配置販売業者が**配置以外**の方法による販売を行えば、法第37条第1

● 不適正な販売方法

- 医薬品を懸賞や景品として授与することは、原則として認められない（景品類を提供して販売することに関しては、不当景品類及び不当表示防止法の**限度内**であれば認められている）
- 販売側の都合による抱き合わせ、在庫処分などの目的で組合せを行うことは認められない
- 効能効果が**重複**する組合せや相互作用などにより**保健衛生上の危害**を生じるおそれがある組合せは不適当
- 許可を受けた**薬局または店舗以外の場所**での医薬品販売は、店舗による販売に相当しない
- 配置販売業で、医薬品を先用後利によらず**現金売り**を行うことは配置による販売行為に相当しない
- 購入者が購入した医薬品を業として**他者に**提供することが推定される場合、医薬品の無許可販売に便宜を与えるおそれがある

項の規定に違反するものとして取締り
の対象となる。

問66　正解　4

a ○ 医薬品の販売関係の業界団体・職能団体においても苦情相談窓口を設置している。

b × 独立行政法人国民生活センターでも、医薬品に関する相談を受けつけている。必要に応じて行政庁への通報や問題提起を行っている。

c ○ 苦情相談窓口としてだけではなく、必要な指導、処分等を行っている。

d × 民間団体においても、生活者へのアドバイスのほか、必要に応じて行政庁への通報や問題提起を行っている。

問67　正解　1

1 × 都道府県知事が構造設備の改善を命ずることができるのは、薬局開設者、配置販売業者を除く医薬品の販売業者である。

2 ○ 法第70条第1項の規定に基づく廃棄等の命令である。

3 ○ 五十万円以下の罰金に処せられる（法第87条第13号）。

4 ○ 法第69条の3の規定に基づく緊急命令である。

問68　正解　1

a ○ 法第74条の規定に基づく業務停止命令である。

b × 許可の取り消し、または期間を定めてその業務の全部若しくは一部の停止を命じることができる。

c × 帳簿書類等を検査させることはできるが、収去させることはできない。

d × いずれの場合にも「五十万円以下の罰金に処する」こととされている。

問69　正解　5

a○　b○　c○　d○

都道府県知事等は薬局開設者又は医薬品の販売業者が関係する法の規定又は命令を遵守しているかどうか確かめる必要性がある場合には、薬事監視員を立ち入らせ、その構造設備若しくは帳簿書類等を検査させ、従業員その他の関係者に質問させることができる。薬事監視員による立入検査を拒んだり、妨げたり、忌避した場合、薬事監視員の質問に対して正当な理由なく答弁しなかったり、虚偽の答弁を行った場合には、「五十万円以下の罰金に処する」（法第87条第13号）こととされている。

問70　正解　5

a ○ 薬事監視員に立入検査をさせ、不良医薬品等の疑いのある物を試験に必要な最少分量に限り、収去させることができる。

b ○ 都道府県知事等は不適当と認めた区域管理者を変更するよう、その配置販売業に対して命じることができる。

c × 厚生労働大臣は、医薬品による保健衛生上の危害の発生、拡大防止のために薬局開設者または医薬品販売業者に対して、販売・授与を一時停止する応急措置を命じることができる。

d × 禁錮以上の刑に処せられたときは、その許可を取り消し、または期間を定めてその業務の全部もしくは一部の停止を命じることができる。

第5章：医薬品の適正使用・安全対策

I 医薬品の適正使用情報

問1 正解 3

a ○ 医薬品は、**適正使用情報を伴っ**て初めて医薬品としての機能を発揮するものである。

b ○ 医薬品は、添付文書や製品表示に記載されている**適正使用情報**が適切に伝達されることを通じて、購入者が適切な選択、適正な使用を図ることにより、その役割を十分に発揮する。

c × 要指導医薬品又は一般用医薬品は、その医薬品のリスク区分に応じた販売又は授与する者その他の医薬関係者から提供された情報に基づき、一般の生活者が購入し、自己の判断で使用するものであるが、**登録販売者**は、要指導医薬品について情報提供することはできない。

d ○ 医薬品販売の専門家は、購入者等への情報提供及び相談対応を行う際に、**添付文書**や**製品表示**に記載されている内容を的確に理解した上で、積極的な情報提供が必要と思われる事項について効果的かつ効率的な説明を行うことが求められる。

問2 正解 2

a ○ 添付文書は開封時に必ず読むと同時に、大切に**保存**する。

b × 医薬品の添付文書は、医薬品の有効性・安全性等に係る**新たな知見**、使用に係る情報に基づき、必要に応じて**随時**改訂がなされている。

c ○ 一般用医薬品を使用した人が医療機関を受診する際にも、添付文書を持参し、医師や薬剤師に見せて相談がなされることが重要である。

d × 販売名に薬効名が含まれている

ような場合には（例えば、「○○○胃腸薬」など）、薬効名の記載は**省略**されることがある。

問3 正解 1

a ○ 局所に適用する医薬品は、患部の状態によっては症状を悪化させたり、誤った部位に使用すると**副作用**を生じたりするおそれがある。

b ○ 記述のとおり。

c × 一般用医薬品は、**複数の有効成分**が配合されている場合が多く、使用方法や効能・効果が異なる医薬品同士であっても、同一成分または類似の作用を有する成分が**重複**することがある。

d ○ 記述のとおり。

問4 正解 1

a ○ 医薬品のうち毒薬又は劇薬については、法第44条第1項又は第2項の規定に基づき必要な表示が義務づけられている。また、要指導医薬品に該当する医薬品における表示や、その一般用医薬品が分類された**リスク区分**（第一類医薬品、第二類医薬品、第三類医薬品）を示す識別表示等が行われている。

b × 添付文書の消費者相談窓口の項目には、製造販売元の**製薬企業**（製造販売業者）において購入者等からの相談に応じるための窓口担当部門の名称、電話番号、受付時間等が記載されている。

c ○ これらのほか、「**本剤を使用（服用）している間は、次の医薬品を使用（服用）しないこと**」、その他「**してはいけないこと**」が記載されている。

d × 医薬品医療機器等法の規定による法定表示事項のほか、他の法令（消防法、高圧ガス保安法、資源の有効な

第5章

医薬品の適正使用・安全対策

利用の促進に関する法律）に基づく事項が記載されることがある。

問5　正解　2
ア　○　「用法及び用量」（一般用検査薬では「使用方法」）の項には、年齢区分、1回用量、1日の使用回数等について一般の生活者に分かりやすく、表形式で示されるなど工夫して記載されている。

イ　×　「成分及び分量」（一般用検査薬では「キットの内容及び成分・分量」）の項には、有効成分の名称及び分量の記載と併せて、添加物として配合されている成分も掲げられているが、添加物は、それ自体に積極的な薬効を期待して配合されるものではない。

ウ　○　添付文書には、消費者相談窓口として、製造販売元の製薬企業（製造販売業者）において購入者等からの相談に応じるための窓口担当部門の名称、電話番号、受付時間等が記載されている。

エ　○　「効能又は効果」（一般用検査薬では「使用目的」）には、一般の生活者が自ら判断できる症状、用途等が示されている。「適応症」として記載されている場合もある。

問6　正解　3
ア×　イ○　ウ×　エ○

　一般用医薬品の添付文書は、次の項目から構成されている。

　①改訂年月、②添付文書の必読及び保管に関する事項、③販売名、薬効名及びリスク区分（人体に直接使用しない検査薬では「販売名及び使用目的」）、④製品の特徴、⑤使用上の注意、⑥効能又は効果（一般用検査薬では「使用目的」）、⑦用法及び用量（一般用検査薬では「使用方法」）、⑧成分及び分量（一般用検査薬

では「キットの内容及び成分・分量」）、⑨病気の予防・症状の改善につながる事項（いわゆる「養生訓」）、⑩保管及び取扱い上の注意、⑪消費者相談窓口、⑫製造販売業者の名称及び所在地

問7　正解　5
1、2、3、4　×
5　○　「使用上の注意」を例示する正しいマークである。

●標識的マーク

・「使用上の注意」

 使用上の注意

・「してはいけないこと」

 してはいけないこと

・「相談すること」

 相談すること

※実際のマークは一部赤で印刷されている。

問8　正解　2
a　○　検査結果が陰性であっても、何らかの症状がある場合は、再検査するか、または医師に相談する。

b　×　一般用検査薬の添付文書には、使用目的、使用方法、キットの内容及び成分・分量等が記載されている。

c　○　一般用検査薬では、その検査結果のみで確定診断はできない。尿糖・尿タンパク検査の判定が陽性の場合には、疾患の確定診断や適切な治療につなげるため早期に医師の診断を受ける

必要がある。また妊娠検査薬は、判定が陽性であっても直ちに妊娠しているか否かを断定することはできず、専門医による問診や超音波検査などの結果から総合的に妊娠の成立を見極める必要がある。

d ×　一般用検査薬は、医薬品副作用被害救済制度の対象外である。

問9　正解　5
a：関係部位別
b：まれに
c：副作用名ごと

一般的な副作用とは、重篤ではないものの、そのまま使用を継続すると状態の悪化を招いたり、回復が遅れるおそれのあるものである。また、重篤な副作用とは、入院相当以上の健康被害につながるおそれがあるものである。重大な結果につながることを回避するため、その初期段階において速やかに医師の診療を受ける必要がある。

問10　正解　5
a ○　「服用後、乗物又は機械類の運転操作をしないこと」「授乳中の人は本剤を服用しないか、本剤を服用する場合は授乳を避けること」「服用前後は飲酒しないこと」など、小児では通常当てはまらない内容であっても、配合成分に基づく一般的な注意事項として記載されている。

b ○　要指導医薬品や一般用医薬品は、複数の有効成分が配合されている場合が多く、使用方法や効能・効果が異なる医薬品同士でも成分が重複することがある。

c ○　使用を避けるべき患部の状態や適用部位等に分けて、それぞれ簡潔に記載されている。

d ○　医薬品を使用する人として授乳

中の人が想定される場合には、積極的な情報提供が必要である。

問11　正解　2
1 ○　カフェインが胃液の分泌を亢進し、症状を悪化させるおそれがあるため使用（服用）しないこととされている。

2 ×　「前立腺肥大による排尿困難」の症状のある人が使用（服用）しないこととなっているのは、プソイドエフェドリン塩酸塩である（交感神経刺激作用により、尿の貯留・尿閉を生じるおそれがあるため）。

3 ○　急性腹症（腸管の狭窄、閉塞、腹腔内臓器官の炎症等）の症状である可能性があるため使用（服用）しないこととされている。

4 ○　細菌等の感染に対する抵抗力を弱めて、感染を増悪させる可能性があるため使用（服用）しないこととされている。

問12　正解　5
1、2、3、4　大柴胡湯、防風通聖散、大黄甘草湯、茵蔯蒿湯は、激しい腹痛を伴う下痢等の副作用が現れやすくなるため、他の瀉下薬（下剤）との併用を避ける注意がなされている。なお、大黄牡丹皮湯、麻子仁丸、桃核承気湯、三黄瀉心湯、乙字湯（ダイオウを含む場合）、瀉下成分が配合された駆虫薬も同様である。

5 ×　麦門冬湯は、かぜ薬等に配合される。他の瀉下薬（下剤）との併用を避けるものには含まれていない。

問13　正解　2
a ○　透析療法を受けている人がスクラルファートを長期間服用した場合に、アルミニウム脳症及びアルミニウ

第5章

医薬品の適正使用・安全対策

ム骨症を発症したとの報告がある。

b × 糖尿病の診断を受けた人は、カフェインではなく**プソイドエフェドリン塩酸塩**を使用（服用）しないこととされている。**プソイドエフェドリン塩酸塩**は肝臓でグリコーゲンを分解して血糖値を上昇させる作用があり、糖尿病を悪化させるおそれがある。

c × 甲状腺機能障害の診断を受けた人は、インドメタシンではなく**プソイドエフェドリン塩酸塩**を使用（服用）しないこととされている。甲状腺機能亢進症の主症状は交感神経系の緊張等によってもたらされており、交感神経系を興奮させる成分は症状を悪化させるおそれがある。

d ○ 心臓病の診断を受けた人は**芍薬甘草湯**を使用（服用）しないこととされている。芍薬甘草湯は**徐脈**又は**頻脈**を引き起こし、心臓病の症状を悪化させるおそれがある。

問14　正解　3

a × 合成ヒドロタルサイトは、「**透析療法を受けている人は使用しないこと**」とされている。

b ○ かぜ薬、催眠鎮静薬、乗物酔い防止薬等に配合される**ジフェンヒドラミン塩酸塩**、クロルフェニラミンマレイン酸塩等の抗ヒスタミン成分は、眠気等を引き起こす懸念がある。

c ○ 解熱鎮痛薬、催眠鎮静薬に配合される**ブロモバレリル尿素**、アリルイソプロピルアセチル尿素は、眠気等を引き起こす懸念がある。

d × テオフィリンは、「**授乳中の人は本剤を服用しないか、本剤を服用する場合は授乳を避けること**」とされている。また、発熱している小児、けいれんを起こしたことがある小児の使用については、「相談すること」とされ

ている。

問15　正解　5

a × 子宮収縮が抑制されるおそれがあるのは、「**出産予定日12週以内の妊婦**」に対する**アスピリン、アスピリンアルミニウム、イブプロフェン**である。

b ○ ヒマシ油類を妊婦が使用すると、腸の急激な動きに刺激されて**流産・早産**を誘発するおそれがある。

c ○ 妊婦がエチニルエストラジオール、エストラジオール（女性ホルモン）を摂取したことにより胎児に**先天性異常**が発生したという報告がある。

d ○ オキセサゼインは、局所麻酔作用、胃液分泌を抑える作用があり、胃腸鎮痛鎮痙薬に配合されるが、**妊婦や小児**における安全性は確立されていない。

問16　正解　1

1 ○ アミノフィリン水和物、テオフィリンが配合された鎮咳去痰薬を授乳中の人が使用（服用）すると、乳児に神経過敏を起こすことがある。

2 × センノシドが配合された内服薬を授乳中の人が使用（服用）すると乳児に起こすことがあるのは、昏睡ではなく**下痢**である。乳児に昏睡を起こすことがあるのは、センノシドではなく、ジフェンヒドラミン塩酸塩、ジフェンヒドラミンサリチル酸塩等のジフェンヒドラミンを含む成分が配合された内服薬、点鼻薬、坐薬、注入軟膏である。

3 × 授乳中の人がロートエキスが配合された内服薬を使用（服用）すると乳児に起こすことがあるのは、貧血ではなく**頻脈**である。また、授乳婦の乳汁分泌が抑制されることがある。

4 × 乳児に頻脈を起こすおそれがあるのは、イブプロフェンが配合された

解熱鎮痛薬ではなく、**ロートエキス**が配合された内服薬、坐薬、注入軟膏である。

問17　正解　5

1　×　酸棗仁湯は、神経質、精神不安、不眠等の症状の改善を目的とした漢方処方製剤で、比較的**長期間（1カ月位）**服用されることが多い。

2　×　柴胡桂枝湯は、体力中等度又はやや虚弱で、多くは腹痛を伴い、ときに微熱・寒気・頭痛・吐きけなどのあるものの**胃腸炎**、かぜの**中期**から**後期**の症状に適すとされる漢方処方製剤であり、問題文の医薬品には該当しない。

3　×　五積散は、体力中等度又はやや虚弱で冷えがあるものの胃腸炎、腰痛、神経痛、関節痛、**月経痛**、頭痛、**更年期障害**、感冒に適すとされる漢方処方製剤であり、問題文の医薬品には該当しない。

4　×　響声破笛丸は、しわがれ声、咽喉不快に適すとされるが、胃腸が弱く下痢しやすい人では、**食欲不振、胃部不快感**等の副作用が現れやすい等、不向きとされる。短期間の使用に限られるものでないが、漫然と使用を継続することは避け、5〜6日間使用して症状の改善がみられない場合には、いったん使用を中止して専門家に相談がなされることが望ましい。

5　○　芍薬甘草湯は、うっ血性心不全、心室頻拍の副作用が現れることがあるため、添付文書の「してはいけないこと」の項目に、「症状があるときのみの服用にとどめ、**連用しないこと**」と記載されている。

問18　正解　3

a　○　ジフェンヒドラミン塩酸塩は、**眠気**等の症状が懸念されるため、「服

用後、乗物または**機械類**の運転操作をしないこと」とされている。

b、d　×　タンニン酸アルブミン、アスピリンは、「服用後、乗物または機械類の運転操作をしないこと」とされている成分に含まれていない。

c　○　ピレンゼピン塩酸塩水和物は、目のかすみ、異常なまぶしさを生じることがあるため、「服用後、乗物または**機械類**の運転操作をしないこと」とされている。

問19　正解　3

1×　2×　3○　4×

ケトプロフェンが配合された外用鎮痛消炎薬は、使用中又は使用後しばらくしてから重篤な**光線過敏症**が現れることがあるため、「してはいけないこと」の項目中に「本剤の使用中は、天候にかかわらず、戸外活動を**避ける**とともに、日常の外出時も本剤の**塗布部**を衣服、サポーター等で覆い、**紫外線**に当てないこと。なお、塗布後も当分の間、同様の注意をすること」と記載されている。

問20　正解　5

a、b　×　デキサメタゾン、テルビナフィン塩酸塩は、「喘息を起こしたことがある人は使用しないこと」とされている外皮用薬の成分に**該当しない**。

c、d　○　喘息を起こしたことがある人が**ピロキシカム、フェルビナク、インドメタシン、ケトプロフェン**が配合された外用鎮痛消炎薬を使用すると、**喘息発作**を誘発するおそれがある。

問21　正解　3

a　○　解熱鎮痛薬を、一定**期間**又は一定**回数**使用しても症状の改善がみられない場合は、ほかに原因がある可能性があるため、成分によらず、「長期連

用しないこと」とされている。

b ○ 浣腸薬は、**感受性が低下して習慣的に使用される傾向があるため**、成分によらず、「連用しないこと」とされている。

c × 外用痔疾用薬は、**副腎皮質の機能低下**を生じるおそれがあるため、「長期連用しないこと」とされている。アルミニウム脳症を生じるおそれがあるため「長期連用しないこと」とされるのは、アルミニウムを含む成分が配合された**胃腸薬、胃腸鎮痛鎮痙薬**である。

d × 駆虫薬は、過度に服用しても効果が高まることはなく、かえって**副作用**を生じるおそれがあるため、「○○以上続けて服用しないこと」として、承認内容により、**回数又は日数**が記載されている。海外において、長期連用した場合に精神神経症状が現れたとの報告があるため「1週間以上継続して服用しないこと」とされているのは、**止瀉薬**である。

問22 正解 2

b、c × セトラキサート塩酸塩、ジメチルポリシロキサンは、「透析療法を受けている人は使用（服用）しないこと」とされている成分に該当しない。

a、d ○ 水酸化アルミニウムゲル、合成ヒドロタルサイトを長期間服用した場合に、**アルミニウム脳症及びアルミニウム骨症**を発症したとの報告がある。

問23 正解 4

1 ○ 液体絆創膏（殺菌消毒薬）は、湿潤した患部に用いると、**分泌液が貯留**して症状を悪化させることがあるため、ただれ、化膿している患部には使用しないこととされている。

2 ○ みずむし・たむし用薬は、**皮膚**刺激成分により強い刺激や痛みを生じるおそれがあるため、目や目の周囲、粘膜（口腔、鼻腔、膣など）には使用しない。

3 ○ うおのめ・いぼ・たこ用薬は**角質溶解作用**の強い薬剤であり、誤って目に入ると障害を与える危険性があるため、目の周囲、粘膜等には使用しないこととされている。

4 × （使用中又は使用後しばらくしてから）光線過敏症が現れることがあるため戸外活動を避けることとされているのは、**ケトプロフェン**が配合された外用鎮痛消炎薬である。バシトラシンが配合された化膿性皮膚疾患用薬の使用中は、刺激が強く症状を悪化させるおそれがあるため、浸潤、ただれのひどい患部、深い傷、ひどいやけどの患部へは使用しないこととされている。

問24 正解 4

1、2 × サリチル酸ナトリウム、アスピリンは、外国において、**ライ症候群**の発症との関連性が示唆されているため、「小児における年齢制限」として、「**15歳未満の小児**」と記載される。

3 × オキセサゼインは、一般用医薬品では小児向けの製品はないため、「小児における年齢制限」として、「**15歳未満の小児**」と記載される。

4 ○ アミノ安息香酸エチルは、**メトヘモグロビン血症**を起こすおそれがあるため、「小児における年齢制限」として、「**6歳未満の小児**」と記載される。

問25 正解 2

a ○ 眠気防止薬は**一時的に緊張を要する場合に居眠りを防止する目的**で使用されるものである。連用によって睡眠が不要になるというものではなく、

短期間の使用にとどめ、適切な睡眠を摂る必要があるため、「**短期間の服用にとどめ、連用しないこと**」とされている。

b × 乗物酔い防止薬は、目のかすみ、異常なまぶしさを生じることがあるため、「服用後、**乗物又は機械類の運転操作をしないこと**」とされている。

c ○ 出産予定日12週以内の妊婦については、**アスピリン**が配合された解熱鎮痛剤を使用すると、妊娠期間の延長、胎児の動脈管の収縮・早期閉鎖、子宮収縮の抑制、分娩（べん）時出血の増加のおそれがあるため、「**使用しないこと**」とされている。

問26　正解　4
a× b○ c○ d×

ジヒドロコデインリン酸塩、コデインリン酸塩水和物が配合された鎮咳去痰薬（内服液剤）を乱用すると、**倦（けん）怠感や虚脱感**等が現れることがあり、また、**依存性・習慣性**がある成分が配合されており、乱用事例が報告されているため、「**過量服用・長期連用しないこと**」と記載することとされている。

問27　正解　1
1○ 2× 3× 4×

スクラルファート水和物、ケイ酸アルミン酸マグネシウム、合成ヒドロタルサイトは、**アルミニウム**を含む成分である。**腎臓病**の診断を受けた人は、過剰な**アルミニウムイオン**が体内に貯留し、アルミニウム脳症、アルミニウム骨症を生じるおそれがあるため、「**相談すること**」とされている。

問28　正解　1
a ○ イブプロフェンは、一般用医薬品では、小児向けの製品が**ない**ため、

「**15歳未満の小児は使用しないこと**」と記載される。

b ○ アリルイソプロピルアセチル尿素は、飲酒により鎮静作用の**増強**が生じるおそれがあるため「服用**前後**は飲酒しないこと」と記載される。

c × てんかんの診断を受けた人が服用前に専門家に相談することとされる成分は、**ジプロフィリン**である（**中枢神経系の興奮作用**により、てんかんの発作を引き起こすおそれがあるため）。

d × 緑内障の診断を受けた人が服用前に専門家に相談することとされる成分としては、**パパベリン塩酸塩**、ペントキシベリンクエン酸塩、**ロートエキス**、ジフェンヒドラミン塩酸塩等、多くあるが、表中の成分は該当し**ない**。

問29　正解　3

1、2 × 「倦怠感が現れることがあるため」「眠気を生じることがあるため」ではなく、「**アルミニウム脳症及びアルミニウム骨症を生じるおそれが**あるため」である。

3 ○ スクラルファートのほか、水酸化アルミニウムゲル、ケイ酸アルミン酸マグネシウム、ケイ酸アルミニウム、合成ヒドロタルサイト、アルジオキサ等の**アルミニウムを含む成分**が配合された**胃腸薬、胃腸鎮痛鎮痙薬**に記載される。

4 × 副腎皮質の機能低下を生じるおそれがあるため「長期連用しないこと」と記載されるのは、**ステロイド性抗炎症成分**が配合された外用痔疾用薬、化膿（のう）性皮膚疾患用薬、鎮痒消炎薬、しもやけ・あかぎれ用薬である。

5 × うっ血性心不全、心室頻拍の副作用が現れることがあるため「症状があるときのみの服用にとどめ、連用しないこと」と記載されるのは、**芍薬甘（しゃくやくかん）**

草湯である。

問30　正解　3

a　×　甲状腺機能亢進症の診断を受けた人は、交感神経系を興奮させる成分により症状を悪化させるおそれがあるため、**アドレナリン作用成分やアドレナリン作動成分**が配合された医薬品を使用する際は「相談すること」とされている。

b　○　アセトアミノフェンは、**肝臓病**の診断を受けた人が使用すると**肝機能障害**を悪化させるおそれがあるため、「相談すること」とされている。

c　○　メチルエフェドリン塩酸塩は、**心臓病**の診断を受けた人が使用すると**心臓**に負担をかけ、心臓病を悪化させるおそれがあるため、「相談すること」とされている。

d　×　てんかんの診断を受けた人は、中枢神経系の興奮作用により、てんかんの発作を引き起こすおそれがあるため、ジプロフィリンを主な成分とする医薬品を使用する際は「相談すること」とされている。

問31　正解　1

a　○　胃・十二指腸潰瘍の診断を受けた人が**次硝酸ビスマス**の配合された医薬品を使用すると、ビスマスの吸収が高まり、血中に移行する量が多くなり、ビスマスによる**精神神経障害**等が発現するおそれがある。

b　○　腎臓病の診断を受けた人が**グリチルリチン酸二カリウム**の配合された医薬品を大量に使用するとナトリウム貯留、カリウム排泄促進が起こり、むくみ（浮腫）等の症状が現れ、**腎臓病**を悪化させるおそれがある。

c　○　甲状腺機能障害の診断を受けた人が dl- メチルエフェドリン塩酸塩（メ

チルエフェドリン塩酸塩）の配合された医薬品を使用すると、**交感神経系を興奮**させ、症状を悪化させるおそれがある。

問32　正解　4

a　×　「てんかんの診断を受けた人は相談すること」とされているのは、ジプロフィリンである。ジプロフィリンは、中枢神経系の興奮作用により、てんかんの発作を引き起こすおそれがあるとされている。

b　×　「貧血の診断を受けた人は相談すること」とされているのは、**ピペラジンリン酸塩**等のピペラジンを含む成分である。ピペラジンは、貧血の症状を悪化させるおそれがあるとされている。

c　○　イブプロフェン、アスピリン、アスピリンアルミニウム、エテンザミド、アセトアミノフェンは、むくみ（浮腫）、循環体液量の増加により**腎臓病**を悪化させるおそれがあるため、**腎臓病**の診断を受けた人は「相談すること」とされている。

d　○　イブプロフェンは、**無菌性髄膜炎**の副作用を起こしやすいため、**混合性結合組織病、全身性エリテマトーデス**の診断を受けた人は「相談すること」とされている。

問33　正解　3

1　×　ヨウ化カリウムの摂取によって**ヨウ素**の体内摂取が増える可能性があり、甲状腺疾患の**治療**に影響を及ぼすおそれがあるため、**甲状腺疾患**と診断された人は「相談すること」とされている。

2　×　酸化マグネシウムを摂取すると、ナトリウム、カルシウム、マグネシウム等の**無機塩類**の排泄が遅れた

り、**体内貯留**が現れやすいため、**腎臓病**と診断された人は「**相談すること**」とされている。

3 ○ 硫酸ナトリウムの摂取により、血液中の**電解質**のバランスが損なわれて**心臓**の負担が増加し、心臓病を悪化させるおそれがあるため、**心臓病**の診断を受けた人は「**相談すること**」とされている。

4、5 × 水酸化アルミニウムゲル、スクラルファートの摂取により、過剰な**アルミニウムイオン**が体内に貯留し、アルミニウム**脳症**やアルミニウム**骨症**を生じるおそれがあるため、**腎臓病**と診断された人は「**相談すること**」とされている。

問34 正解 3

1 × 胃・十二指腸潰瘍の診断を受けた人が「**相談すること**」とされているのは、**アスピリン**等（胃・十二指腸潰瘍を悪化させるおそれがあるため）、**次硝酸ビスマス**等（ビスマスによる精神神経障害等が発現するおそれがあるため）であり、パパベリン塩酸塩は含**まれない**。

2 × 肝臓病の診断を受けた人が「**相談すること**」とされているのは、**小柴胡湯**（間質性肺炎の副作用が現れやすいため）、**アスピリン**、サントニン等（肝機能障害を悪化させるおそれがあるため）、**ピペラジンリン酸塩**等（肝臓における代謝が円滑に行われず、体内への蓄積によって副作用が現れやすくなるため）であり、ヨウ化カリウムは含**まれない**。

3 ○ 緑内障の診断を受けた人が**スコポラミン臭化水素酸塩水和物**等を含む医薬品を使用すると、抗コリン作用によって房水流出路（房水通路）が狭くなり、**眼圧**が上昇し、緑内障を悪化さ

せるおそれがあるため、「**相談すること**」とされている。

4 × 甲状腺機能障害の診断を受けた人が「**相談すること**」とされているのは、**アドレナリン作用成分**が配合された鼻炎用点鼻薬等（交感神経系を興奮させる成分は症状を悪化させるおそれがあるため）であり、リドカイン塩酸塩は含**まれない**。

5 × 高血圧の診断を受けた人が「**相談すること**」とされているのは、**アドレナリン作用成分**が配合された鼻炎用点鼻薬等や**マオウ**等（交感神経興奮作用により血圧を上昇させ、高血圧を悪化させるおそれがあるため）、**グリチルリチン酸二カリウム**等（大量に使用するとナトリウム貯留、カリウム排泄促進が起こり、むくみ（浮腫）等の症状が現れ、高血圧を悪化させるおそれがあるため）であり、ロペラミド塩酸塩は含**まれない**。

問35 正解 5

a × それらは、取り出したときに室温との急な温度差で**湿気**を帯びるおそれがあるため、冷蔵庫内で保管することは**不適当**である。

b ○ **誤飲**事故を防ぐために重要である。

c ○ 点眼薬を複数の使用者間で使うと、薬液に**細菌汚染**があった場合に、別の使用者に感染するおそれがある。

d × 医薬品を旅行や勤め先等へ携行するために別の容器へ移し替えると、日時が経過して中身がどんな医薬品であったか分からなくなってしまうことがあり、**誤用**の原因となるおそれがあるため、「他の容器に入れ替えないこと」とされている。

●医薬品の保管及び取扱い上の注意

① 直射日光の当たらない（湿気の少ない）涼しい場所に（密栓して）保管すること
② 小児の手の届かないところに保管すること
③ 他の容器に入れ替えないこと（誤用の原因になったり品質が変わる）
④ その他「他の人と共用しないこと」等

問36　正解　3

a　○　一般用医薬品等の消費者が直接購入する製品は、使用時に添付文書情報の内容を直ちに確認できる状態を確保する必要があるため、引き続き紙の添付文書が同梱されている。

b　×　医療用医薬品の最新の添付文書は、医薬品医療機器総合機構のホームページで公表されている。

c　○　添付文書に「使用上の注意」として記載される内容は、その医薬品に配合されている成分等に由来することも多く、使用上の注意の内容について、配合成分等の記載からある程度読み取ることも可能である。

問37　正解　3

a　×　適切な保存条件の下で製造後3年を超えて性状及び品質が安定であることが確認されている医薬品においては、使用期限の法的な表示義務はない。

b　○　例えば「アルコール含有○○mL 以下」のように記載される。

c　×　表示された「使用期限」は、未開封状態で保管された場合に品質が保持される期限であり、いったん開封されたものについては記載されている期日まで品質が保証されない場合がある。

d　○　記述のとおり。

問38　正解　3

a：毒薬又は劇薬
b：リスク
c：「高温に注意」

　エアゾール製品のほか、他の法律に基づいて製品表示がなされているものとして、「可燃性ガスを噴射剤としているエアゾール製品や消毒用アルコール等、危険物に該当する製品」では消防法に基づく**火気厳禁**等の記載や、「資源の有効な利用の促進に関する法律」に基づく、容器包装の識別表示（識別マーク）がある。

問39　正解　2

a　○　医薬品医療機器等法第68条の2の5第1項により、医薬品の製造販売業者等は、医薬品の有効性及び安全性に関する事項その他医薬品の適正な使用のために必要な情報を収集し、検討するとともに、薬局開設者、店舗販売業者、配置販売業者及びそこに従事する薬剤師や登録販売者に対して、提供するよう努めなければならないこととされている。

b　×　安全性速報は、医薬品等について一般的な使用上の注意の改訂情報よりも迅速な注意喚起が必要な場合に、厚生労働省からの命令、指示、製造販売業者の自主決定等に基づいて作成される。A4サイズの青色地の印刷物で、ブルーレターとも呼ばれる。

c　○　医薬品・医療機器等安全性情報の内容としては、医薬品の安全性に関する解説記事や、使用上の注意の改訂内容、主な対象品目、参考文献等が掲載されている。

d　×　医薬品医療機器情報配信サービスによる配信（PMDAメディナビ）は、医薬品の専門家に限らず誰でも利用することができ、最新の情報を入手する

ことができる。

問40　正解　2

ア　○　緊急安全性情報は、このほか、製造販売業者及び**行政当局**による報道発表、**総合機構**による医薬品医療機器情報配信サービスによる配信（PMDAメディナビ）によっても伝達される。

イ　×　緊急安全性情報は、厚生労働省からの命令、指示、製造販売業者の**自主決定**等に基づいて作成される。

ウ　×　緊急安全性情報はＡ４サイズの**黄色地**の印刷物で、**イエローレター**とも呼ばれる。Ａ４サイズの青色地の印刷物でブルーレターとも呼ばれるのは、**安全性速報**である。

　　　安全性速報は、医薬品、医療機器又は再生医療等製品について一般的な使用上の注意の改訂情報よりも**迅速な注意喚起**や適正使用のための対応の注意喚起が必要な状況にある場合に、厚生労働省からの命令、指示、製造販売業者の自主決定等に基づいて作成される。総合機構による医薬品医療機器情報配信サービスによる配信（PMDAメディナビ）、製造販売業者から医療機関や薬局等への直接の配布、ダイレクトメール、ファックス、電子メール等による情報提供（１ヶ月以内）等により情報伝達される。

エ　○　緊急安全性情報は、医薬品、医療機器又は再生医療等製品について緊急かつ重大な**注意喚起**や**使用制限**に係る対策が必要な場合に、厚生労働省からの命令・指示、製造販売業者の自主決定等に基づいて作成される。

問41　正解　3

a　×　医薬品・医療機器等安全性情報は、広く**医薬関係者**に向けて情報提供を行うものである。

b　○　緊急安全性情報と同様、一般用医薬品に関する情報も含まれる。

c　○　そのほか、医学・薬学関係の**専門誌**等にも転載される。

問42　正解　1

a　○　医薬品医療機器等法第68条の2の5第3項に規定されている。

b　○　「**相談すること**」においても同様である。

c　×　必要な情報提供を受けていても、購入した医薬品を**使い終わる**まで、添付文書等は大切に**保存**する必要がある。

d　×　「要指導医薬品や**一般用医薬品**の添付文書情報」は、「**総合機構ホームページ**」に掲載されている。

問43　正解　3

a　○　薬剤師や登録販売者は、医薬品の適正な使用を確保するため、相互の密接な連携の下に、製造販売業者等から提供される情報の**活用**その他必要な情報の**収集**、検討及び利用を行うことに努めなければならない。

b　○　登録販売者制度の導入に伴い、登録販売者も本制度に基づく報告を行う**医薬関係者**として位置づけられている。

c　○　不十分な情報や理解に基づいて**情報提供**が行われた場合には、医薬品の販売等に従事する専門家としての信用・信頼が損なわれることにつながりかねない。

問44　正解　4

1、2、3、5　○　「総合機構ホームページ」では、添付文書情報、厚生労働省より発行される「医薬品・医療機器等安全性情報」のほか、要指導医薬品及び一般用医薬品に関連した次のような

情報が掲載されている。

① 厚生労働省が製造販売業者等に指示した緊急安全性情報、「使用上の注意」の**改訂**情報
② 製造販売業者等や医療機関等から報告された、医薬品による**副作用**が疑われる症例情報
③ 医薬品の**承認**情報
④ 医薬品等の**製品回収**に関する情報
⑤ 一般用医薬品・要指導医薬品の**添付文書**情報
⑥ **患者向**医薬品ガイド
⑦ その他、厚生労働省が医薬品等の**安全性**について発表した資料

　総合機構では、医薬品・医療機器の安全性に関する**特に重要な情報**が発出されたときに、ホームページに掲載するとともに、その情報を電子メールによりタイムリーに配信する医薬品医療機器情報配信サービス（PMDAメディナビ）を行っており、誰でも利用することができる。
4　×　「医薬品製造販売業の許可を取得している業者名一覧」は、「総合機構ホームページ」に掲載される情報ではない。

Ⅱ　医薬品の安全対策
1　医薬品の副作用情報等の収集、評価及び措置

問45　正解　4
a　×　医薬品医療機器等法第68条の10第1項により、製造販売業者は、製造販売をし、又は承認を受けた医薬品について、その副作用等によるものと疑われる健康被害の発生を知ったときは、その旨を定められた期限までに、都道府県知事ではなく**厚生労働大臣**に報告することが義務づけられている。

b　○　医薬品医療機器等法第68条の2の5第2項により、薬局開設者、医療施設の開設者、医薬品の販売業者又は医師、歯科医師、薬剤師その他の**医薬関係者**は、製造販売業者が行う**情報収集**に協力するよう努めなければならない。
c　×　登録販売者は、医薬品・医療機器等安全性情報報告制度に基づく報告を行う**医薬関係者**として位置づけられている。
d　○　2003年より、当該企業が製造販売する**生物由来**製品の安全性について評価し、その成果を定期的に国へ報告する制度が導入されている。

問46　正解　3
a　○　1961年の**サリドマイド薬害事件**を契機として、医薬品の安全性に関する問題を世界共通のものとして取り上げる気運が高まり、1968年、世界保健機関（WHO）加盟各国を中心に、各国自らが医薬品の副作用情報を収集、評価する体制（**WHO国際医薬品モニタリング制度**）が確立された。
b　×　一般用医薬品に関しても、**承認後の調査**が製造販売業者等に求められており、副作用等の発現状況等の収集・評価を通じて、**承認後の安全対策**につなげている。
c　○　収集された副作用等の情報は、その医薬品の**製造販売業者**等において評価・検討され、必要な安全対策が図られる。
d　○　厚生労働大臣は、**薬事・食品衛生審議会**の意見を聴いて、使用上の注意の改訂の指示等を通じた注意喚起のための情報提供や、**効能・効果や用法・用量**の一部変更、調査・実験の実施の指示、**製造・販売の中止**、製品の回収等の安全対策上必要な行政措置を講じ

ている。

問47 正解 1

a × 薬局開設者等の医薬関係者は、医薬品の副作用等によるものと疑われる健康被害の発生を知った際には、その医薬品と健康被害の因果関係が**明確でない場合であっても**、保健衛生上の危害の発生又は拡大を防止するため**必要があると**認めるときは、その旨を厚生労働大臣に報告しなければならない。

b ○ 医薬品医療機器等法第68条の10第2項に規定されている。

c ○ 本制度は、**医薬関係者**からの情報を広く収集することにより、医薬品の安全対策のより着実な実施を図ることを目的としており、日本が**WHO**加盟国の一員として対応した安全対策に係る制度の一つである。

2 医薬品による副作用等が疑われる場合の報告の仕方

問48 正解 5

a ○ また、複数の専門家が販売等に携わった場合であっても、当該薬局又は医薬品の販売業において販売等された医薬品の副作用等によると疑われる健康被害の情報に直接接した専門家**1**名から報告書が提出されれば十分である。なお、2021（令和3）年4月から、ウェブサイトへの**直接入力**による報告が可能となった。

b ○ なお、無承認無許可医薬品又は健康食品によると疑われる健康被害については、最寄りの**保健所**に連絡することとなっている。

c ○ 医薬品の**過量使用**や**誤用**等によるものと思われる健康被害も、本制度の報告対象である。

問49 正解 3

a：15日以内
b：2年以内
c：30日以内

　企業からの医薬品の副作用等報告では、その製造販売をし、又は承認を受けた医薬品について、その**副作用**等によるものと疑われる健康被害の発生、その使用によるものと疑われる**感染症**の発生等を知ったときは、その旨を定められた期限までに**厚生労働大臣**に報告することが義務づけられている。報告期限は**重篤性**によって定められ、国内事例と外国事例に分けられている。

問50 正解 3

ア × 定められた**期限**までに厚生労働大臣に報告することが義務づけられている。

イ ○ 実務上、副作用等の報告制度に基づく報告書は、法第68条の13第3項の規定により、報告書を独立行政法人**医薬品医療機器総合機構**に提出することとされている。

ウ × 使用上の注意から予測できる非重篤なものである場合、報告が**義務づけられていない**。

エ ○ 医療用医薬品で使用されていた有効成分を**一般用医薬品**で初めて配合したものについては、承認条件として承認後の一定期間（概ね3年）、安全性に関する調査及び調査結果の報告が求められている。

問51 正解 3

a × 医薬品の副作用は、**使用上の注意**に記載されているものに限らない。

b ○ 医薬品の販売等に従事する専門家として、購入者からの**訴え**に注意深く耳を傾けることが大切である。

c ○ 無承認無許可医薬品とは、「医

薬品、医療機器等の品質、有効性及び安全性の確保等に関する法律」に基づく品質・有効性・安全性の確認がなされていないものをいう。

d × 副作用の症状が、その医薬品の**適応症状**と見分けがつきにくい場合（例えば、かぜ薬による間質性肺炎など）も、**報告の対象**となる。

Ⅲ 医薬品の副作用等による健康被害の救済

問52 正解 2

a × 医薬品副作用被害救済制度は、医薬品を適正に使用したにもかかわらず発生した副作用による被害者の迅速な救済を図るため、**製薬企業の社会的責任に基づく公的制度として1980年**より運営が開始された。

b、c ○ 給付費については、「独立行政法人医薬品医療機器総合機構法」第19条の規定に基づいて、**製造販売業者**から年度ごとに納付される拠出金が充てられ、事務費については、その2分の1は**国庫補助**となっている。

d × 救済給付を受けようとする場合の請求先窓口は、**医薬品医療機器総合機構（PMDA）**である。

問53 正解 2

1 × 医療費は、医薬品の副作用による疾病の治療に要した費用を**実費補償**するもので、請求期限は5年以内となっている。

2 ○ 医療手当は、医薬品の副作用による疾病の治療に伴う医療費**以外**の費用の負担に着目して給付されるもの（定額）で、請求期限は5年以内となっている。

3 × 障害年金は、医薬品の副作用により一定程度の障害の状態にある18歳**以上**の人の生活補償等を目的として給付されるもの（定額）で、請求期限はない。

4 × 障害児養育年金は、医薬品の副作用により一定程度の障害の状態にある18歳未満の人を**養育**する人に対して給付されるもの（定額）で、請求期限はない。

5 × 葬祭料は、医薬品の副作用により死亡した人の葬祭を行うことに伴う出費に着目して給付されるもの（定額）

●医薬品副作用被害救済制度における給付請求から給付までの流れ

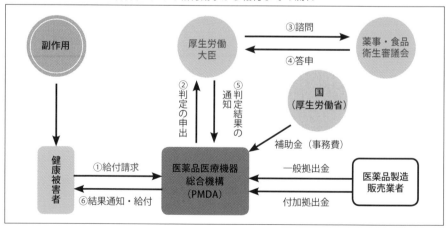

102

で、請求期限は死亡のときから5年以内となっている。

問54　正解　2

a　○　医療費は、医薬品の副作用による疾病（**入院治療を必要とする程度の場合**）の**治療**に要した費用を**実費補償**するものである。

b　○　医療手当は、医薬品の副作用による疾病（**入院治療を必要とする程度の場合**）の治療に伴う**医療費**以外の費用の負担に着目して給付されるものであり、**定額**である。

c　×　障害年金は、医薬品の副作用により一定程度の障害の状態にある18歳**以上**の人の生活補償等を目的として給付されるものであり、18歳未満の人を養育する人に対して給付されるのは、**障害児養育年金**である。

d　○　遺族年金は**定額**で、給付期間は、最高10年間となっている。

問55　正解　2

ア、ウ　○　記述のとおり。

イ　×　遺族年金には請求の期限が設けられ、死亡のときから**5年**以内とされている。なお、遺族年金を受けることができる先順位者が死亡した場合には、その死亡のときから**2年**以内とされている。

エ　×　障害年金には、請求の期限は設けられていない。

給付の種類	請求の期限
医療費	医療費の支給の対象となる費用の支払いが行われたときから5年以内
医療手当	請求に係る医療が行われた日の属する月の翌月の初日から5年以内
障害年金	請求期限なし
障害児養育年金	請求期限なし

遺族年金	死亡のときから5年以内
遺族一時金	死亡のときから5年以内
葬祭料	死亡のときから5年以内

問56　正解　3

1　×　個人輸入により入手された医薬品を含む**無承認無許可医薬品**の使用による健康被害は、医薬品副作用被害救済制度の対象とならない。

2　×　**一般用検査薬**は、医薬品副作用被害救済制度の対象とならない医薬品に定められている。

3　○　殺菌消毒剤のうち、**人体に直接使用するもの**については、医薬品副作用被害救済制度の対象となる。

4　×　**殺虫剤・殺鼠剤**は、医薬品副作用被害救済制度の対象とならない医薬品に定められている。

5　×　製品不良など、製薬企業に**損害賠償責任**がある場合は、医薬品副作用被害救済制度の対象とならない。

問57　正解　4

a　×　医療費は、医薬品（要指導医薬品及び一般用医薬品を含む）を**適正**に使用したにもかかわらず副作用による**一定程度以上**の健康被害が生じた場合に支払われる。

b　×　医療費の請求期限は、その支給の対象となる費用の支払いが行われたときから**5年**以内である。

c　○　障害年金の給付は**定額**で、請求の期限は設けられていない。

d　○　遺族年金の給付は**定額**で、請求の期限は死亡のときから**5年**以内となっている。

問58　正解　3

1　○　副作用による疾病のため、入院治療が必要と認められるが、やむを得

ず自宅療養を行った場合は、救済給付の支給対象となる。

2 ○ 副作用による重い**後遺障害**（日常生活に著しい制限を受ける程度以上の障害）が残った場合は、救済給付の支給対象となる。

3 × **医療機関**での治療を要さずに寛解したような**軽度**のものは、救済給付の支給対象とならない。

4 ○ 人体に直接使用する**殺菌消毒剤**を使用して入院治療が必要と認められる程度の健康被害が生じた場合は、救済給付の支給対象となる。

問59　正解　4
a：スモン患者
b：血液製剤
c：ＨＩＶ感染者・発症者

スモン患者、HIV 感染者・発症者に対する支援も、**総合機構**の重要な役目となっている。

問60　正解　1
a ○ ＰＬ法の成立により各業界に対して**裁判**によらない紛争処理機関の設立が求められ、医薬品ＰＬセンターが開設された。

b ○ 製品不良など製薬企業に損害賠償責任がある場合は、**医薬品副作用被害救済制度**の対象とならないため、医薬品ＰＬセンターへの相談が推奨される。

c × 相談を受け付ける医薬品または医薬部外品に関する苦情には、**健康被害以外**の損害も含まれる。

d × 医薬品ＰＬセンターは、消費者が製造販売元の企業と交渉するに当たって、**裁判によらず**に迅速な解決に導くことを目的としている。

問61　正解　3
a：日本製薬団体連合会

b：医薬品又は医薬部外品

医薬品ＰＬセンターは、平成6年のPL法成立を受けて、平成7年のPL法施行と同時に**日本製薬団体連合会**において開設された。医薬品ＰＬセンターが取り扱う**医薬品又は医薬部外品**に関する苦情には、健康被害以外の損害も含まれる。

Ⅳ　一般用医薬品に関する主な安全対策

問62　正解　1
a：解熱鎮痛
b：副作用（ショック）
c：吸収

その後、アンプル剤以外の一般用かぜ薬についても、1970 年に承認基準が制定され、成分・分量、効能・効果等が見直された。

問63　正解　4
ア：間質性肺炎
イ：インターフェロン製剤
ウ：緊急安全性情報

小柴胡湯の使用による重大な副作用として、間質性肺炎は重要である。

問64　正解　1
1 ○ アンプル剤は他の剤形（錠剤、散剤等）に比べて吸収が**速く**、血中濃度が急速に高値に達するため、**通常用量**でも副作用を生じやすいことが確認されたことから、1965 年、厚生省（当時）より関係製薬企業に対し、アンプル入りかぜ薬製品の回収が要請された。

2 × 間質性肺炎の発生事例である。

3 × 間質性肺炎の発症である。

4 × **出血性脳卒中**の発生リスクである。

問65　正解　2

a：塩酸フェニルプロパノールアミン

b：脳出血

c：プソイドエフェドリン塩酸塩

　塩酸フェニルプロパノールアミン（PPA）含有医薬品は、2000年、米国において、女性が**食欲抑制剤**（日本での鼻炎用内服薬等における配合量よりも高用量）として使用した場合に、**出血性脳卒中発生リスク**との関連性が高いとの報告がなされ、米国内における自主的な販売中止が要請された。

V　医薬品の適正使用のための啓発活動

問66　正解　5

a　○　薬物乱用や薬物依存は、違法薬物（麻薬、覚醒剤、大麻等）によるものばかりでなく、**一般用医薬品**によっても生じ得る。

b　○　「ダメ。ゼッタイ。」普及運動は、毎年6月20日～7月19日までの1ヶ月間、**国**、**自治体**、関係団体等により実施されている。

c　○　大量摂取やアルコールとの同時摂取による急性中毒から転倒、昏睡、死亡などのほか、長期の乱用によって、臓器障害、情緒不安定、**対人関係・社会生活上**の障害などにいたった事例が報告されている。

問67　正解　1

a　○　医薬品医療機器等法第68条の3において、「国、都道府県、保健所を設置する市及び特別区は、関係機関及び関係団体の協力の下に、医薬品及び医療機器の適正な使用に関する**啓発**及び知識の**普及**に努める」と規定されている。

b　○　「ダメ。ゼッタイ。」普及運動は、**薬物乱用**防止を推進するために毎年6月20日～7月19日までの1ヶ月間実施されている。

c　○　青少年では、薬物乱用の危険性に関する認識や理解が必ずしも十分でなく、好奇心から身近に入手できる薬物（一般用医薬品を含む）を興味本位で**乱用**することがあるため、小中学生のうちから**啓発**をはかることが重要である。

d　×　薬物乱用や薬物依存は、違法薬物（麻薬、覚醒剤、大麻等）によるものばかりでなく、**一般用医薬品**によっても生じる。

第5章　医薬品の適正使用・安全対策

※矢印の方向に引くと解答・解説編が取り外せます。

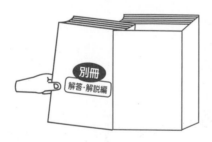